U0224423

诊余方药漫笔

罗化云 著

人民卫生出版社
·北京·

图书在版编目（CIP）数据

诊余方药漫笔/罗化云著. —北京：人民卫生出版社，2020.11（2022.1重印）

ISBN 978-7-117-30924-0

Ⅰ.①诊… Ⅱ.①罗… Ⅲ.①中医临床-经验-中国-现代 Ⅳ.①R249.7

中国版本图书馆 CIP 数据核字（2020）第 233300 号

人卫智网	www.ipmph.com	医学教育、学术、考试、健康，购书智慧智能综合服务平台
人卫官网	www.pmph.com	人卫官方资讯发布平台

诊余方药漫笔
Zhenyu Fangyao Manbi

著　　者：罗化云

出版发行：人民卫生出版社（中继线 010-59780011）

地　　址：北京市朝阳区潘家园南里 19 号

邮　　编：100021

E - mail：pmph @ pmph.com

购书热线：010-59787592　010-59787584　010-65264830

印　　刷：保定市中画美凯印刷有限公司

经　　销：新华书店

开　　本：710×1000　1/16　印张：14　插页：2

字　　数：244 千字

版　　次：2020 年 11 月第 1 版

印　　次：2022 年 1 月第 2 次印刷

标准书号：ISBN 978-7-117-30924-0

定　　价：59.00元

打击盗版举报电话：010-59787491　E-mail：WQ @ pmph.com

质量问题联系电话：010-59787234　E-mail：zhiliang @ pmph.com

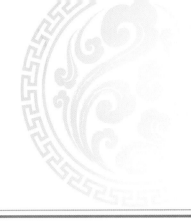

著者简介

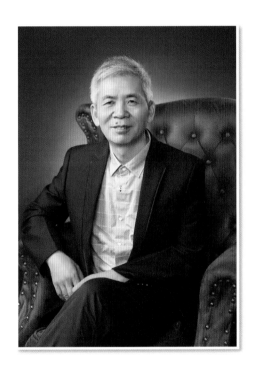

罗化云,字无极,号一眉,主任中医师,河南省直第三人民医院中医科主任。幼承家学,毕业于河南中医药大学本科,从医45年。

兼任河南省医学史学会委员,郑州市抗癌协会肿瘤康复专业委员会副主任委员、郑州市老年病学会委员、郑州市中西医结合学会委员。主编或参编《河南省名老中医经验选》《儿童健康百问与矮小身材防治》《中医名言大辞典》等。

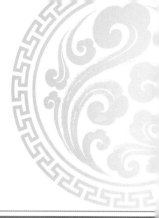

门成福序

　　罗化云主任医师,生地南阳邓州,医圣仲景故乡,自幼环境熏陶,余七七级学生;尊师好学,勤于耕耘,为医颇有建树,吾之得意门生。

　　其人,学贯中西,勇于实践,探幽索隐,揭经络隐秘而扬之;其业,全科医师,内外妇儿,步履接踵,续省病心法以示人。经水乃体液敷布代谢,经筋是神经系统,破解久远之谜;切脉与听诊器联动,可谓尊古今中西合璧。槐花止咳,蝉蜕祛斑,养膜调月经,催芽保孕康,堪称与时俱进。抑郁癔症,善以调心取胜;嵌顿脱肛,巧借手法建功。狐筋系考经发掘之疾,狐乳乃不见经传之病。比养花论养胎,动之以情;喻极光言阴火,晓之以理。

　　治病救人之心,贵在真诚;治病救人之术,贵在真实,此为《诊余方药漫笔》的立命之本。四十年杏林耕耘,可谓一生心血;十余年易稿成册,堪称炼石成金。中医基层医案,是继承创新的素描;名医验方荟萃,为医学高端的彩绘。治学精神,良可叹也。

　　当下,医籍汗牛,良莠不齐,能有书如《诊余方药漫笔》者在手,所幸甚也。细品之,情深者潸然泪下,志刚者拍案称奇,技高者感慨万千,迷蒙者茅塞顿开。

　　圈点此书,情涌波荡,欣然为之序。

全国名老中医师承导师
河南中医药大学终身教授
河南中医药大学终身成就奖获得者
九十叟门成福
2018 年元宵节

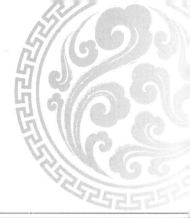

曹晓强序

罗化云主任医师,是我院中医科主任,省内名医。院内被誉为"铁杆中医",院外尊称为"平民医生"。

从医四十多年来,做人本本分分,待人诚诚恳恳;做事踏踏实实,工作兢兢业业。

退而不休,发挥余热;笔耕不辍,奉献社会。

其愿望,年九十尚能问病疗疾。

余深感其诚,特为之作序。

河南省直第三人民医院院长　曹晓强

2019 年仲秋于郑州

自　序

　　清代诗人袁枚先生有一首《苔花》:"白日不到处,青春恰自来。苔花如米小,也学牡丹开。"这本书至多也只能算是一粒苔花,一粒依傍在中医学苑篱笆外的小苔花而已,唯一可以聊以自慰的是真实,所以遵从编辑老师的精心指导,把它叫作《诊余方药漫笔》。它承载了我家几代人的梦想,承载了我选择医学专业的初衷,承载了我四十多年的耕耘,承载了我对于生命的敬畏,承载了一代又一代医学人对于人性的诠释。

　　在此,借用我的日记,体现本书的承载。

　　今日门诊,忙了一天,有几件收获。

　　一位九十岁的老太太,患腹股沟淋巴癌,经过半年治疗,前来复诊,肿块消散了。

　　一位高龄不孕的女士,经过调理,证实怀孕了。

　　两位糖尿病患者的血糖经过调理,复查结果,近于常值。

　　一位小女生患多发结肠息肉,在 301 医院做过三次手术,仍有出血,家长的忧愁自不言表。中药治疗四个月,没有腹痛,没有出血。她妈妈说,曾经看到女儿大便里排出了一小块息肉。孩子的精神好多了,现在能坚持上学读书了。经过九个月的治疗,2017 年 6 月 23 日,小女生住院肠镜等全面复查,未见异常。

　　……

　　突然间觉得:我的生命不属于我自己。

罗化云

2019 年仲秋

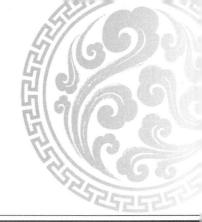

目　录

第一章　中药述要

第一节　单味药

一、苍耳子

苍耳子,辛苦,温,有毒,归肺经;发散风寒,通鼻窍,祛风湿止痛。

[**传统应用**] 风寒表证;鼻渊;风湿痹痛。

[**现代应用**] 降血糖,镇咳,降血压,抑制细菌。

[**个人临床**]

1. 苍耳子 10g,白芷 15g,川芎 15g,蔓荆子 30g,治疗风寒头痛。

2. 苍耳子 10g,白芷 15g,辛夷 15g,细辛 5g,治疗鼻渊头痛。

3. 苍耳子 10g,白芷 15g,桂枝 6g,细辛 5g,治疗过敏性鼻炎。

4. 苍耳子 10g,加 75% 的酒精 100ml,浸泡 3 天,涂抹患处,治疗尖锐湿疣、扁平疣。

[**按语**] 苍耳子治疗鼻炎、鼻窦炎效果优良,用量是 10g。过大可使人头晕、恶心、呕吐等,一定要炮制之后服用。外用可用生品。

二、柴胡

柴胡,味辛、苦,性微寒,归肝、胆经;解表退热,疏肝解郁,升举阳气。

[**传统应用**] 少阳证,表证发热。肝经气滞。气虚下陷,脏器脱垂。

[**现代应用**] 安定镇痛,解热镇咳,中枢抑制作用,抗炎,降胆固醇,降转氨酶,增强免疫力等。

[**个人临床**]

1. 柴胡 10g,黄芩 15g,姜半夏 10g,党参 10g,甘草 10g,治疗少阳寒热往来。

2. 柴胡 30g,金银花 30g,连翘 15g,桔梗 10g,甘草 10g,葛根 30g,治疗外感发热。

3. 柴胡 6g,升麻 15g,黄芪 30g,陈皮 15g,当归 15g,治疗脏器下垂。

4. 柴胡 10g,枳实 15g,白芍 30g,甘草 10g,治疗气滞便秘。儿童剂量酌减。

[按语] 柴胡有良好的解肌退热的作用,要用到 30g,汗出热退。高热者加石膏 30~60g,退热更好。

三、蝉蜕

蝉蜕,甘寒,归肺、肝经;发散风寒,利咽开音,透疹,明目退翳,息风止痉。

[传统应用] 风热表证,温病初起,咽痛音哑。麻疹不透,风热瘙痒。目赤翳障。急、慢惊风,破伤风。

[现代应用] 抗惊厥。

[个人临床]

1. 蝉蜕 10g,柴胡 10g,炒莱菔子 10g,木贼 15g,防风 15g,治疗急性结膜炎。

2. 蝉蜕 10g,金银花 30g,连翘 15g,桔梗 10g,甘草 10g,治疗急性咽喉炎。

3. 蝉蜕 6g,僵蚕 6g,炒莱菔子 6g,酒大黄 5g,炒白芍 10g,钩藤 6g,治疗小儿夜惊。

4. 蝉蜕 15g,白芷 10g,乌梅 10g,三七 6g,治疗面部黄褐斑。

5. 蝉蜕 30g,金银花 30g,连翘 15g,土茯苓 30g,秦皮 15g,治疗过敏性皮炎。

[按语] 蝉蜕有明显的美容作用,笔者经验,治疗色斑,往往半月即可见效。

四、葛根

葛根,甘辛凉,归肺、脾、胃经;解表退热,透疹,生津止渴,升阳止泄。

[传统应用] 表证发热,项背强痛。麻疹不透。热病口渴,消渴证。脾虚泄泻,热泄热痢。

[现代应用] 抗急性心肌缺血,扩张心、脑血管,增加血流量,降血压,解热和降糖。

[个人临床]

1. 葛根 30g,黄芪 30g,当归 15g,炒白芍 30g,甘松 15g,三七 9g,治疗冠心病。

2. 葛根 30g,黄芪 30g,丹参 30g,干姜 10g,檀香 10g,治疗心绞痛。

3. 葛根 30g,夏枯草 30g,决明子 20g,川牛膝 15g,石决明 30g,治疗高血压。

4. 葛根 30g,黄芪 30g,黄连 10g,马齿苋 30g,治疗急性泄痢。

5. 葛根 30g,羌活 15g,炒白芍 30g,延胡索 30g,菊花 15g,天麻 15g,治疗颈性眩晕。

6. 葛根 30g,羌活 15g,炒白芍 30g,全蝎 6g,白僵蚕 10g,治疗面部肌肉痉挛。

7. 葛根 30g,柴胡 30g,羌活 15g,石膏 30g,甘草 10g,治疗外感发热。

[按语] 葛根有很好的解肌退热作用,用量30g,配伍柴胡作用更强;有很好的解痉作用,配合全蝎更好。

五、龟甲

龟甲,甘寒咸,归肝、肾、心经;滋阴潜阳,益肾,固经止血,养血补心。

[传统应用] 阴虚阳亢证,虚风内动证,阴虚内热证。肾虚骨蒸证。崩漏,月经过多。心虚惊悸,失眠健忘。

[现代应用] 增强免疫力,延缓衰老,增加动物血清钙水平。

[个人临床]

1. 龟甲 30g,鳖甲 30g,生龙牡各 30g,甘松 15g,当归 15g,酸枣仁 30g,治疗心悸,心律失常。

2. 龟甲 30g,鳖甲 30g,怀牛膝 15g,木瓜 30g,炒白芍 30g,治疗不宁腿综合征。

3. 龟甲 30g,当归 15g,炒白芍 30g,羌活 15g,蝉蜕 30g,治疗帕金森综合征。

4. 龟甲 30g,葛根 30g,白芍 30g,当归 30g,治疗头颈部抽动症。

5. 龟甲 30g,鸡内金 5g,三仙各 6g,炒莱菔子 10g,制大黄 3g,治疗小儿疳积。

6. 龟甲 3g,益智仁 10g,土茯苓 15g,秦皮 10g,制大黄 6g,治疗小儿多动症。

[按语] 龟甲止痉、止抽动力量很强,对于阴虚阳亢、虚风内动者良,对于帕金森病、心律失常、无名抽动、小儿多动症等有良好疗效。

六、鬼箭羽

鬼箭羽,苦寒,归肝经;破血通经,杀虫。

[传统应用] 血瘀闭经,痛经,产后腹痛。心脉瘀阻,胸痹。癥瘕。跌打损伤。虫积腹痛。

[现代应用] 抗血栓,降血压,降血糖。

[个人临床]

1. 鬼箭羽 30g,乌梅 30g,白芍 15g,天花粉 15g,治疗糖尿病。

2. 鬼箭羽 30g,菝葜 5g,玉竹 15g,治疗银屑病。

3. 鬼箭羽 30g,当归 15g,三七 10g,治疗冠心病。

4. 鬼箭羽 30g,当归 15g,橘核仁 15g,治疗痛经。

5. 鬼箭羽 30g,金樱子 15g,山药 30g,治疗糖尿病肾病。

6. 鬼箭羽 30g,菊花 15g,茺蔚子 15g,治疗糖尿病眼病。

7. 鬼箭羽 30g,甘松 15g,三七 10g,治疗冠心病。

[按语] 鬼箭羽有显著的养心、活血、止痛作用,有显著的降血糖作用,并且可促进胰岛细胞的增殖,是治疗糖尿病的标本同治的药物,用鬼箭羽、天花粉、乌梅等组方治疗糖尿病,有良好的效果。

七、桂枝

桂枝,辛甘温,归肺、肾、心、脾经;发汗解表,温通经脉,温助阳气。

[传统应用] 风寒袭表。寒凝血滞诸痛症及风湿痹证。阳虚证。

[现代应用] 解热,利尿强心,心脑疲劳症等。

[个人临床]

1. 桂枝 10g,白芍 30g,甘草 10g,治疗风寒表虚证。

2. 桂枝 10g,金银花 30g,连翘 15g,桔梗 10g,甘草 10g,风热证流鼻涕者。

3. 桂枝 10g,黄芪 30g,当归 30g,制川乌 10g,治疗痹证血虚。

4. 桂枝 6g,黄芪 30g,党参 15g,白术 15g,茯苓 15g,甘草 10g,治疗气虚心悸。

5. 桂枝 6g,黄芪 10g,白术 15g,防风 10g,治疗气虚外感。

6. 桂枝 10g,茯苓 30g,三棱 15g,莪术 15g,治疗子宫肌瘤。

7. 桂枝 6g,葶苈子 10g,苍耳子 10g,白芷 15g,细辛 5g,治疗鼻炎。

[按语] 桂枝解表通阳,治疗风寒外感最好,桂枝治疗鼻流清涕特效。凡表阳不振者,桂枝可以用之,而肉桂则主里阳虚者。

八、菊花

菊花,辛甘苦,微寒,归肺、肝经;疏散风热,平抑肝阳,清利头目,清热解毒。

[传统应用] 风热表证,温病初起。肝阳上亢。目赤昏花,疮疡肿痛。

[现代应用] 抗炎抗病毒,扩张血管,降血压,解热抗炎等。

[个人临床]

1. 菊花 15g,金银花 30g,连翘 10g,桔梗 10g,甘草 10g,治疗风热感冒。

2. 菊花 10g,桑叶 10g,木贼草 15g,防风 15g,薄荷 6g,治疗急性结膜炎。

3. 菊花 15g,决明子 20g,夏枯草 30g,车前草 30g,降血压。

4. 菊花 10g,甘松 15g,丹参 15g,砂仁 10g,治疗冠心病。

5. 菊花 15g,决明子 20g,薄荷 6g,柴胡 10g,枸杞子 15g,治疗白内障。

6. 野菊花 15g,金银花 30g,连翘 15g,蒲公英 30g,紫花地丁 30g,治疗痈肿。

7. 菊花 15g,决明子 20g,瓜蒌 15g,枳实 15g,白芍 30g,治疗便秘。

[按语]　菊花疏肝明目,治头痛头晕;白菊解毒;野菊花疗疮。菊花有较好的通便作用。

九、苦参

苦参,苦寒,归肝、胆、胃、大肠、膀胱经;清热燥湿,泻火解毒,杀虫利尿。

[传统应用]　湿热泄痢,黄疸,带下阴痒,湿疹等。疮痈,咽喉肿痛,牙龈肿痛,疥癣瘙痒。

[现代应用]　抑菌、抗炎、利尿、抗过敏、免疫抑制、镇痛、镇静、催眠、平喘、抗滴虫等。其生物碱有扩张血管、降血压、保护急性心肌缺血、减慢心率、抗心律失常等作用。

[个人临床]

1. 苦参 15g,茵陈 30g,栀子 15g,当归 15g,白芍 30g,青皮 15g,水煎服,治疗黄疸。

2. 苦参 15g,大黄 30g,芒硝 30g,地榆 30g,三七 5g,白矾 6g,水煎外洗,治疗阴道炎、宫颈糜烂等带下病。

3. 苦参 10g,金银花 30g,连翘 15g,土茯苓 30g,秦皮 15g,蜈蚣 2 条,水煎服,治疗湿疹。

4. 苦参 10g,金银花 30g,连翘 15g,蒲公英 30g,紫花地丁 30g,当归 15g,水煎服,治疗疮痈。

5. 苦参 10g,猫爪草 30g,大蓟 50g,山慈菇 15g,黄芪 30g,水煎服,治疗颈部淋巴瘤。

6. 苦参 10g,甘松 15g,当归 15g,川芎 10g,酸枣仁 30g,水煎服,治疗心律失常。

7. 苦参 10g,金银花 30g,连翘 15g,桔梗 10g,甘草 10g,射干 15g,水煎服,治疗咽喉肿痛。

8. 苦参 10g,黄连 10g,生地 30g,升麻 15g,细辛 5g,当归 15g,水煎服,治疗口舌生疮肿痛。

9. 苦参 10g,田基黄 15g,茵陈 30g,虎杖 15g,水煎服,治疗乙肝“大三阳”。

[**按语**] 苦参有良好的抗病毒、抗肿瘤、调节心律作用,属于热证者更为贴切。

❧ 十、瓜蒌 ❧

瓜蒌,甘,微苦,寒,归肺、胃、大肠经;清热化痰,润燥化痰,宽胸散结,润肠通便。

[**传统应用**] 热痰燥痰,咳喘。胸痹痛,结胸。肺痈,肠痈,乳痈。

[**现代应用**] 祛痰,扩张冠状动脉,抗癌,抑菌,泻下等。

[**个人临床**]

1. 瓜蒌 10g,薤白 10g,半夏 10g,治疗胸痹痛。

2. 瓜蒌 30g,枳实 15g,白芍 30g,火麻仁 15g,治疗便秘。

3. 金银花 30g,瓜蒌 10g,连翘 15g,前胡 15g,射干 15g,治疗急性支气管炎。

4. 瓜蒌 10g,半夏 10g,黄连 6g,延胡索 30g,治疗肋软骨炎。

[**按语**] 瓜蒌有很好的化痰止咳、润肠通便作用,治疗胸胁痛。用量差异较大,通便用 30g,其他 10~15g 即可。有一例胸痹患者,服用 30g,泄下虚脱。

❧ 十一、雷丸 ❧

雷丸,微苦寒,归胃、小肠经;驱虫。

[**传统应用**] 绦虫症,蛔虫症。

[**现代应用**] 广谱驱肠虫剂,提高免疫力,溶菌作用。

[**个人临床**]

1. 雷丸 2g(冲),金银花 30g,板蓝根 15g,石榴皮 10g,治疗流行性感冒。

2. 雷丸 1g(冲),石榴皮 5g,苍术 5g,研末,1 日 3 次,1 次 3g,冲服,治疗慢性结肠炎。

3. 雷丸 50g,研末,1 次 1g,1 日 2 次,水冲服,治疗精液不液化。

4. 雷丸 2g(冲),川楝子 2g,鹤虱 2g,水煎服,治疗肠道寄生虫病。

[**按语**] 雷丸,竹子的根部菌核,药苦性寒,有广谱杀肠道寄生虫作用,主要成分是蛋白水解酶、雷丸素,抗炎溶菌。我用来治疗精液不液化,效果良好。一患者用雷丸治疗精液不液化,半个月后复查液化正常,其妻怀孕生子。雷丸有溶菌作用,治疗感染性疾病,如流行性感冒,效果显著,我曾与王女士联合用雷丸配方治疗、预防禽流感,效果肯定。

❧ 十二、大蓟 ❧

大蓟,苦凉,归心、肝经;凉血止血,解毒消痈。

[**传统应用**] 血热出血,热毒疮疡。

[**现代应用**] 降血压,抑菌,抑制病毒。

[**个人临床**]

1. 大蓟 15g,小蓟 15g,土茯苓 30g,车前草 15g,治疗膀胱炎血尿。

2. 大蓟 30g,蒲公英 30g,炒王不留行 15g,金银花 30g,治疗急性乳腺炎。

3. 大蓟 60g,白花蛇舌草 30g,山慈菇 10g,浙贝母 10g,治疗非霍奇金淋巴瘤。

[**按语**] 大蓟,凉血止血,解毒作用良好,可用于恶性肿瘤血热者。我用大蓟 60g,加猫爪草 30g 等治疗非霍奇金淋巴瘤,效果显著。邓某,老年女性,患颈部非霍奇金淋巴瘤,经过 3 年治疗,颈部淋巴肿块消失。也用于其他血液病的治疗,如急性紫癜,效果良好;用于病毒性血小板减少症、化疗后血小板减少症,效果较好。

十三、侧柏叶

侧柏叶,苦涩寒,归脾、肝经;凉血止血,化痰止咳。

[**传统应用**] 血热出血证,肺热咳嗽。

[**现代应用**] 止血、止咳定喘,抑菌抗病毒、生发、祛风湿。

[**个人临床**]

1. 侧柏叶 15g,金银花 30g,连翘 15g,桑白皮 15g,治疗肺热咯血。

2. 侧柏叶 30g,金银花 30g,连翘 15g,土茯苓 30g,秦皮 15g,治疗银屑病。

3. 侧柏叶 30g,金银花 30g,连翘 15g,紫草 15g,地黄 15g,治疗过敏性紫癜。

4. 侧柏叶 15g,白果 10g,地榆 15g,苍术 15g,治疗带下症。

5. 侧柏叶 15g,当归 15g,熟地 30g,枸杞 15g,治疗脱发。

6. 侧柏叶 15g,当归 15g,羌活 15g,煎汤洗发,治疗脂溢性脱发。

[**按语**] 侧柏叶凉血解毒止血效果明显,用于治疗脱发、斑秃等,疗效肯定。侧柏叶、当归、羌活水煎洗发,治疗脂溢性脱发,去头皮屑,生发明显。

十四、仙鹤草

仙鹤草,苦,涩,辛,归心、肝经;收敛止血止痢。

[**传统应用**] 各种出血症,腹泻,痢疾。

[**现代应用**] 收缩血管,促进凝血,杀绦虫、肠道滴虫、疟原虫,抗菌消炎,抗肿瘤,镇痛。

[**个人临床**]

1. 仙鹤草 30g,荆芥 15g,地榆 15g,旱莲草 15g,治疗崩漏。

2. 仙鹤草 15g,黄芪 30g,当归 15g,白芍 15g,熟地 15g,治疗贫血。

3. 仙鹤草 30g,地榆 30g,黄柏 15g,马齿苋 30g,治疗结肠炎、痢疾。

4. 仙鹤草 10g,雷丸 6g,焦三仙各 15g,鳖甲 15g,治疗小儿疳积。

[按语] 仙鹤草为传统收涩止血药,治疗各种出血,效果显著,用于治疗贫血、虚证有一定疗效,应用范围较广。

十五、红花

红花,辛温,归心、肝经;活血通经,祛瘀止痛。

[传统应用] 血滞经闭,痛经,产后瘀滞腹痛。癥瘕积聚,心腹瘀痛,跌打损伤及疮疡肿痛。

[现代应用] 兴奋心脏,抗心肌缺血,改善血液循环。兴奋子宫,兴奋肠道平滑肌,抗炎镇痛,调节免疫,降血脂,抗肿瘤。

[个人临床]

1. 红花 10g,桃仁 10g,当归 15g,川芎 15g,治疗月经不调。

2. 红花 15g,黄芪 30g,当归 30g,地龙 15g,治疗中风,半身不遂。

3. 红花 30g,瓜蒌 15g,半夏 10g,白芥子 10g,治疗癌性胸腔积液。

4. 红花适量,冲水饮,健脾益胃,治疗慢性胃炎。

[按语] 红花为传统活血化瘀药,通经止痛,在月经病、冠心病、中风等病治疗方面应用较多。我用本药,治疗慢性胃炎,有一定作用,饮后肠蠕动加强,饥而思食,消化功能增强,食物排空速度加快。曾治疗一例肺癌并发胸腔积液,用红花 30g,胸腔积液消除特别快,2 周消尽。

十六、马钱子

马钱子,苦、寒,有大毒,归肝、脾经;活血,通经止痛,散结消肿。

[传统应用] 跌打损伤,痈疽肿痛。风湿痹证,麻木。

[现代应用] 镇静、镇痛、镇咳作用,兴奋中枢作用,促进消化功能、骨髓造血功能。

[个人临床]

1. 马钱子 1g,黄芪 30g,当归 30g,治疗肌无力症。

2. 马钱子 1g,研末,外敷,治疗面神经麻痹。

3. 马钱子 1g,制乳香、没药各 10g,鹿角胶 6g,炙麻黄 5g,治疗疮痈久不收口者。

4. 马钱子 1g,当归 15g,三七 5g,枸杞 15g,治疗颈椎病马尾神经损伤。

5. 马钱子 2g,三七 9g,白芷 10g,研末,黄酒调,外敷,治疗跌打损伤。

6. 马钱子 1g,炙麻黄 6g,杜仲 15g,淫羊藿 30g,治疗阳痿。

[**按语**] 马钱子止痛,治疗跌打损伤、疮痈肿痛,效果可靠,我用于治疗面神经麻痹,外敷患侧有效;治疗阳痿,效果肯定。

十七、天竺黄

天竺黄,甘寒,归心、肝经;清化热痰,清心定惊。

[**传统应用**] 小儿惊风、中风。痰热咳喘。

[**现代应用**] 镇咳,祛痰。

[**个人临床**]

1. 天竺黄 3g,钩藤 3g,僵蚕 5g,治疗小儿惊风夜啼。
2. 天竺黄 10g,竹茹 30g,黄芩 15g,桑白皮 15g,治疗肺热咳喘。
3. 天竺黄 10g,蒲公英 30g,沙参 15g,生地 30g,治疗精液不液化。
4. 天竺黄 10g,川贝 6g,薄荷 6g,治疗痰喘症。
5. 天竺黄 10g,焦三仙各 15g,鸡内金 15g,枳实 15g,治疗消化不良。
6. 天竺黄 10g,乌梅 30g,鬼箭羽 30g,生地 30g,治疗糖尿病。

[**按语**] 天竺黄,清热化痰定惊,治疗惊风有效。用于治疗精液不液化、糖尿病,有良好效果。

十八、苦杏仁

苦杏仁,苦辛,微温,有小毒,归肺、大肠经;止咳定喘,润肠通便。

[**传统应用**] 咳嗽气喘,肠燥便秘。

[**现代应用**] 镇咳定喘,抑制胃蛋白酶活性;杀肠道寄生虫,抗突变,镇痛,调节免疫。

[**个人临床**]

1. 杏仁 6g,麻黄 6g,甘草 10g,治疗风寒咳喘。
2. 杏仁 6g,前胡 15g,射干 15g,治疗痰黏咳嗽。
3. 杏仁 6g,酸枣仁 30g,桃仁 10g,红花 15g,治疗血瘀疼痛。
4. 杏仁 10g,火麻仁 30g,当归 15g,治疗便秘肠燥。
5. 杏仁 10g,酸枣仁 30g,石菖蒲 10g,郁金 15g,治疗神经衰弱。

[**按语**] 杏仁,润肺止咳,润肠通便,有化痰作用,临床用于咳喘,治疗时一般用 6g 即可,止咳又不影响排痰,不会引起胸闷。若咳嗽有痰用 6g 正好。若干咳无痰,刺激性咳嗽或润肠、镇静等,可用 10g,量大有毒。

十九、代赭石

代赭石,苦寒,归肝、心经;平肝潜阳,降逆,凉血止血。

[**传统应用**] 眩晕头疼;呕吐、呃逆、嗳气;咳逆喘息;血热吐衄,崩漏。

[**现代应用**] 镇静,保护胃黏膜,促排便,抗贫血。

[**个人临床**]

1. 代赭石 10g,旋覆花 10g,半夏 10g,治疗肝逆呕吐。

2. 代赭石 10g,吴茱萸 3g,乌贼骨 30g,浙贝母 10g,治疗胃溃疡。

3. 代赭石 10g,川芎 15g,熟地 30g,治疗贫血。

4. 代赭石 15g,天麻 15g,钩藤 15g,龟板 30g,治疗高血压。

5. 代赭石 15g,陈皮 15g,半夏 10g,三七 6g,治疗慢性反流性食管炎、胃炎。

[**按语**] 代赭石,降逆止呕,治疗胃溃疡,可沉积于溃疡面,直接收敛,促进溃疡愈合,有保护胃黏膜作用。还有一定的促进肠道排泄作用,可用于治疗便秘腹胀。

二十、蜈蚣

蜈蚣,辛温有毒,归肝经;息风止痉,攻毒散结,通经止痛。

[**传统应用**] 痉挛抽搐,疮疡肿毒,瘰疬结核,风湿顽痹,头痛及风中经络。

[**现代应用**] 抗惊厥,镇痛,降血压,强心,抗炎,抗癌。

[**个人临床**]

1. 蜈蚣 2 条,制川乌 10g,当归 15g,白芍 30g,治疗痹证。

2. 蜈蚣 2 条,土茯苓 30g,秦皮 15g,治疗过敏性皮炎。

3. 蜈蚣 2 条,穿山甲 5g,蒲公英 30g,皂角刺 15g,治疗乳腺结节。

4. 蜈蚣 2 条,蔓荆子 30g,白芷 15g,延胡索 15g,治疗血管性头痛。

5. 蜈蚣 2 条,白花蛇舌草 30g,猫爪草 30g,白术 15g,治疗胃癌。

6. 蜈蚣 3 条,芝麻油 100ml,浸泡 24h,外用治疗烧烫伤,消肿止痛,效果良好。治疗痔疮术后肿痛,效果可靠。

7. 蜈蚣 2 条,百部 15g,玄参 15g,牡蛎 30g,治疗瘰疬。

8. 蜈蚣 2 条,炙麻黄 10g,杏仁 10g,细辛 5g,白果 10g,治疗急性支气管哮喘。

[**按语**] 蜈蚣止咳平喘力强。

二十一、僵蚕

僵蚕,咸、辛,归肝、肺经;息风止痉,祛风止痛,化痰散结。

[**传统应用**] 惊风抽搐。风中经络,口眼㖞斜。风热头痛、目赤、咽痛,风热痉挛。

[**现代应用**] 抗惊厥,镇静催眠,抗肿瘤,抗菌。

[**个人临床**]

1. 僵蚕 10g,白附片 6g,全蝎 10g,治疗面中风。

2. 僵蚕 10g,木贼 15g,菊花 15g,治疗急性眼结膜炎。

3. 僵蚕 10g,天麻 15g,白术 15g,治疗痰湿性眩晕。

4. 僵蚕 6g,钩藤 6g,全蝎 6g,治疗小儿惊风。

5. 僵蚕 10g,浙贝母 10g,竹茹 15g,石菖蒲 15g,治疗中风痰多。

6. 僵蚕 10g,蜈蚣 2 条,猫爪草 30g,治疗肿瘤。

[**按语**] 僵蚕,化痰祛风通络,镇惊,临床应用较广。僵蚕含蛋白质和脂肪,并含有多种微量元素,是良好的营养调节剂,可治疗虚损类疾病,在某种程度上说,可以替代冬虫夏草。

二十二、阿胶

阿胶,甘辛,归肺、肾经;止血滋阴。

[**传统应用**] 血虚证,出血证,阴虚证。

[**现代应用**] 促进造血和凝血功能,促进钙的吸收和平衡,抗辐射,提高免疫力,利尿等。

[**个人临床**]

1. 阿胶 30g,黄芪 30g,当归 10g,陈皮 10g,治疗贫血。

2. 阿胶 10g,艾叶 10g,白蒺藜 15g,浙贝母 10g,治疗支气管扩张咯血。

3. 阿胶 10g,艾叶 10g,地榆 15g,荆芥 15g,治疗崩漏。

4. 阿胶 10g,黄芪 10g,沙参 15g,玉竹 15g,治疗肺燥证。

5. 阿胶 10g,猫爪草 30g,薏苡仁 30g,治疗肿瘤性贫血。

[**按语**] 阿胶生血止血,养阴润燥,有良好的提高免疫作用,尤其对于慢性病属于虚损者,疗效更好。阿胶出自山东东阿者为正宗。东阿阿胶治疗出血和贫血,用量宜大,笔者用此药治疗肺癌化疗血虚,每日用阿胶 60g 口服,生血作用更迅速,不影响化疗进程,病人耐受力增强,并提高了生活质量。

二十三、石榴皮

石榴皮,涩、温,归大肠经;止泻止血。

[**传统应用**] 久泻久痢,便血,崩漏。

[**现代应用**] 收敛止泻,抗菌抗病毒,杀虫。

[**个人临床**]

1. 石榴皮 10g,大青叶 30g,金银花 15g,连翘 15g,治疗上呼吸道感染。

2. 石榴皮 15g,滑石 30g,甘草 10g,肉豆蔻 10g,治疗慢性结肠炎。

3. 石榴皮 10g,苦杏仁 6g,陈皮 10g,半夏 10g,治疗咳嗽。

4. 石榴皮 10g,乌梅 15g,雷丸 2g,治疗肠道寄生虫。

5. 石榴皮 15g,地榆 30g,三七 9g,马齿苋 30g,治疗痔疮下血。

[**按语**] 石榴皮有良好的治疗腹泻作用,也有明显的止咳作用,现代药理研究证实,石榴皮有很好的抗菌抑病毒作用,肠道疾病急性期可以用石榴皮治疗,不犯禁忌。对于上呼吸道感染,也可以用石榴皮抗病毒治疗,有明显的止咳作用。

❧ 二十四、赤石脂 ❧

赤石脂,涩,归大肠、胃经;止血止带,敛疮生肌。

[**传统应用**] 久泻久痢;崩漏便血;带下;疮疡久溃不收。

[**现代应用**] 吸附作用,保护胃肠黏膜,制止胃肠道出血;抗血栓作用。

[**个人临床**]

1. 赤石脂 15g,禹余粮 15g,石榴皮 15g,治疗慢性结肠炎。

2. 赤石脂 15g,白及 15g,三七 6g,白术 15g,治疗胃溃疡出血。

3. 赤石脂 15g,炒白芍 30g,乌梅 15g,干姜 10g,治疗肠道易激综合征。

4. 赤石脂 15g,阿胶 6g,地榆 30g,治疗崩漏。

[**按语**] 赤石脂,对于久泻久痢治疗可谓良药,张仲景用赤石脂禹余粮汤传世。在临床应用中,要强调此药半冲服,半煎服。一般用量,5g 入煎剂,5g 冲服,现改为 9g 入煎服,1g 研末冲服,临床效果大增,全入煎剂效果较差。

❧ 二十五、金樱子 ❧

金樱子,酸,涩,归肾、膀胱、大肠经;固精止带,止泻缩尿。

[**传统应用**] 遗精滑精,遗尿尿频,带下。久泻久痢。

[**现代应用**] 收敛止泻,抑菌,抗动脉粥样硬化。

[**个人临床**]

1. 金樱子 30g,芡实 15g,石榴皮 15g,治疗慢性结肠炎。

2. 金樱子 30g,芡实 15g,肉桂 6g,炙麻黄 6g,治疗老年性尿失禁。

3. 金樱子 15g,石榴皮 15g,木香 10g,治疗上呼吸道感染。

4. 金樱子 30g,白果 10g,苍术 15g,薏苡仁 30g,治疗脾虚带下。

5. 金樱子 10g,白果 10g,杏仁 6g,枳壳 15g,治疗肺虚咳喘。

6. 金樱子 30g,乌梅 30g,鬼箭羽 30g,治疗糖尿病。

7. 金樱子 15g,五味子 10g,萆薢 10g,山药 30g,治疗遗精。

[**按语**] 金樱子治疗遗精、肾虚尿频,效果可靠,但要配合化浊之品。治尿

频,要配合肉桂,临床上有单用肉桂粉 3g 冲服,治疗老年肾虚遗尿者,验之有效。近期治疗一病例膀胱下垂,走路时加重,躺下时无此症状,与体位有关,用金樱子、肉桂、黄芪、升麻,治疗效果显著。

❧ 二十六、硼砂 ❧

硼砂,甘、咸、凉,归肺、胃经;外用清热解毒,内服清肺化痰。

[传统应用] 咽喉肿痛,口舌生疮;目赤翳障;痰热咳嗽。

[现代应用] 广谱抑菌,防腐,对皮肤黏膜起保护作用。抗惊厥,调整体内微量元素平衡。

[个人临床]

1. 硼砂 1g,冰片 1g,枯矾 2g,外用治疗口腔溃疡,中耳炎,湿疹。

2. 硼砂 1g,鸡内金 30g,治疗胆囊结石。

3. 硼砂 1g,冰片 1g,外用点眼,治疗胬肉攀睛。

[按语] 硼砂是外用良药,治疗口腔溃疡、中耳炎,有一定疗效。治疗胆囊结石效果也好,我用硼砂、鸡内金等配伍,治愈满袋胆囊结石病例。

❧ 二十七、鹿角胶 ❧

鹿角胶,咸温、甘,归肝、肾经;补肝肾,益精血,止血。

[传统应用] 肾阳不足、精血亏虚、吐衄便血、崩漏偏于虚寒者,以及阴疽内陷。

[个人临床]

1. 鹿角胶 6g,生熟地各 15g,当归 15g,补骨脂 15g,水煎服,促进红细胞、白细胞再生。

2. 鹿角胶 6g,炙麻黄 6g,枸杞子 15g,仙茅、淫羊藿各 15g,治疗阳痿。

3. 鹿角胶 6g,枸杞子 15g,仙茅、淫羊藿各 15g,菟丝子 30g,生精壮阳,治疗不育症。

4. 鹿角胶 6g,炙麻黄 6g,白芥子 10g,熟地黄 30g,治疗疮疡久不收口。

5. 鹿角胶 6g,杜仲 15g,桑寄生 30g,狗脊 30g,治疗强直性脊柱炎。

6. 鹿角胶 6g,当归 15g,炒白芍 30g,熟地 30g,盐橘核 15g,治疗慢性盆腔炎。

[按语] 鹿茸与鹿角胶均补肾壮阳,鹿茸偏于强筋壮骨,鹿角胶偏于补肾生精血。常用量为 6～10g。

❧ 二十八、麻黄 ❧

麻黄,辛、微苦、温,归肺、脾、膀胱经;发汗解表,宣肺止咳平喘,利尿消肿。

[**传统应用**]　风寒表证;咳嗽喘证;水肿,小便不利。

[**现代应用**]　发汗解热,平喘利尿,升血压,提升心率。

[**个人临床**]

1. 麻黄 6g,杏仁 6g,甘草 10g,石膏 30g,治疗急性肺炎。

2. 麻黄 6g,细辛 3g,五味子 10g,金银花 30g,连翘 15g,干姜 10g,治疗慢性支气管炎。

3. 麻黄 6g,杏仁 6g,白果 10g,地龙 15g,乌梅 15g,治疗支气管哮喘。

4. 麻黄 6g,附子 10g,细辛 5g,黄芪 30g,干姜 10g,当归 15g,治疗心动过缓。

5. 麻黄 6g,附子 10g,干姜 10g,山萸肉 30g,熟地 30g,治疗慢性肾炎阳虚型。

6. 麻黄 6g,蜈蚣 2 条,当归 15g,熟地 30g,治疗阳痿。

7. 麻黄 6g,桂枝 10g,鹿茸 1g,当归 15g,治疗低血压。

8. 炙麻黄 6g,鹿角胶 10g,白芥子 10g,熟地 15g,当归 10g,肉桂 6g,治疗疮疡久不收口。

[**按语**]　麻黄有很好的解痉平喘作用,过敏性咳喘必用;升高血压,提高心率,治疗阴疽等为必需。

二十九、蔓荆子

蔓荆子,辛,苦,微寒,归膀胱、胃经;疏散风热,清利头目止痛。

[**传统应用**]　风热表证,头昏头痛,目赤肿痛。

[**现代应用**]　镇静,止咳,退热,抗炎抗病毒。

[**个人临床**]

1. 蔓荆子 30g,当归 15g,川芎 15g,白芷 15g,治疗血虚头痛。

2. 蔓荆子 30g,羌活 15g,独活 15g,制川乌 15g,治疗风湿痹痛。

3. 蔓荆子 30g,金银花 30g,连翘 10g,川芎 10g,白芷 15g,治疗风热头痛。

[**按语**]　蔓荆子治疗头痛,效果良好,无论风寒、风热、气滞血瘀,适当加减配伍,用之效果迅捷。

三十、石膏

石膏,辛苦,甘甜,大寒,归肺、胃经;清热泻火,煅用可收湿敛疮。

[**传统应用**]　温病气分热;肺热咳喘证;胃火上炎;疮疡不敛或湿疹。

[**现代应用**]　解热,抑制神经应激能力,治疗肺炎等。

[个人临床]

1. 石膏 30g,知母 15g,麦冬 15g,生地 30g,治疗阴虚发热,阳明经热证。

2. 石膏 30g,金银花 60g,连翘 15g,生地 90g,治疗红斑肢痛症。

3. 石膏 15g,黄连 6g,生地 30g,升麻 15g,细辛 5g,治疗牙痛。

4. 石膏 30g,知母 15g,乌梅 30g,鬼箭羽 30g,治疗糖尿病属阴虚者。

5. 石膏 15g,竹叶 10g,麦冬 15g,治疗阴虚内热。

[按语] 石膏有良好的生津退热作用,配伍金银花、连翘可解表热;配麻黄、杏仁、细辛、生地黄可清肺胃热;煅后外用,收敛疮口。脾虚发热、阳虚发热者忌用,热退即停,不可久用。

三十一、天花粉

天花粉,甘苦,微寒,归肺、胃经;清热生津,润燥化痰,解毒消痈。

[传统应用] 温热病气分热,表证,烦渴。胃热口渴,消渴症。肺热燥咳。热毒疮痈。

[现代应用] 抗炎抗病毒,抗肿瘤,抗早孕,免疫调节等。

[个人临床]

1. 天花粉 15g,知母 15g,石膏 30g,芦根 30g,治疗气分热证。

2. 天花粉 10g,麦冬 15g,石斛 15g,玉竹 15g,治疗阴虚口渴症。

3. 天花粉 10g,麦冬 15g,沙参 15g,桑叶 10g,治疗肺阴虚咳嗽。

4. 天花粉 15g,穿山甲 3g,皂角刺 15g,当归 15g,解毒透脓疗疮。

5. 天花粉 10g,生地 30g,乌梅 30g,鬼箭羽 30g,治疗糖尿病。

6. 天花粉 10g,穿山甲 5g,桃仁 10g,红花 15g,益母草 30g,治疗闭经。

7. 天花粉 10g,白芥子 10g,白芷 15g,泽泻 30g,治疗卵巢囊肿。

[按语] 天花粉具有很好的生津止渴作用,有良好的破膜通经作用,因含植物毒蛋白,要慎用,不可久用。

三十二、黄连

黄连,苦寒,归心、胃、大肠、肝经;清热燥湿,泻火解毒。

[传统应用] 胃肠湿热、痢疾等湿热病症。心、胃、肝经热盛诸证。热毒痈疽、烧烫伤等。

[现代应用] 抑菌抗病毒,减慢心率,抗心律不齐,降血压,利胆,降血糖。

[个人临床]

1. 黄连 10g,葛根 15g,黄芩 15g,治疗急性咽炎。

2. 黄连 10g,白芍 30g,木香 6g,马齿苋 30g,治疗急性痢疾。

3. 黄连 10g,黄柏 10g,黄芩 15g,清热解毒,治疗败血症。

4. 黄连 6g,吴茱萸 3g,乌贼骨 30g,蒲公英 30g,治疗慢性胃炎。

5. 黄连 6g,金银花 30g,连翘 15g,蒲公英 30g,紫花地丁 30g,治疗急性疮痈。

6. 黄连 10g,黄柏 10g,白豆蔻 15g,砂仁 6g,治疗湿热证。

7. 黄连 1g,加鲜奶 50ml,浸泡 2 小时,点眼,治疗急性结膜炎。

8. 黄连 6g,生地 30g,鬼箭羽 30g,乌梅 30g,治疗糖尿病。

9. 黄连 6g,麦冬 15g,酸枣仁 30g,甘松 15g,苦参 10g,治疗心律失常。

[按语] 黄连有良好的清热解毒燥湿功能,解毒用 10g,健胃用 3g,并配伍健胃药物,以防损伤肠胃。肠道菌群失调者禁用。

三十三、水蛭

水蛭,咸苦平,有小毒,归肝经;破血逐瘀。

[传统应用] 瘀血闭经,癥瘕积聚,跌打损伤。

[现代应用] 抗血栓,溶血栓,降血脂,消除斑块。

[个人临床]

1. 水蛭 15g,三棱 15g,莪术 15g,桃仁 10g,红花 15g,治疗闭经。

2. 水蛭 10g,浙贝母 10g,薏苡仁 30g,皂角刺 15g,桂枝 10g,治疗子宫肌瘤。

3. 水蛭、红参、三七,各等份,研成碎末,每次 3g,1 日 2 次,口服,治疗冠心病心绞痛,动脉硬化斑块,效果良好。

4. 水蛭 10g,三七 10g,苏木 15g,制没药 10g,制乳香 10g,治疗软组织损伤。

[按语] 水蛭有很好的抗栓溶栓作用,活血破瘀、通经活瘀散结,水蛭可导致皮下出血,用三七配伍,不会出血。

三十四、乌梅

乌梅,性涩,温,味酸,归大肠、肺、脾经;敛肺止咳;安蛔,生津止血。

[传统应用] 久泄久痢;久咳;蛔厥腹痛,呕吐;虚热消渴;崩漏、便血、尿血。

[现代应用] 抑菌,调节免疫。

[个人临床]

1. 乌梅 10g,炒苍耳子 10g,白芷 15g,辛夷 10g,香附 10g,治疗鼻息肉。

2. 乌梅 10g,浙贝母 10g,薏苡仁 30g,皂角刺 15g,地榆 15g,治疗肠息肉。

3. 乌梅肉烘干研成碎末,适量外用,可以治疗疮疡肉芽水肿,瘢肉增生,促进伤口愈合。

4. 乌梅 30g，鬼箭羽 30g，天花粉 15g，葛根 30g，白术 15g，治疗糖尿病。

5. 乌梅 10g，地榆 30g，赤石脂 10g，肉豆蔻 15g，治疗慢性结肠炎。

6. 乌梅 10g，石膏 30g，淡竹叶 10g，石斛 15g，天花粉 15g，细辛 3g，治疗干燥综合征。

[按语]　乌梅治疗息肉有良好的效果，如胃肠道息肉。生津降糖作用显著，治疗糖尿病有效。

三十五、细辛

细辛，辛，温，有小毒，归脾、肾、心经；解表散寒，祛风止痛，通鼻窍，温肺止咳。

[传统应用]　风寒表证。头痛、牙痛、风湿痹证。鼻渊。肺寒咳喘。

[现代应用]　解热、抗炎、镇静、局麻、抗惊。

[个人临床]

1. 麻黄 6g，细辛 5g，附子 10g，桂枝 10g，升血压，提高心率。

2. 麻黄 6g，细辛 5g，附子 10g，黄芪 15g，治疗阳虚外感。

3. 细辛 5g，干姜 10g，五味子 10g，麻黄 6g，白果 10g，治疗寒痰咳喘。

4. 细辛 5g，炒苍耳子 10g，辛夷 15g，香附 15g，蔓荆子 30g，治疗鼻窦炎。

5. 细辛 5g，附子 10g，干姜 10g，炙麻黄 6g，制川乌 10g，当归 15g，治疗风湿寒痹。

[按语]　细辛解表散寒，止痛效果明显，并且有局麻作用，为治疗痹证、鼻部疾病必用之品。

三十六、紫草

紫草，苦辛寒，归心、肝经；清热凉血，活血，解毒透疹。

[传统应用]　温热病热入营血。麻疹不透。湿疹，水火烫伤、疮疹。

[现代应用]　抑菌抑病毒，抗突变，抗肿瘤，增强免疫力，兴奋心肌，降血糖，保肝。

[个人临床]

1. 紫草 10g，金银花 30g，连翘 10g，薏苡仁 30g，治疗掌跖脓疱病。

2. 紫草 10g，金银花 30g，连翘 15g，板蓝根 30g，治疗手足口疮。

3. 紫草 10g，金银花 15g，防风 15g，薄荷 6g，治疗急性风疹。

4. 紫草 10g，生地 30g，丹皮 15g，玉竹 30g，治疗银屑病。

5. 紫草 1g，香油 100ml，香油烧热，紫草过油即捞出，油中加适量蜂蜡，外用,治疗口唇炎、痔疮、小儿湿疹。

　　[按语]　紫草有良好的清热解毒凉血作用,外用治疗皮肤疾病效果良好,内服治疗血液病较好。

三十七、大黄

　　大黄,苦寒,归大肠、脾、胃、肝、心经;泻下攻积,清热泻火,凉血止血,解毒,清解湿热,活血祛瘀。

　　[传统应用]　便秘积滞。火热上炎的上部出血诸症。热毒疮痈,烧烫伤。瘀血证。淋证。

　　[现代应用]　泻下,抗病原微生物,退热,利胆,止血,抗肿瘤,抗胃溃疡,降血脂。

　　[个人临床]

　　1. 大黄10g,生地30g,石膏30g,竹叶6g,治疗胃火牙痛。

　　2. 大黄10g,黄连6g,黄柏10g,治疗热毒疮疡。

　　3. 大黄10g,枳实15g,厚朴15g,芒硝10g,治疗急腹症。

　　4. 大黄10g,丹皮15g,败酱草30g,治疗急性阑尾炎。

　　5. 大黄10g,地榆30g,侧柏叶10g,研末外敷,治疗皮下出血。

　　6. 大黄10g,三七6g,泽泻30g,苍术15g,治疗高脂血症。

　　7. 大黄10g,三七5g,打细粉。1次2g,1日2次,口服,治疗上消化道出血。

　　8. 制大黄6g,地榆30g,三七5g,赤石脂15g,治疗慢性结肠炎。

　　9. 大黄30g,芒硝30g,地榆30g,三七5g,白矾6g,水煎冲洗阴道,治疗阴道炎。

　　[按语]　大黄理气活瘀,破积,所向披靡,功同大将军,尤其治疗急腹症,有独特优势。吴咸中教授用大黄治疗急腹症,独具匠心,每用30~60g,疗效可靠。他认为大黄有五方面作用:①调整胃肠蠕动;②改善血液循环;③清洁肠道,减少毒素吸收;④保护肠道屏障;⑤调整免疫,保护器官。

三十八、芒硝

　　芒硝,咸苦寒,入大肠经;软坚泻下,清热消肿。

　　[传统应用]　便秘积滞。咽痛、口疮、目赤、疮疡肿痛。

　　[现代应用]　抗炎、利尿、组织脱水、容积性泄泻。

　　[个人临床]

　　1. 芒硝10g,大黄15g,枳实15g,厚朴15g,治疗急腹症。

2. 芒硝 10g,黄芪 30g,枳实 15g,槐角 15g,治疗痔疮。

3. 芒硝适量,外敷治疗急性乳腺炎。

4. 芒硝 5g,冰片 1g,局部外敷,治疗口腔溃疡。

[按语] 芒硝润肠保水通便,用量 10~12g,分 2 次口服,量小效果差,量大腹泻明显,慢性病人可以长期间断服用,无不良反应。外伤病人(软组织损伤)不能用芒硝洗浴,越洗水肿越明显,临床中经几个病例验证。慢性肿胀,可以洗浴,效果较好。

三十九、甘遂

甘遂,苦寒有毒,归肺、肾、大肠经;泻水逐饮,消肿散结。

[传统应用] 水肿腹胀、鼓胀、胸胁停饮。疮痈肿毒。

[现代应用] 增加肠蠕动,镇痛,抗早孕,免疫抑制。

[个人临床]

1. 醋甘遂、醋大戟、醋芫花等量,打细粉。每次服用 0.5~1g,攻逐水结。

2. 醋甘遂,0.5g(每日服用 2 次)至 1g(每日 1 次),治疗肾性水肿。

3. 醋甘遂、醋大戟、白芥子等量,打细粉。每次 0.5~1g,口服,每日 1~2次,治疗类风湿关节炎,哮喘。

[按语] 甘遂,有良好的攻逐水饮作用,善于治疗慢性水肿,曾治疗一例肾性水肿,每次服 0.5g,1 日 2 次,有利水消肿作用,改为每服 1g,1 日 1 次,疗效增加,看来量差决定疗效。本品的组方有控涎丹,可止痛,可定喘,效果肯定,本品有毒,治疗用药要慎重,过量则引起胃肠道反应、呼吸循环衰竭等。

四十、萆薢

萆薢,苦、辛,归肾、胃经;利湿,祛风湿。

[传统应用] 湿浊带下。风湿痹证。

[现代应用] 抑菌,降血糖,抗肿瘤,抗动脉硬化。

[个人临床]

1. 萆薢 15g,乌药 15g,益智仁 15g,石菖蒲 15g,治疗蛋白尿、乳糜尿。

2. 萆薢 15g,泽泻 30g,车前子 30g,土茯苓 30g,治疗带下症。

3. 萆薢 15g,白茅根 30g,淡竹叶 10g,车前草 30g,治疗尿路感染。

4. 萆薢 15g,泽泻 30g,独活 15g,桑寄生 30g,治疗风湿痹证。

5. 萆薢 15g,泽泻 30g,猪苓 30g,桂枝 10g,治疗下肢水肿。

6. 萆薢 15g,苍术 15g,黄柏 15g,土茯苓 30g,秦艽 15g,治疗痛风。

7. 萆薢 15g,白术 15g,石榴皮 15g,薏苡仁 30g,治疗脾湿泄泻。

8. 萆薢 15g,泽泻 30g,三七 10g,山楂 10g,制首乌 15g,治疗高脂血症。

9. 萆薢 15g,地骨皮 30g,鬼箭羽 30g,乌梅 30g,治疗糖尿病。

[**按语**] 萆薢利湿降浊,降血脂,降血糖,降蛋白尿有显著疗效,尤其对于乳糜尿必用。

四十一、泽泻

泽泻,甘寒,归肾、大肠经;渗湿利水泄热。

[**传统应用**] 水肿、小便不利。痰饮。淋证、泄泻。

[**现代应用**] 利尿,降血脂,降血压,降血糖等。

[**个人临床**]

1. 泽泻 30g,桂枝 10g,茯苓 15g,猪苓 30g,白术 15g,治疗小便不利水肿。

2. 泽泻 30g,半夏 10g,白术 15g,天麻 15g,酸枣仁 30g,治疗痰湿眩晕。

3. 泽泻 30g,车前草 30g,淡竹叶 10g,白茅根 30g,治疗膀胱炎。

4. 泽泻 15g,山楂 10g,薏苡仁 30g,苍术 15g,治疗高脂血症。

5. 泽泻 15g,桂枝 10g,白术 30g,酸枣仁 30g,治疗心悸。

6. 泽泻 30g,地骨皮 30g,乌梅 30g,鬼箭羽 30g,治疗糖尿病。

[**按语**] 长于利水消肿,利湿健脾,通利水道,利湿化痰,又有降血脂、降血糖的作用,疗效可靠,药性温和,一般用量 10~30g。

四十二、茵陈

茵陈,苦辛、微寒,归肝、胆经;利湿退黄,清热解毒。

[**传统应用**] 黄疸。湿疮、湿疹。

[**现代应用**] 利胆,降血脂,降血压,扩张心脑血管,抗心律失常。提高免疫功能,抗肿瘤,利尿、定喘。

[**个人临床**]

1. 茵陈 30g,栀子 10g,大黄 10g,治疗急性湿热黄疸。

2. 茵陈 30g,栀子 10g,大黄 6g,治疗妇女崩漏。

3. 茵陈 30g,金银花 30g,连翘 15g,土茯苓 30g,治疗湿疹。

4. 茵陈 30g,黄连 10g,吴茱萸 3g,乌贼骨 30g,治疗胆汁反流性胃炎。

5. 茵陈 30g,砂仁 10g,桑寄生 30g,土茯苓 30g,治疗孕妇血清抗 A、抗 B 偏高者。

6. 茵陈 30g,桔梗 10g,猪苓 15g,泽泻 30g,治疗下肢水肿。

7. 茵陈 30g,泽泻 15g,白术 15g,薏苡仁 30g,降血脂。

8. 茵陈 30g,天麻 15g,夏枯草 30g,决明子 20g,降血压。

9. 茵陈 30g,白术 15g,地骨皮 30g,鬼箭羽 30g,降血糖。

10. 茵陈 30g,黄连 10g,栀子 15g,酸枣仁 30g,治疗心律失常。

[按语] 茵陈清热利湿解毒,治黄疸用量较重,在 30~90g,存在量效关系。茵陈蒿汤也治妇人崩漏,效果良好。茵陈可药可食,利胆清胃,舒畅气机,提高免疫力。

四十三、附子

附子,辛甘大热,有毒,归心、肾、脾经;回阳救逆,补火助阳,散寒止痛。

[传统应用] 亡阳证。阳虚证。寒痹疼痛。

[现代应用] 强心作用,抗炎、镇痛,抗衰老。

[个人临床]

1. 制附子 10g,人参 10g,水煎服,治疗阳虚气脱证(休克)。

2. 制附子 6g,干姜 10g,白术 15g,甘草 6g,治疗慢性结肠炎。

3. 制附子 10g,茵陈 30g,白术 15g,当归 15g,治疗阳虚黄疸。

4. 制附子适量研末,1 次 1g,口服,治疗慢性结肠炎。

5. 制附子 10g,桂枝 10g,制乳香、制没药各 10g,当归 30g,治疗寒湿痹痛。

6. 制附子 10g,白术 30g,泽泻 30g,薏苡仁 30g,治疗阳虚水肿。

7. 制附子 6g,干姜 10g,甘松 15g,酸枣仁 30g,治疗阳虚心悸,胸痹。

[按语] 附子有良好的散寒回阳之功,临床应用较为广泛,但附子有毒,应用时应该从小剂量开始,逐渐加量。大剂量用药时,可久煎分次频服,张仲景用药亦如此。

四十四、干姜

干姜,辛、热,归肺、胃、肾、心、脾经;温中散寒,回阳通脉,温肺化饮。

[传统应用] 脾肾虚寒。亡阳证。寒饮咳喘。

[现代应用] 镇静,镇痛,抗炎,升血压,抗血吸虫,促进胆汁分泌,止呕。

[个人临床]

1. 附子 6g,干姜 6g,肉桂 3g,白术 15g,治疗阳虚腹泻。

2. 干姜 10g,附片 10g,人参 10g,治疗阳气虚脱。

3. 干姜 10g,炙麻黄 6g,附子 10g,细辛 3g,治疗肺心病。

4. 干姜 10g,附片 10g,三七 10g,川芎 15g,治疗心绞痛。

5. 干姜 10g,茵陈 30g,延胡索 15g,川楝子 10g,治疗慢性胆囊炎。

6. 干姜 10g,附片 10g,黄芪 30g,白芷 15g,治疗疮疡久不收口。

[按语]　干姜有良好的散寒温中、回阳通脉的作用,治疗寒饮咳喘,疗效可靠。干姜治疗心绞痛效果独特,临床多用于阳虚证,硝酸甘油耐药者之心绞痛,用量在 10~15g,效果确切,可加附子、肉桂,增强药力。

四十五、肉桂

肉桂,辛甘大热,归脾、肾、心、肝经;补火助阳散寒,温经通淋。

[传统应用]　阳虚证。寒凝血瘀疼痛。

[现代应用]　扩张血管,促进血液循环,增强冠脉以及心脑血管血流量,降低血管阻力,抗血小板凝聚,增强消化功能,降血糖等。

[个人临床]

1. 肉桂 6g,附子 6g,熟地 30g,山药 30g,补肾阳益肾气。

2. 肉桂 6g,麻黄 6g,白芥子 10g,鹿角胶 10g,治疗疮疡久不收口。

3. 肉桂 6g,当归 15g,川芎 15g,炒白芍 15g,治疗痛经。

4. 肉桂 6g,附子 10g,乌梅 30g,鬼箭羽 30g,治疗糖尿病胰岛素抵抗。

5. 肉桂研末,每次 1g,每日 1 次,口服,治疗老年性尿失禁,夜尿频多。

6. 肉桂 3g,黄芪 15g,砂仁 10g,茯苓 15g,治疗慢性胃炎。

[按语]　肉桂温阳,散寒止痛,健脾暖胃,益肾,治疗糖尿病胰岛素抵抗、冻疮等,效果显著。

四十六、吴茱萸

吴茱萸,辛、苦、热,有小毒,归肝、胃、肾经;止呕,疏肝燥湿。

[传统应用]　寒瘀疼痛。胃寒呕吐症。寒湿泄泻。

[现代应用]　治疗胃溃疡,解痉止痛,降血压,抑制血小板凝聚,保护心、肝作用等。

[个人临床]

1. 吴茱萸 3g,黄连 6g,乌贼骨 30g,蒲公英 30g,治疗慢性胃炎。

2. 吴茱萸 3g,小茴香 6g,橘核仁 15g,当归 15g,治疗痛经。

3. 吴茱萸 3g,丁香 30g,川楝子 10g,延胡索 15g,治疗疝气。

4. 吴茱萸 3g,肉豆蔻 10g,葛根 15g,石榴皮 15g,治疗慢性结肠炎。

5. 吴茱萸 3g,苏叶 3g,黄连 6g,桑寄生 30g,治疗妊娠呕吐。

6. 吴茱萸 6g,蔓荆子 30g,当归 15g,川芎 15g,治疗血管神经性头痛。

[按语]　吴茱萸散寒止痛,止呕止泻,作用显著,用量一般在 3~6g 为宜,多则辛辣对胃刺激明显,导致恶心呕吐、胃部灼烧感等,一般在饭后半小时服用为宜。

❧ 四十七、柿蒂 ❧

柿蒂,苦、涩、辛,归胃经;降气止呃。

[**传统应用**] 呃逆。

[**现代应用**] 抗心律失常,镇静,止呕。

[**个人临床**]

1. 柿蒂15g,吴茱萸3g,乌贼骨30g,治疗胃酸呃逆。

2. 柿蒂15g,丁香3g,生姜15g,治疗胃寒呃逆。

3. 柿蒂15g,竹茹30g,芦根30g,治疗胃热呕逆。

4. 柿蒂15g,旋覆花10g,代赭石10g,治疗痰湿呃逆。

[**按语**] 柿蒂为治疗呃逆必用之药,药性温和,加减可用于呃逆诸症。一例疝气患者,因为呃逆而不能手术,用柿蒂冲剂2包(每包相当于原药10g),1次1包,1日2次,5天药量。病人性急,1次口服4包,呃逆停止,当日手术治疗。我在治疗慢性胃炎的九味黄连汤中必用柿蒂,效果良好。

第二节 对药

❧ 一、侧柏叶—当归 ❧

侧柏叶,苦涩寒,归肝、肺经;凉血止血,化痰止咳。

[**传统应用**] 血热出血证。肺热咳嗽。

[**现代应用**] 止血,镇咳,祛痰定喘,镇静,抑菌。

当归,甘、辛、温,归心、肝经;活血调经,止痛、润肠。

[**传统应用**] 血虚证。月经不调,经闭痛经。血虚、血瘀寒凝所致诸痛症。疮疡痈疽。肠燥便秘。

[**现代应用**] 生血作用,增加冠状动脉血流量,抗心律失常。降血压,降血脂。促进骨髓造血,增强免疫。抗血栓,保肝,定喘。镇痛,镇静,抗肿瘤,抗炎。

[**个人临床**]

1. 侧柏叶20g,当归20g,煎水外洗,治疗脱发、白发。

2. 侧柏叶15g,当归10g,菝葜30g,治疗银屑病。

3. 侧柏叶15g,当归15g,香附15g,治疗血瘀痛经。

4. 侧柏叶15g,当归10g,苦杏仁10g,治疗支气管扩张咯血。

5. 侧柏叶30g,当归15g,槐花15g,治疗痔疮下血。

6. 侧柏叶 15g, 当归 10g, 牡丹皮 15g, 治疗过敏性紫癜。

[按语] 侧柏叶、当归配伍使用, 治疗脱发、白发疗效显著, 若头痒加羌活, 若头油多加苍术, 疗效稳固。对于肺热咯血、月经不调、皮肤病的治疗, 根据病症加减, 能取得一定临床疗效。

二、荆芥—地榆

荆芥, 辛、微温, 归肺、肝经; 发表散风、透疹消疮, 炒炭止血。

[传统应用] 外感表证。麻疹不透、风疹。疮疡初起兼表证。吐衄下血。

[现代应用] 发汗、抑菌。

地榆, 苦、涩、微寒; 归肝、大肠经, 凉血止血, 解毒敛疮。

[传统应用] 血热出血证。烫伤湿疹, 疮疡肿痛。

[现代应用] 止血, 凝血, 促进烧烫伤愈合, 增强组织免疫。

[个人临床]

1. 荆芥 10g, 地榆 30g, 仙鹤草 30g, 益母草 15g, 治疗崩漏。

2. 荆芥 10g, 地榆 30g, 槐花 15g, 治疗痔疮、结肠溃疡、便血。

3. 荆芥 10g, 地榆 15g, 白茅根 30g, 治疗鼻衄、尿血。

[按语] 荆芥、地榆配伍, 治疗崩漏下血、慢性宫颈糜烂、溃疡性结肠炎下血、尿血、鼻衄等出血性疾病, 效果很好。

三、生地—熟地

生地, 甘苦寒, 归心、肾、胃经; 清热凉血, 止血养阴。

[传统应用] 温热病热入营血。血热出血证。阴虚证。

[现代应用] 降血压, 镇静, 抗炎抗过敏, 强心利尿, 缓泻, 止血, 促肾上腺激素分泌, 抗癌, 调节免疫力, 降血糖。

熟地, 甘微温, 归肝、肾经; 补血, 补阴, 益精血。

[传统应用] 血虚证, 精血亏虚证, 肝肾阴虚证。

[现代应用] 治疗贫血, 强心, 降血糖, 促凝血, 增强免疫力。

[个人临床]

1. 生地 15g, 熟地 15g, 当归 10g, 川芎 10g, 白芍 15g, 治疗血虚偏热者。

2. 生地 10g, 熟地 15g, 杜仲 15g, 桑寄生 30g, 治疗胎动不安。

3. 生地 15g, 熟地 10g, 麦冬 15g, 石斛 15g, 当归 10g, 治疗阴血不足。

[按语] 生地黄、熟地黄的配伍应用治疗, 用于既有阴虚, 又有血虚证, 滋阴清热养血。熟地偏于养血滋阴, 生地偏于清热养阴。热盛者用生地, 血虚者用熟地, 阴血两虚, 生地加熟地。偏阴虚者生地用量较大于熟地; 偏血虚者, 熟

地用量偏大于生地。

四、淡竹叶—白茅根

淡竹叶,苦甘,微寒,归心、小肠、肺、胃经;清热生津,清心除烦,利尿。

[**传统应用**] 温热病气分热证,表热证,烦渴。心火盛者,心热下移小肠之热淋。

[**现代应用**] 抗菌,止血。

白茅根,甘寒,归脾、胃、膀胱经;凉血止血,清热利尿,清肺胃热。

[**传统应用**] 血热出血。热淋水肿、黄疸。胃热呕吐,肺热咳喘。

[**个人临床**]

1. 白茅根 30g,淡竹叶 10g,生地黄 30g,石膏 30g,治疗口腔溃疡、口腔炎。

2. 淡竹叶 10g,白茅根 30g,车前草 30g,甘草 10g,治疗急性膀胱炎。

3. 淡竹叶 10g,白茅根 30g,栀子 10g,甘草 10g,治疗无名血尿。

4. 淡竹叶 10g,白茅根 30g,射干 15g,苦杏仁 6g,藕节 15g,治疗肺热出血证。

5. 白茅根 30g,淡竹叶 10g,石膏 30g,金银花 30g,连翘 15g,治疗阴虚发热。

[**按语**] 淡竹叶、白茅根配伍治疗湿热尿血、咯血、吐血等出血症,有良好疗效;淡竹叶、白茅根配伍,治疗口腔溃疡特效。一小儿患者口腔溃疡两个多月,经多方治疗不愈,用淡竹叶 3g,白茅根 6g,大枣一枚,煎水代茶饮,两天愈合。

五、土茯苓—秦皮

土茯苓,甘、淡、微寒,归肝、胃经;清热解毒利湿。

[**传统应用**] 痈肿疮毒。淋浊带下。湿疹瘙痒。

[**现代应用**] 利尿镇痛,抑菌抗炎,抗癌,抗心肌缺血。

秦皮,苦寒,归大肠、肝、胆经;清热燥湿,清肝明目,清热解毒。

[**传统应用**] 湿热痢疾、湿热带下。肝热目疾。

[**现代应用**] 抗菌,止咳定喘,促尿酸排泄,解痉,保肝利尿,镇痛镇静,抗惊厥,抗肿瘤。

[**个人临床**]

1. 土茯苓 30g,秦皮 15g,川牛膝 15g,木瓜 15g,黄柏 15g,治疗痛风。

2. 土茯苓 30g,秦皮 15g,车前草 15g,白术 15g,治疗蛋白尿、管型尿。

3. 土茯苓 30g,秦皮 15g,金银花 30g,连翘 15g,治疗过敏性皮炎。

4. 土茯苓 30g,秦皮 15g,生地 15g,蛇床子 30g,治疗荨麻疹。

[**按语**] 土茯苓和秦皮配伍,适度加减,治疗多种皮肤疾病,尤其是过敏性皮炎,效果显著。土茯苓、秦皮治疗蛋白尿,尤其是治疗管型尿,一起使用频率较高,疗效较好。一病患,慢性肾炎,蛋白尿、管型尿,用土茯苓、秦皮、六月雪等配伍服用一月,蛋白、管型消失,精神改善。

六、白花蛇舌草—败酱草

白花蛇舌草,微苦寒,归胃、大肠、小肠经;清热解毒,利湿通淋。

[**传统应用**] 疮疡肿毒,咽喉肿痛,毒蛇咬伤。热淋涩痛。

[**现代应用**] 增强免疫力,增强网状细胞、白细胞吞噬能力,抗菌抗炎,抗癌细胞,镇静,保肝利胆,抑菌,杀精。

败酱草,辛、微寒,归大肠、胃、肝经;清热解毒,活血止痛。

[**传统应用**] 热毒疮痈。瘀滞腹痛。

[**现代应用**] 广谱抑菌、抗病毒,保肝利胆,促进细胞再生,改善肝功能,镇静镇痛,大剂量使用时降低白细胞数量。

[**个人临床**]

1. 白花蛇舌草 30g,败酱草 30g,金银花 30g,蒲公英 30g,治疗急性疮疡肿痛。

2. 白花蛇舌草 30g,败酱草 30g,苦参 15g,山慈菇 10g,抗肿瘤。

3. 白花蛇舌草 30g,败酱草 30g,黄柏 15g,浙贝母 10g,治疗前列腺炎。

4. 白花蛇舌草 30g,败酱草 30g,射干 15g,玄参 15g,治疗急性扁桃体炎。

[**按语**] 白花蛇舌草、败酱草均有清热解毒、消疮利湿作用,两者配伍应用,提高解毒抗炎力量,凡恶性肿瘤,均可将白花蛇舌草、败酱草同时使用,具有抗癌、抑菌抗病毒作用,还可提高免疫力,解毒而不伤正,效果更优。

七、夏枯草—决明子

夏枯草,辛、苦、寒,归肝经;清除肝火,解毒散结。

[**传统应用**] 肝火上炎。热毒疮痈。

[**现代应用**] 降血压,免疫抑制作用,抑菌抗病毒,抗肿瘤,降血糖。

决明子,甘、微寒,归肝、大肠经;清肝明目,缓下通便。

[**传统应用**] 目疾诸症。肠燥便秘。

[**现代应用**] 致泻,降血压、降血脂,抗血小板凝聚,利尿,保肝,免疫调节,抗肿瘤。

[个人临床]

1. 夏枯草 30g,决明子 20g,治疗妊娠高血压。

2. 夏枯草 30g,白芥子 10g,浙贝母 10g,治疗甲状腺结节。

3. 夏枯草 30g,决明子 15g,菊花 15g,治疗甲状腺功能亢进突眼。

4. 夏枯草 30g,决明子 20g,茵陈 30g,治疗病毒性肝炎。

5. 夏枯草 30g,决明子 10g,玄参 15g,蜈蚣 2 条,治疗颈淋巴结核。

[按语] 夏枯草、决明子有良好的降血压、降血脂作用,又有免疫调节作用,可用于治疗高血压、高脂血症、免疫性甲状腺炎、甲状腺功能亢进及甲状腺功能亢进突眼。夏枯草、决明子对于妊娠期高血压的治疗,疗效可靠。用夏枯草 30g、决明子 20g,治疗一例妊娠高血压,代茶饮,安全有效。

八、乳香—没药

乳香,归肝、心、脾经;活血理气止痛,消肿生肌。

[传统应用] 血瘀气滞诸痛症。跌打损伤。疮痈肿痛。

[现代应用] 镇痛,抗炎,促进炎性渗出物的排泄和吸收,促进伤口愈合,保护胃黏膜,免疫抑制,抗肿瘤,抗早孕。

没药,辛、苦,归心、脾经;活血止痛,消肿生肌。

[传统应用] 跌打损伤,疮疡痈肿,生肌。

[现代应用] 降低血黏度,镇痛,抗炎,降血脂,抗血栓。

[个人临床]

1. 制乳没各 10g,研末,高温消毒,外用,治疗疮疡久不收口,褥疮。

2. 制乳没各 10g,当归 15g,制川乌 10g,治疗风湿痹痛。

3. 制乳没各 10g,当归 15g,白芍 15g,延胡索 30g,治疗血瘀痛经。

4. 制乳没各 6g,当归 15g,三七 10g,木香 10g,治疗胃溃疡,糜烂。

5. 制乳没各 6g,白芷 15g,金银花 30g,蒲公英 30g,治疗疮痈肿痛。

[按语] 制乳香、制没药治疗瘀血性疼痛,有较好的疗效。又名海浮散,对于疮疡久不收口、褥疮等,疗效较好。加味治疗风湿痹痛效果显著。曾治一例褥疮,用海浮散,一周即愈。近来治一例外伤,创面大,需要植皮者,用海浮散治疗,一月余痊愈。

九、射干—石菖蒲—郁金

射干,苦寒,归肺经;清热解毒,祛痰利咽。

[传统应用] 咽喉肿痛。痰盛咳喘。

[现代应用] 抗菌抗炎、解热止痛、利尿、抗病毒。

石菖蒲,归心、脾经;开窍醒神,散寒止痛。

[传统应用] 闭证神昏,胸腹冷痛。

[现代应用] 抗血栓,保护心肌,促溃疡创面愈合。

郁金,辛、苦、寒,归肝、心经;活血止痛,清心凉血,利胆退黄。

[传统应用] 气滞血瘀之胸痹腹痛。热病神昏、痰壅。吐血、衄血、尿血、血淋。

[现代应用] 保肝,促进肝细胞再生,降血脂,抑制肝细胞纤维化,抑制肝脏毒性病变,利胆。促进胃酸和十二指肠液分泌,降血糖,抑菌,抗早孕。

[个人临床]

1. 射干 15g,石菖蒲 15g,郁金 15g,黄芪 30g,当归 15g,治疗脑卒中,吞咽呛水症,疗效好。

2. 射干 15g,石菖蒲 15g,郁金 15g,桔梗 10g,治疗慢性咽炎。

3. 射干 15g,石菖蒲 15g,郁金 15g,浙贝母 10g,治疗中风,语言不利。

4. 射干 15g,石菖蒲 15g,郁金 15g,薄荷 6g,治疗抑郁症。

5. 射干 15g,石菖蒲 15g,郁金 15g,甘松 15g,治疗心脏神经官能症。

6. 射干 10g,石菖蒲 15g,郁金 15g,酸枣仁 30g,治疗浅睡性失眠。

7. 射干 15g,石菖蒲 15g,郁金 15g,苍术 15g,治疗头晕失眠。

[按语] 射干、石菖蒲、郁金,搭配使用治疗中风、吞咽呛水效果确切,随症配伍治疗窍道疾病、神经精神疾病,有一定疗效,尤其对于抑郁症、失眠等,疗效显著。中风病人吞咽困难、呛水,要用益气开窍、解痉法治疗,射干、石菖蒲、郁金、黄芪,具有解痉益气之功。

十、虎杖—田基黄—茵陈

虎杖,微苦,性微寒,归肝、胆、肺经;利湿退黄,清热解毒,散瘀止痛。

[传统应用] 湿热黄疸。烫火伤,痈肿疮毒,毒蛇咬伤。闭经痛经。癥瘕,跌打损伤,风湿痹证。肺热咳嗽。

[现代应用] 强心,降血脂,抗血栓,降血糖,抑制肿瘤,解热镇痛,镇咳定喘,促进烫伤愈合。

田基黄,淡微寒,归肝、胆经;清热利湿解毒,消肿止痛。

[传统应用] 湿热黄疸。痈肿疮疡。跌打损伤。

[现代应用] 保肝,抗痛风,抗病毒抑菌,抗肿瘤,抗乙肝病毒。

茵陈,苦、辛、微寒,归肝、胆经;利湿退黄,清热解毒。

[传统应用] 黄疸、湿疹瘙痒。

[现代应用] 利胆保肝,解热镇痛,抗炎,降血脂,降血压。抑制病毒,利

尿,平喘,与栀子同用于利胆,有协同作用。

［**个人临床**］

1. 虎杖 15g,田基黄 15g,茵陈 30g,利胆退黄,抗乙肝病毒。

2. 虎杖 15g,田基黄 15g,茵陈 30g,川楝子 10g,治疗胆囊炎。

3. 虎杖 15g,田基黄 15g,茵陈 30g,金钱草 30g,治疗胆结石。

［**按语**］ 虎杖、田基黄、茵陈配伍应用,治疗肝胆疾病疗效明显,对于乙肝病毒有明显转阴作用,已有多例实践证明,脾虚者加白术 15g,附片 6g,寒热兼顾,疗效明显。

第二章 方剂述要

第一节 成方述要

一、生脉饮

组成：人参 10g，麦冬 15g，五味子 10g。

功用：益气生津，敛阴止汗。

[个人临床]

1. 太子参 15g，麦冬 15g，五味子 10g，治疗气阴两虚心悸。

2. 太子参 15g，麦冬 15g，五味子 10g，炒苦杏仁 6g，治疗气阴虚咳嗽。

3. 太子参 15g，麦冬 15g，五味子 15g，炙麻黄 6g，附子 10g，治疗气阴虚低血压。

4. 太子参 15g，麦冬 15g，五味子 10g，酸枣仁 30g，生龙、牡各 30g，治疗心律不齐。

5. 太子参 15g，麦冬 15g，五味子 10g，人参 10g，干姜 10g，治疗呼吸衰竭。

[按语] 生脉饮为益气养阴代表方之一，临床应用较为常见，既有防暑解暑，养心益肺，治疗咳喘短气，改善心肺功能，调节心率作用，又具升高血压，抗癌，抗突变作用。注：阳虚者忌用。

二、炙甘草汤(复脉汤)

组成：炙甘草 15g，生姜 15g，人参 10g，生地黄 15g，桂枝 6g，阿胶 10g，麦冬 15g，麻仁 15g，大枣 15g。

功用：益气滋阴，补血复脉。

[个人临床]

1. 炙甘草汤加苦参 10g，酸枣仁 30g，甘松 15g，治疗心律失常，如期前收缩、房颤。

2. 炙甘草汤加鹿角胶 6g,仙鹤草 30g,治疗贫血。

3. 炙甘草汤加龟板 30g,治疗帕金森病。

4. 炙甘草汤加丹参 30g,干姜 10g,治疗冠心病,心绞痛。

5. 炙甘草汤加夏枯草 30g,玄参 15g,治疗甲状腺功能亢进。

[按语] 炙甘草汤出自《伤寒论》,是治疗心动悸、脉结代的代表方。而今用于冠心病、心绞痛、心肌梗死、心律失常、心脏期前收缩、心动过缓等,随症加减,疗效可靠。我用炙甘草汤加龟板治疗肢体震颤、帕金森病等,有较好疗效。

三、八珍汤

组成:当归 15g,川芎 10g,白芍 30g,熟地 30g,人参 10g,白术 15g,茯苓 15g,甘草 6g,水煎服。

功用:补气养血。

[个人临床]

1. 八珍汤加阿胶 10g,治疗气血虚,贫血。

2. 八珍汤加阿胶 10g,艾叶 5g,治疗气血虚,崩漏。

3. 八珍汤加阿胶 10g,杜仲 15g,川续断 15g,治疗孕妇子宫收缩。

4. 八珍汤加猫爪草 30g,阿胶 10g,肿瘤化疗后扶正气。

5. 八珍汤加补骨脂 10g,阿胶 10g,治疗白细胞减少症。

6. 八珍汤加仙茅 15g,淫羊藿 15g,紫河车 6g,治疗更年期综合征。

[按语] 八珍汤补气养血,治疗气血两虚病症,疗效可靠,凡气血不足之临床各种相关病症,适当加减,均可选用。用于贫血、崩漏、心悸、保胎等,范围广泛。我用此方加减治疗气血不足之更年期综合征,效果可靠。

四、金匮肾气丸

组成:干地黄 15g,山药 30g,山萸肉 15g,泽泻 15g,茯苓 15g,丹皮 10g,桂枝 6g,附子 6g。

功用:温补肾阳。

[个人临床]

1. 肾气丸加白芥子 10g,治疗甲状腺功能减退。

2. 肾气丸加蛤蚧 1 对,炙麻黄 6g,治疗慢性阻塞性肺气肿。

3. 肾气丸加浙贝母 15g,当归 15g,苦参 10g,治疗前列腺肥大,降低前列腺特异性抗原含量。

4. 肾气丸加金樱子 30g,盐橘核 15g,肉桂 1g(冲服),治疗老年性尿失禁,夜尿频。

5. 肾气丸加仙茅 15g,淫羊藿 15g,紫河车 6g,治疗不孕症。

6. 肾气丸加炙麻黄6g，蜈蚣2条，鹿角胶6g，治疗阳痿。

[**按语**] 肾气丸为温补肾阳祖方，治疗肾阳不足之临床各种病症，适度加减，疗效可靠，治疗泌尿、生殖系统病变为特长，降低前列腺特异性抗原含量疗效显著。

五、天王补心丹

组成：生地黄30g，人参10g，丹参15g，茯苓30g，五味子10g，远志10g，当归15g，天冬15g，麦冬15g，柏子仁15g，酸枣仁30g，玄参15g，桔梗6g。

功用：滋阴养血，补心安神。

[**个人临床**]

1. 补心丹加苦参10g，甘松15g，治疗心律失常。

2. 补心丹加石菖蒲15g，郁金15g，治疗抑郁症。

3. 补心丹加三七6g，治疗冠心病。

4. 补心丹加板蓝根30g，金银花30g，治疗病毒性心肌炎。

5. 补心丹加鬼箭羽30g，乌梅30g，治疗糖尿病。

6. 补心丹加紫河车6g，仙茅、淫羊藿各15g，治疗更年期综合征。

[**按语**] 天王补心丹滋阴养血，补心安神，用于治疗阴血不足之临床各种病症，适当加减，疗效可靠。我用于治疗冠心病、心律失常、失眠、焦虑症等心神疾病，效果显著。

六、玉屏风散

组成：黄芪15g，防风10g，白术15g。

功用：益气固表止汗。

[**个人临床**]

1. 玉屏风散预防治疗习惯性感冒、慢性喘息性支气管炎等呼吸系统疾病。

2. 玉屏风散加苍耳子10g，白芷15g，辛夷15g，治疗过敏性鼻炎。

3. 玉屏风散加五味子10g，山萸肉15g，治疗气虚自汗症。

4. 玉屏风散加丹参15g，六月雪30g，治疗慢性肾炎。

5. 玉屏风散加蜈蚣3条，蛇床子30g，治疗慢性湿疹。

6. 玉屏风散加茵陈10g，生姜1片，大枣1个，煎水茶饮，预防感冒，也可用于新型冠状病毒肺炎预防。

[**按语**] 玉屏风散是补气固表的有效方剂，用于治疗气虚自汗、习惯性感冒、过敏性鼻炎、慢性支气管炎等有一定疗效，尤其对于免疫力低下的慢性疾病更为合适。我用此方治疗慢性支气管炎患者，立秋开始服用，每天3g，连续

服到立春,没有再复发呼吸道疾病。玉屏风散加茵陈茶饮,预防呼吸道传染病。

⌘⌘ 七、桃花汤 ⌘⌘

组成:赤石脂10g,干姜6g,粳米10g。

功用:温肾涩肠止泻。

[个人临床]

1. 桃花汤加石榴皮15g,肉豆蔻10g,治疗慢性结肠炎、慢性溃疡性结肠炎。

2. 桃花汤加地榆30g,木香10g,乌药15g,治疗溃疡性直肠炎。

3. 桃花汤加地榆30g,败酱草30g,治疗放射性直肠炎。

4. 桃花汤加马齿苋30g,治疗慢性休息痢。

[按语]　桃花汤出自《伤寒论》,治疗虚寒下利、下血的疾病,药味少,疗效显著。桃花汤用药要点是:赤石脂一半入煎水,一半研末冲服,全部入煎剂,效果不佳。我用该方是取1g冲服,9g入煎剂,疗效好,病人也能接受。对于药物性腹泻、肠功能紊乱腹泻、慢性结肠炎腹泻、慢性痢疾腹泻等疗效可靠。

⌘⌘ 八、血府逐瘀汤 ⌘⌘

组成:桃仁10g,红花15g,当归15g,生地黄15g,川芎10g,赤芍30g,半夏15g,桔梗6g,柴胡6g,枳壳15g,甘草6g。

用法:水煎服。

功用:活血化瘀,行气止痛。

[个人临床]

1. 血府逐瘀汤加水蛭15g,甘松15g,治疗气滞血瘀型冠心病、高血压、高脂血症。

2. 血府逐瘀汤加射干15g,石菖蒲15g,郁金15g,治疗脑梗后遗症呛水。

3. 血府逐瘀汤加小麦30g,山萸肉30g,治疗自主神经功能紊乱(半身冷、半身热、半身汗出)。

4. 血府逐瘀汤治疗灯笼病(胸中燥热),疗效独特。

5. 血府逐瘀汤加栀子15g,淡豆豉10g,酸枣仁30g,治疗神经性失眠。

6. 血府逐瘀汤加石菖蒲15g,郁金15g,治疗抑郁症。

[按语]　血府逐瘀汤是治疗气滞血瘀一类病症的良方,尤其治疗心脑血管系统、神经系统病变更为重要,如冠心病、脑卒中后遗症、高血压等。我用此方治疗灯笼病、自主神经功能紊乱,效果可靠。一例灯笼病一周治愈。一例神经功能紊乱,半身冷,半身热者,三天见效,十天痊愈。对精神心理性疾病也有较

好的调节作用。

九、补阳还五汤

组成:黄芪 30g,当归 15g,赤芍 10g,地龙 15g,川芎 10g,红花 15g,桃仁 10g。

用法:水煎服。

功用:补气活血通络。

[个人临床]

1. 补阳还五汤加水蛭 15g,鸡血藤 30g,治疗中风偏瘫。

2. 补阳还五汤加夏枯草 30g,天麻 15g,治疗高血压。

3. 补阳还五汤加决明子 15g,山楂 15g,治疗高脂血症。

4. 补阳还五汤加白芥子 10g,治疗动脉硬化斑块。

5. 补阳还五汤加甘松 15g,三七 6g,治疗冠心病。

6. 补阳还五汤加益智仁 15g,石菖蒲 15g,治疗脑萎缩、老年痴呆。

7. 补阳还五汤加泽泻 30g,杜仲 15g,桑寄生 30g,治疗腰腿痛。

[按语] 补阳还五汤重在补气,补足亏虚之五成元气。加活瘀之药,气推血行,循环正常,脑功能得到改善,中风后遗症会得到不同程度的康复。现在用来治疗高血压、高脂血症、动脉硬化斑块等,都取得了较好的疗效。

十、温经汤

组成:吴茱萸 3g,当归 15g,川芎 10g,人参 6g,白芍 30g,桂枝 6g,阿胶 10g,丹皮 10g,甘草 10g,半夏 10g,麦冬 15g,生姜 15g,水煎服。

功效:温经散寒,养血、祛瘀。

[个人临床]

1. 温经汤加乌药 15g,治疗不孕、宫寒。

2. 温经汤加艾叶 10g,地榆 30g,治疗崩漏。

3. 温经汤加延胡索 15g,炒酸枣仁 30g,治疗痛经。

4. 温经汤加浙贝母 10g,薏苡仁 30g,皂角刺 15g,治疗子宫肌瘤、子宫腺肌病。

5. 温经汤加紫河车 6g,山茱萸 15g,治疗更年期综合征。

[按语] 温经汤是妇科良方,凡冲任虚寒之妇科病症,即可用此方为基础方加减,月经不调、痛经、子宫腺肌病等用之有效。我用温经汤治疗不孕症是在 1980 年,老家一盲女,28 岁,婚后多年不孕,用温经汤原方治疗,两月后怀孕,足月生子,对此方印象特别深刻。

❦❦ 十一、当归贝母苦参丸 ❦❦

组成:当归 15g,浙贝母 10g,苦参 10g。

功效:养血开郁,通利小便。

[个人临床]

1. 当归贝母苦参丸加砂仁 10g,桑寄生 30g,治疗妊娠小便不利。

2. 当归贝母苦参丸加炒王不留行 30g,盐橘核 15g,治疗前列腺肥大。

3. 当归贝母苦参丸加薏苡仁 30g,白芥子 10g,治疗子宫颈腺囊肿。

[**按语**] 当归贝母苦参丸出自张仲景《金匮要略》,为妊娠小便难、饮食如故病症而设。妊娠小便难,多在于妊娠中、晚期,胎儿渐渐长大,膀胱受压,尿道括约肌功能受限制,导致小便困难。养胎者血也,故张仲景用当归养血润燥;小便不利者,开合失司,浙贝母解郁通结、窍道开也;产前多热,下焦郁热,苦参清其热,利其窍,行其水,三管齐下,妊娠妇人之小便畅也。另外加竹叶 5g,通利小便,疗效更好。关于本方的临床应用比较少,我用本方治疗男子前列腺炎、前列腺肥大、前列腺癌相关抗体升高,子宫颈腺囊肿等均有显著效果。

❦❦ 十二、四逆散 ❦❦

组成:柴胡 10g,白芍 30g,枳实 15g,甘草 10g,水煎服。

功用:透邪解郁,疏肝理脾。

[个人临床]

1. 四逆散加川楝子 10g,延胡索 15g,金钱草 15g,治疗胆结石、胆囊炎。

2. 四逆散加蒲公英 30g,吴茱萸 3g,乌贼骨 30g,治疗慢性胃炎。

3. 四逆散加瓜蒌 10g,治疗小儿习惯性便秘。

4. 四逆散加桃仁 10g,红花 15g,治疗月经不调,痛经。

[**按语**] 四逆散是张仲景《伤寒论》中为少阴病四逆证而设的专方,治疗范围很广泛,比如心悸咳嗽、小便不利、腹中疼痛、泄利下重等。现在临床应用范围很广,如用治低血压、肝胆疾病、消化性溃疡等均有较好疗效。

我用四逆散治疗便秘是 30 年前的事,女儿 2 岁便秘,经多位名医治疗不愈。有一天下午到中医学院,与儿科杜老师聊天,谈及女儿便秘不愈,杜老师脱口而出,“用四逆散一治就好”,随手写处方:柴胡 5g,枳实 5g,白芍 5g,甘草 5g,水煎服。回家后急忙煎药,口服一剂即便下顺利,3 剂后真的排便正常。后来我就用这一处方为很多小儿解决了便秘的问题,每当此时,就想起杜老师教我的这一招,很是感谢。

十三、半夏泻心汤

组成:半夏 10g,黄芩 10g,干姜 10g,人参 10g,炙甘草 10g,黄连 6g,大枣 15g。

功用:和胃降逆,散结除痞。

[个人临床]

1. 半夏泻心汤加吴茱萸 3g,乌贼骨 30g,治疗慢性胃炎。
2. 半夏泻心汤加地榆 15g,石榴皮 15g,治疗慢性结肠炎。
3. 半夏泻心汤加淡竹叶 10g,白茅根 30g,治疗复发性口疮。
4. 半夏泻心汤加土茯苓 30g,乌梅 15g,治疗白塞综合征。
5. 半夏泻心汤加当归 15g,地骨皮 30g,治疗红斑狼疮。

[按语] 半夏泻心汤出自张仲景《伤寒论》,为治疗胃气不和、心下痞满证而设。该方具有良好的胃黏膜保护和修复作用,还有很好的体液免疫增强作用,所以除了传统应用于胃、十二指肠、结肠等消化系统疾病之外,还用于免疫疾病的治疗。北京名医郭士魁老先生介绍,用此方治疗白塞综合征,临床效果确实很好。我用此方治疗红斑狼疮、过敏性皮炎等也收到较好疗效。

十四、左金丸

组成:黄连 6g,吴茱萸 3g。

功用:清肝泻火,降逆止呕。

[个人临床]

1. 左金丸加乌贼骨 30g,蒲公英 30g,治疗慢性胃炎。
2. 左金丸加三七 10g,白及 15g,治疗胃溃疡。
3. 左金丸加浙贝母 10g,薏苡仁 30g,皂角刺 15g,治疗胃、肠道息肉。
4. 左金丸加川楝子 10g,延胡索 30g,金钱草 30g,治疗胆结石。
5. 左金丸加茵陈 30g,柴胡 10g,延胡索 15g,治疗慢性肝炎。

[按语] 左金丸清肝泻火、降逆止呕,治疗肝火犯胃所致的慢性胃炎、慢性胆囊炎、胆石症等消化性疾病,有显著疗效。尤其是治疗反流性胃炎反酸吞酸,抗酸作用明显,加用乌贼骨,抗酸作用增强,或乌贼骨、煅瓦楞同用,抗酸效果最强。

十五、葶苈大枣泻肺汤

组成:葶苈子 10g,大枣 30g。

功用:泻肺利水,下气平喘。

[个人临床]

1. 葶苈大枣泻肺汤加炙麻黄 6g,细辛 3g,五味子 10g,治疗咳喘。

2. 葶苈大枣泻肺汤加黄芪 30g,车前子 30g,泽泻 30g,治疗慢性心衰。

3. 葶苈大枣泻肺汤原方治疗过敏性鼻炎,有疗效。

4. 葶苈大枣泻肺汤加桑白皮 15g,白芥子 10g,红花 30g,治疗心包积液。

5. 葶苈大枣泻肺汤加独活 15g,羌活 15g,桑寄生 15g,治疗关节腔积液。

[按语] 葶苈大枣泻肺汤出自张仲景《金匮要略》,用于治疗痰涎壅盛及咳喘,泻肺水,定咳喘。临床应用于痰涎壅盛、质稀清淡者为宜,效果显著。我用此方治疗心包积液、胸腔积液、关节腔积液,随症加减,效果良好。用原方治疗一例过敏性鼻炎,鼻流涕清如雨下,连用五剂,病情控制良好,改用玉屏风散善后。由此看来,葶苈大枣泻肺汤有良好的利水渗湿和抗过敏作用,对于清稀饮邪有独特疗效。由此想到,2019 年新冠肺炎,由于细胞因子风暴,导致肺内大量分泌物壅塞气道,致使患者病情突然加重,呼吸循环衰竭而死亡,可以考虑使用葶苈大枣泻肺汤加人参干姜细辛五味子,益气温肺化饮,再通气道,力挽狂澜于既倒,非为不可。

十六、当归补血汤

组成:黄芪 30g,当归 6g。

功用:补气养血。

[个人临床]

1. 当归补血汤加阿胶 10g,陈皮 10g,治疗贫血。

2. 当归补血汤加地榆 30g,陈皮 10g,治疗白细胞减少症。

3. 当归补血汤加阿胶 10g,补骨脂 10g,仙鹤草 30g,治疗血小板减少症。

[按语] 当归补血汤,主要是以黄芪补气为主,当归养血为辅,共奏补气养血之功。在临床应用多有加味。一例病人患肾性贫血,河南医科大学一位教授开黄芪 60g,当归 10g,每日一剂,连服两个月。其间病人来咨询,服药后腹胀纳差,难以坚持用药,我给出了办法,加陈皮 10g,行气健脾,促进药物吸收,改善肠胃功能。经这么一改,病人能够接受继续服药,贫血得到纠正,这个处方也反馈到老教授那里。后来,原方改为黄芪 60g,当归 10g,陈皮 10g,固定通用,并命名为新加当归补血汤。

十七、麻黄附子细辛汤

组成:麻黄 5~10g,细辛 3~6g,附子 6~10g。

功用:温里透表退热。

[个人临床]

1. 加羌活 15g,独活 15g,当归 15g,治疗风湿性关节炎、类风湿关节炎。

2. 加薤白 10g,桂枝 10g,甘松 15g,葶苈子 15g,治疗慢性心功能衰竭。

3. 加桂枝 10g,干姜 10g,木香 6g,麦冬 15g,五味子 10g,治疗病态窦房结综合征。

4. 加苍耳子 10g,白芷 15g,香附子 10g,辛夷 15g,治疗慢性鼻炎、鼻窦炎。

5. 加蔓荆子 30g,白芷 15g,川芎 15g,蜈蚣 2 条,治疗阳虚头痛、神经血管性头痛。

[按语] 麻黄附子细辛汤为仲景方药,治疗阳虚外寒。我用此方适度加减,用于治疗关节病、慢性鼻炎、慢性鼻窦炎、血管神经性头痛,有显著疗效,尤其是夜半头痛者,效果更突出。

十八、麻杏石甘汤

组成:麻黄 5~10g,杏仁 5~10g,甘草 6~10g,石膏 15~30g。

功用:辛凉宣泄,清肺平喘。

[个人临床]

1. 加金银花 30g,连翘 15g,治疗流行性感冒(风热)。

2. 加竹茹 30g,前胡 15g,射干 15g,治疗上呼吸道感染。

3. 加金银花 30g,连翘 15g,桔梗 10g,治疗急性支气管炎。

4. 加金银花 30g,连翘 15g,金荞麦 30g,羚羊粉 2g(冲服),治疗急性肺炎。

5. 加白果 10g,地龙 10g,细辛 3g,川厚朴 15g,治疗急性支气管哮喘。

6. 加丹皮 10g,生地 15g,紫草 10g,荆芥 6g,僵蚕 6g,浮萍 10g,治疗麻疹合并肺炎。

7. 加竹叶 10g,白茅根 30g,橘核仁 15g,治疗急性膀胱炎。

8. 加葶苈子 15g,鱼腥草 30g,细辛 3g,甘松 15g,治疗肺心病。

9. 加炒苍耳子 10g,白芷 15g,香附子 15g,川芎 15g,治疗慢性鼻窦炎。

10. 加泽泻 30g,肉桂 5g,茯苓 30g,白术 15g,治疗水肿(上热下寒)。

[按语] 麻杏石甘汤出自仲景《伤寒论》,为肺热咳喘而设,治疗急性肺炎有效。我用此方加减治疗膀胱炎、鼻窦炎,上热下寒水肿,收到较好疗效。

十九、槐角丸

组成:槐角 15g,防风 15g,地榆 30g,当归 10g,黄芪 10g,枳壳 10g。

功用:清肠止血,疏风利气。

[个人临床]

1. 槐角丸治疗出血性内痔。

2. 槐角丸加三七 10g,治疗血栓性外痔。

3. 槐角丸加白芍 30g,制乳没各 10g,治疗肛裂。

4. 槐角丸加马齿苋 30g,石榴皮 15g,治疗慢性溃疡性结肠炎。

5. 槐角丸加火麻仁 30g,肉苁蓉 30g,治疗老年性便秘。

6. 槐角丸加淡竹叶 10g,白茅根 30g,治疗口腔溃疡。

7. 槐角丸加黄芪 30g,升麻 15g,治疗脱肛。

[按语] 槐角丸为肠风下血、痔疮、脱肛而设。对于痔疮、肛裂、脱肛等有一定疗效,适当加减变化,又可治疗口腔溃疡、急性肠炎等疾病,其根本在于祛风清热解毒。

二十、苍耳子散

组成:辛夷 15g,炒苍耳子 10g,白芷 10g,薄荷 3g,生葱引。

功用:祛风通窍。

[个人临床]

1. 苍耳子散加川芎 15g,蔓荆子 30g,治疗急、慢性鼻窦炎。

2. 苍耳子散加乌梅 15g,甘草 10g,羌活 15g,治疗急、慢性过敏性鼻炎。

3. 苍耳子散加乌梅 15g,浙贝母 10g,皂角刺 15g,治疗鼻息肉。

4. 苍耳子散加白茅根 30g,藕节 30g,治疗鼻衄。

5. 苍耳子散加射干 15g,桔梗 10g,治疗慢性咽炎。

6. 苍耳子散加石菖蒲 15g,郁金 15g,治疗中耳炎、耳鸣、耳聋。

[按语] 苍耳子散原为鼻渊、头痛而设,后加减变化,不仅治疗鼻渊,还可以治疗过敏性鼻炎,鼻息肉,急性鼻炎,鼻炎引起的头痛、头晕等,疗效显著。读大学时,蔡福养教授讲耳鼻喉科课程,凡耳鼻喉病,皆可用苍耳子散加减治疗。蔡教授还配有相关制剂,验之于临床,疗效突出,人称蔡教授为"苍耳子散教授",可见苍耳子散临床应用的广泛性和疗效的可靠性。我用苍耳子散加乌梅、浙贝母等治疗鼻息肉,多一周可消。一病例,女,16 岁,鼻息肉,拒绝手术治疗,服中药一周复诊,鼻气息畅通,息肉消除,我也觉得不可思议。

二十一、茵陈蒿汤

组成:茵陈 30g,栀子 10g,大黄 10g。

功用:清热利湿,退黄。

[个人临床]

1. 茵陈蒿汤加田基黄 15g,虎杖 15g,治疗急性黄疸型肝炎。

2. 茵陈蒿汤加苦参 10g,治疗病毒性肝炎。

3. 茵陈蒿汤加川楝子 10g,延胡索 15g,金钱草 30g,治疗胆结石、肝胆管结石。

4. 茵陈蒿汤,治疗崩漏。

5. 茵陈蒿汤加薄荷 6g,菊花 10g,治疗急性病毒性结膜炎。

6. 茵陈蒿汤去大黄加土茯苓 30g,桑寄生 30g,治疗孕妇血清抗 A、抗 B 效价高者。

[按语] 茵陈蒿汤为湿热黄疸而设,茵陈当重用,一般可用到 30~180g,退黄作用更加显著。1980 年在河南邓州市中医院见习,老中医袁西三用茵陈蒿汤治疗湿热型崩漏,效果可靠。适度加减,可用于其他证型崩漏的治疗,非常灵活。近年孕妇 O 型血清抗 A、抗 B 效价高者,用茵陈蒿汤去大黄,加土茯苓 15g,桑寄生 30g,杜仲 15g,疗效明显,指标下降。

二十二、四妙散

组成:苍术 15g,黄柏 15g,薏苡仁 30g,怀牛膝 15g,水煎服。

功用:清热利湿。

[个人临床]

1. 四妙散加土茯苓 30g,泽泻 30g,治疗痛风。

2. 四妙散加忍冬藤 100g,三七 10g,治疗急性化脓性关节炎。

3. 四妙散加白芥子 10g,泽泻 30g,治疗关节腔积液。

4. 四妙散加黄芪 30g,当归 30g,熟地 15g,治疗风湿性关节炎。

5. 四妙散加地龙 15g,水蛭 15g,黄芪 30g,治疗下肢静脉血栓形成。

6. 四妙散加白芍 30g,木瓜 30g,淫羊藿 15g,治疗下肢水肿抽筋。

[按语] 四妙散治疗下肢湿热、红肿热痛,效果显著,加忍冬藤疗效更好,忍冬藤用量 30~100g,治疗痛风疗效可靠,加外洗药治疗更好。外洗处方:大黄 30g,芒硝 30g,地榆 30g,三七 5g,川乌 15g,水煎外洗。

二十三、防己黄芪汤

组成:防己 30g,黄芪 30g,甘草 6g,白术 30g,水煎服。

功用:益气祛风,健脾利水。

[个人临床]

1. 防己黄芪汤加苍术 15g,薏苡仁 30g,治疗风湿痹证。

2. 防己黄芪汤加猪苓、泽泻各 30g,治疗下肢水肿。

3. 防己黄芪汤加白茅根 30g,土茯苓 30g,六月雪 30g,治疗慢性肾炎水肿。

4. 防己黄芪汤加丹参 30g,泽泻 15g,葶苈子 10g,治疗慢性心衰,下肢水肿。

5. 防己黄芪汤加杜仲 15g,桑寄生 30g,治疗妊娠下肢水肿。

6. 防己黄芪汤加制川乌 10g,炙麻黄 10g,治疗类风湿关节炎。

[按语] 防己黄芪汤益气健脾利水,作用温和,用于治疗各种慢性水肿,有

显著疗效。防己黄芪汤在使用中,初期1~2天内水肿不消,但随后水肿消除明显加快,持久而稳定,血不利化为水,可酌情加益母草,活血利水。

二十四、小陷胸汤

组成:黄连6g,半夏10g,瓜蒌30g。

功用:清热化痰,宽胸散结。

[个人临床]

1. 小陷胸汤加白术15g,乌贼骨30g,地榆15g,治疗胃及十二指肠溃疡。

2. 小陷胸汤加薏苡仁30g,浙贝母10g,莪术15g,治疗胃息肉。

3. 小陷胸汤加三子养亲汤(白芥子10g,苏子15g,炒莱菔子15g),治疗心包积液。

4. 小陷胸汤加桑白皮30g,猪苓30g,泽泻30g,水红花子30g,治疗癌性胸腔积液。

5. 小陷胸汤加川楝子10g,延胡索15g,鳖甲15g,治疗胆囊息肉。

[按语] 小陷胸汤,为小结胸而设,清热化痰,宽胸散结。本方加味,用于治疗心包积液、癌性胸腔积液、胃息肉、胆囊息肉等均有一定疗效,其根本在于清热邪、化痰饮作用。随着临床不断深入,该方的应用前景更加广阔。

二十五、半夏白术天麻汤

组成:半夏10g,天麻15g,茯苓15g,橘红10g,白术30g,甘草6g。

功用:燥湿化痰,平肝息风。

[个人临床]

1. 半夏白术天麻汤加泽泻30g,酸枣仁30g,治疗内耳性眩晕。

2. 半夏白术天麻汤加泽泻30g,酸枣仁30g,金钱草30g,治疗良性位置性眩晕。

3. 半夏白术天麻汤加蔓荆子30g,延胡索15g,川芎15g,治疗血管性头痛。

4. 半夏白术天麻汤加夏枯草30g,决明子15g,治疗高血压头痛。

5. 半夏白术天麻汤加酸枣仁30g,远志10g,夜交藤30g,治疗失眠。

6. 半夏白术天麻汤加葛根30g,白芍30g,治疗颈椎病。

[按语] 半夏白术天麻汤燥湿化痰,平肝息风,治疗痰湿眩晕、头痛呕吐等疾病,疗效显著。适度加减应用于治疗颈椎病、高血压、良性位置性眩晕等,效果肯定。我曾经两次患眩晕病,一次是颈椎性眩晕,一次是良性位置性眩晕,都是用半夏白术天麻汤为基础方加减,疗效之速不到一天,用药两小时后即有明显改善。

二十六、乌梅丸

组成:乌梅15g,细辛5g,干姜10g,黄连3g,当归10g,附子10g,蜀椒3g,桂枝3g,人参10g,黄柏10g。

功用:温脏安蛔。

[个人临床]

1. 乌梅丸治疗肠道蛔虫、胆道蛔虫。

2. 乌梅丸加赤石脂10g,石榴皮15g,治疗慢性结肠炎。

3. 乌梅丸加赤石脂10g,马齿苋30g,治疗休息痢。

4. 乌梅丸加穿山甲5g,苦参10g,浙贝母10g,治疗肠道多发息肉。

[按语] 乌梅丸是治疗寒热错杂、肠道蛔虫症的代表方,也是久泻久痢的有效治疗方剂。近年来用于治疗胆囊炎、胆道蛔虫等,疗效甚好。我用乌梅丸加减,治疗消化道息肉,以及镜下息肉切除术后预防复发,有一定疗效。

二十七、阳和汤

组成:熟地黄30g,肉桂3g,鹿角胶3g,炙麻黄3g,白芥子10g,姜炭10g,甘草10g。

功用:温阳补血,散寒通滞。

[个人临床]

1. 阳和汤治疗疮疡久不收口、肛瘘、腹壁瘘。

2. 阳和汤加橘核仁15g,小茴香5g,治疗慢性盆腔炎。

3. 阳和汤加制川乌10g,治疗类风湿关节炎。

4. 阳和汤加白花蛇舌草30g,败酱草30g,治疗慢性阑尾炎。

5. 阳和汤加浙贝母10g,当归10g,苦参10g,治疗慢性前列腺炎。

[按语] 阳和汤温阳补血,散寒通滞,为治疗阴疽、阳虚寒凝者而设置。凡阴疽漫肿无头,疮疡久溃不收,均可使用此方治疗。如慢性盆腔炎、慢性阑尾炎、慢性前列腺炎、类风湿关节炎,均可选用此方加减治疗。我用此方治疗节育术后腹壁瘘两例,均在半个月治愈,一例肛裂术后久治不愈者,用此方半个月而愈,疗效出奇得好。

二十八、止嗽散

组成:桔梗10g,荆芥10g,紫菀15g,百部10g,白前10g,甘草3g,陈皮10g。

功能:止咳化痰,疏表宣肺。

[个人临床]

1. 止嗽散,治疗慢性支气管炎。

2. 止嗽散加蝉蜕,治疗慢性咽炎。

[按语] 止嗽散是一首止咳良方,善于止咳化痰,疏表宣肺,用于治疗上呼吸道感染后一两个月咳嗽仍然不愈者。不伴有发热的咳嗽;伴有咽痒,属风邪未尽者用之,疗效很好。我曾经在中药房工作半年,配有止嗽散,用之临床,方便,廉价高效,深受好评。

二十九、藿香正气散

组成:大腹皮 30g,白芷 15g,紫苏 10g,茯苓 15g,半夏 10g,白术 10g,陈皮 10g,厚朴 15g,桔梗 10g,藿香 10g,甘草 3g。

功能:解表化湿,理气和中。

[个人临床]

1. 藿香正气丸治疗风寒湿邪,恶寒外感。
2. 藿香正气丸治疗风寒湿邪,急性肠胃炎。
3. 藿香正气丸治疗妊娠呕吐。
4. 藿香正气水治疗急性中暑。
5. 藿香正气丸治疗小儿外感伤食。
6. 藿香正气丸加乌贼骨 30g,延胡索 15g,治疗胃酸、十二指肠溃疡。

[按语] 藿香正气散为外感风寒湿邪所致的外感内伤疾病而设,外有风寒,内有湿邪,上为呕吐,下为泄利,中为腹胀,此方用之,效果良好。

三十、五苓散

组成:猪苓 30g,泽泻 30g,白术 15g,茯苓 30g,桂枝 10g。散剂,水煎服。

功用:利水渗湿,温阳化气。

[个人临床]

1. 五苓散加川牛膝 15g,治疗下肢水肿。
2. 五苓散加淡竹叶 10g,白茅根 15g,治疗口腔溃疡。
3. 五苓散加炒王不留行 30g,浙贝母 15g,治疗前列腺炎。
4. 五苓散加升麻 10g,桔梗 10g,治疗小便不利。
5. 五苓散加天麻 15g,川芎 15g,治疗眩晕。

[按语] 五苓散,利水渗湿,温阳化气,是治疗水湿内停的代表方剂之一,疗效肯定,适度加减,可治疗眩晕、前列腺炎、口腔溃疡等,有一定疗效。

三十一、苏叶黄连汤

组成:黄连 3g,苏叶 3g。

功效:清热化湿,和胃止呕。

[个人临床]

1. 黄连 3g,苏叶 3g,竹茹 15g,桑寄生 30g,砂仁 10g,治疗妊娠呕吐。

2. 黄连 3g,苏叶 3g,竹茹 3g,焦三仙各 15g,治疗胃热气逆,呕吐不食。

3. 黄连 3g,苏叶 3g,陈皮 10g,半夏 10g,厚朴 15g,治疗慢性胃炎。

4. 黄连 3g,苏叶 3g,附子 3g,干姜 3g,制大黄 10g,治疗慢性肾衰呕吐。

[按语] 黄连苏叶汤加味治疗妊娠呕吐、顽固性呕吐疗效显著,为临床常用方剂之一。用黄连苏叶汤治疗妊娠呕吐,应加补肾安胎之药,以免堕胎,应当慢慢饮之,不吐为效。治疗一例顽固性呕吐:一位老太太,80 岁,骨折卧床,呕恶不食,靠输液维持三个月,我用黄连 3g,苏叶 3g,竹茹 30g,焦三仙各 15g,3 剂药,水煎服,慢慢饮,次日可进食。

三十二、小青龙汤

组成:麻黄 3g,芍药 15g,细辛 3g,干姜 10g,甘草 10g,桂枝 3g,半夏 10g,五味子 10g。

功能:解表散寒,温肺化饮。

[个人临床]

1. 小青龙汤治疗支气管哮喘。

2. 小青龙汤加白芥子 10g,苏子 10g,炒莱菔子 10g,治疗胸腔积液。

3. 小青龙汤加苍耳子 10g,白芷 15g,治疗过敏性鼻炎。

[按语] 小青龙汤解表散寒,温肺化饮,止咳平喘,适于风寒客表水饮内停之咳喘、过敏性鼻炎等,效果显著,有明显的解痉、平喘、抗过敏作用,对于急性咳喘或慢性咳喘急性发作期用之最为合适,疗效速见。我用此方治疗过敏性疾病,尤其伴咳嗽者,每每取效。

三十三、三甲复脉汤

组成:炙麻黄 6g,干地黄 30g,麦冬 15g,阿胶 6g,生牡蛎 30g,鳖甲 30g,龟板 30g。

功效:滋阴复脉,潜阳息风。

[个人临床]

1. 三甲复脉汤加石菖蒲 10g,郁金 10g,治疗儿童多动症。

2. 三甲复脉汤加甘松 15g,苦参 10g,治疗心律不齐。

3. 三甲复脉汤加葛根 30g,酸枣仁 30g,治疗不宁腿综合征。

4. 三甲复脉汤加茯神 30g,益智仁 15g,治疗帕金森综合征。

[**按语**] 三甲复脉汤原治温病热深厥甚、耗伤真阴动风。我用此方治疗心律不齐、不宁腿综合征、帕金森病、儿童多动症等都有较好案例。某老先生,发作时头身抽动、头仰、牙齿打战为主要表现,用此方三剂,复诊时说服药三个小时之后,病状突然停止,恢复正常。通过临床观察,该方中龟板是必用药物,缺如则疗效甚差,而且龟板要用正规药品,不能用饭店废弃的龟板,用之则无效。我认为是龟板中所含特殊成分,有镇静和解痉作用。

三十四、止痛如神汤

组成:秦艽 15g,桃仁 10g,皂角子 10g,苍术 15g,防风 15g,黄柏 15g,当归尾 30g,泽泻 30g,槟榔 10g,熟大黄 10g。

功效:祛风活血,消肿止痛。

[**个人临床**]

1. 止痛如神汤加白芷 15g,蒲公英 30g,治疗肛周脓肿初起。

2. 止痛如神汤加羌活 15g,金银花 30g,治疗疮痈初起。

3. 止痛如神汤加橘核仁 15g,蒲公英 30g,治疗急性乳腺炎。

[**按语**] 止痛如神汤原为痔疮而设,祛风活血、消肿止痛,验之临床,疗效可靠。此方对于肛周脓肿、痔疮、急性乳腺炎等感染性疮痈初起者,均可加减使用,疗效显著。在此基础上,我又组了消痔止痛汤,疗效更为明显。初用此方治疗一病例,痔疮术后疼痛难忍,止痛针无效,我就用了止痛如神汤,服药三个小时后,疼痛渐减,连续服药五天,其间未再疼痛,初见止痛如神汤之疗效如此不凡。该方重在当归尾,活血散瘀止痛。

三十五、青蒿鳖甲汤

组成:青蒿 15g,鳖甲 30g,生地黄 30g,知母 15g,丹皮 15g。

功效:滋阴退热。

[**个人临床**]

1. 青蒿鳖甲汤加地骨皮 30g,柴胡 15g,治疗无名低热。

2. 青蒿鳖甲汤加麦冬 15g,淡竹叶 15g,治疗口腔溃疡。

3. 青蒿鳖甲汤加桂枝 6g,白芍 30g,治疗昼夜低热。

[**按语**] 青蒿鳖甲汤治疗阴虚发热、无名发热、温病后期低热不退有良好的疗效,用此方治疗多例无名低热、部分肺炎后期低热症,疗效可靠。

三十六、清胃散

组成:黄连 6g,生地 30g,丹皮 15g,当归 15g,升麻 15g。

功效:清胃凉血。

[个人临床]

1. 清胃散加淡竹叶10g,白茅根30g,治疗口腔溃疡。
2. 清胃散加白芷15g,羌活15g,治疗牙周脓肿。
3. 清胃散加柴胡10g,玄参15g,治疗颌下淋巴结炎。
4. 清胃散加白芷15g,浙贝母10g,薏苡仁30g,治疗口周痤疮。

[按语] 清胃散有很好的清胃凉血作用,治疗口腔溃疡疗效不凡,尤其是口腔溃疡、牙周脓肿,疗效显著。我用此方治疗上述病症,治愈率可以达到95%以上,治疗时间一般为1~2周,在此基础上略做加减,组成清胃新方,更接近于临床需求。

第二节 自拟方

一、黄芪六君子汤

组成:黄芪30g,党参15g,白术15g,茯苓15g,甘草10g,砂仁6g。

方解:黄芪、党参补气,白术、茯苓健脾,砂仁理气,甘草中和药性,共达益气健脾之功效。与传统六君子汤相比,此方重在补气,六君子汤(人参、白术、茯苓、甘草、陈皮、半夏)益气健脾,偏于化湿。

主治:脾胃虚弱,偏于气虚者。慢性胃炎、慢性结肠炎,中气不足,见腹胀纳差,喜温喜按,舌质淡苔白,脉虚者。

用法:水煎服,每日一剂,姜枣引,分早晚饭后半小时口服。

二、上感六合汤

组成:金银花30g,连翘15g,桔梗10g,鱼腥草30g,甘草10g,炒莱菔子15g,前胡15g,射干15g,杏仁6g,生姜15g,大枣15g,水煎服。

功效:辛凉解毒,清肺化痰。

方解:金银花、连翘,辛凉解毒为主,鱼腥草、桔梗,清肺解毒为辅,前胡、射干、杏仁,清肺化痰止咳,炒莱菔子,理气化痰和胃,甘草调和诸药。

应用:肺经风热,上呼吸道感染、肺炎、支气管炎、鼻炎、扁桃体炎见舌红,舌苔薄黄,脉象浮数等。

用法:水煎服,每日一剂,姜枣引,分早晚饭后半小时口服。

三、九味黄连汤

组成:黄连6g,吴茱萸3g,乌贼骨30g,蒲公英30g,炒莱菔子15g,柿蒂

15g,三七 10g,枳实 15g,当归 15g,生姜 15g,大枣 15g,水煎服。

功能:清肝和胃,降逆复膜。

主治:肝胃不和,胁肋胀痛,嘈杂吞酸,舌质偏红,苔黄,脉弦细。

方解:黄连、蒲公英清肝解毒;吴茱萸、乌贼骨和胃抗酸;枳实、柿蒂、炒莱菔子降逆止呕,缓解反酸;当归、三七和血止痛,修复胃黏膜,生姜、大枣调和诸药。

用法:水煎服,每日一剂,姜枣引,分早晚饭后半小时口服。

四、解毒抗敏汤

组成:金银花 30g,连翘 15g,土茯苓 30g,秦皮 15g,当归 15g,地骨皮 15g,蛇床子 30g,地肤子 15g,白鲜皮 15g,甘草 10g,生姜 15g,大枣 15g,水煎服。

功效:清热凉血,解毒止痒。

主治:风邪犯表,皮肤瘙痒,风疹,红斑,见舌质红,脉浮数等。

方解:金银花、连翘清热解毒,土茯苓、秦皮解毒化湿,当归、地骨皮活血凉血,蛇床子、地肤子、白鲜皮祛风止痒。生姜、大枣、甘草调和诸药。

用法:水煎服,每日一剂,姜枣引,分早晚饭后半小时口服。

五、清热燥湿汤

组成:黄连 6g,黄柏 15g,白豆蔻 15g,砂仁 10g,炒莱菔子 15g,川牛膝 15g,苍术 15g,薏苡仁 30g,生姜 15g,大枣 15g,水煎服。

功能:清热燥湿和胃。

主治:湿热证。胃脘胀满,口苦口黏,舌苔厚腻,舌质红,脉滑数。

方解:黄连、黄柏清热燥湿,白豆蔻、砂仁理气燥湿,川牛膝、苍术、薏苡仁化湿利湿,炒莱菔子、生姜、大枣理气和胃。共奏清热燥湿作用,热可清,上湿宣,中湿化,下湿利。湿热除,病痛消。

本方源于上海名医陈健民教授,初用即效,随着应用的深入,现已加减。原方:黄连、黄柏、白豆蔻、砂仁、川牛膝,疗效显著。加炒莱菔子,理气健脾和胃,苍术、薏苡仁化湿利湿健脾,给湿邪一条出路,作用更强。

用法:水煎服,每日一剂,姜枣引,分早晚饭后半小时口服。

六、消痤五草汤

组成:白花蛇舌草 30g,败酱草 30g,甘草 10g,紫草 15g,鱼腥草 30g,浙贝母 6g,薏苡仁 30g,皂角刺 15g,生姜 15g,大枣 15g,水煎服。

功能:清热解毒,消痤散结。

主治:热毒痤疮,结节型痤疮,见舌红,苔黄,脉弦,脉数或脉滑。

方解:五草解毒凉血,浙贝母、薏苡仁、皂角刺化痰散结,排脓解毒,生姜、大枣调和肠胃。

用法:水煎服,每日一剂,姜枣引,分早晚饭后半小时口服。

七、清胃新方

组成:黄连 6g,生地 30g,升麻 15g,细辛 5g,当归 15g,甘草 10g,淡竹叶 10g,白茅根 30g,炒莱菔子 15g,生姜 15g,大枣 15g,水煎服。

功能:清胃凉血。

主治:胃中积热,牙痛,牙龈溃疡、出血,口腔溃疡,口气热臭,舌质红,苔黄,脉滑数。

方解:胃热循经上行,致牙痛,牙龈肿痛出血、口腔溃疡。黄连苦寒泻火为君药;地黄凉血解毒,升麻散火解毒,当归活血消肿止痛,细辛散火消肿止痛。淡竹叶、白茅根引火下行,自小便出,炒莱菔子、生姜、大枣理气和胃,甘草解毒,调和诸药。共奏清胃凉血之功。

本方源于清胃散,取方中黄连、生地黄、当归,加细辛、甘草、淡竹叶、白茅根、炒莱菔子、生姜、大枣组成,经临床实践验证,疗效优于清胃散。

用法:水煎服,每日一剂,姜枣引。

八、妇科炎症外洗剂

组成:大黄 30g,芒硝 30g,地榆 30g,三七 5g,白矾 10g,苦参 15g。

功能:清热燥湿,解毒杀虫。

主治:下焦湿热,白带色黄,量多,外阴瘙痒,湿热下注。舌质红,舌苔黄,脉滑。多用于阴道炎(真菌性阴道炎、滴虫性阴道炎)、宫颈糜烂等。

方解:大黄、芒硝解毒消肿;地榆、三七活血敛疮,修复黏膜;白矾、苦参燥湿,杀虫止痒。诸药合用,共奏清热燥湿、解毒杀虫之效。

用法:水煎外洗,并冲洗阴道,每日一剂。

九、降血压汤

组成:天麻 15g,钩藤 15g,菊花 15g,夏枯草 30g,川牛膝 15g,苍术 15g,水煎服。

功能:清肝祛风、燥湿降压。

主治:肝经风热。眩晕,头痛、胀痛,失眠,心烦,血压升高,舌质偏红,舌苔白,脉弦或滑。

方解:天麻、钩藤燥湿祛风,夏枯草、菊花清肝明目,川牛膝引血下行,苍术健脾燥湿。共奏清肝祛风、燥湿降压之功。

用法:水煎服,每日一剂,姜枣引,分早晚饭后半小时口服。

十、降血糖汤

组成:黄连 6g,地黄 30g,当归 15g,三七 10g,乌梅 30g,鬼箭羽 30g,白术 15g,炒莱菔子 15g,生姜 15g,大枣 15g,水煎服。

功能:清肝益胃,和血降糖。

主治:糖尿病属肝肾阴虚者,血糖偏高,舌质偏红,口干,或血瘀,或胃强脾弱,脉弦细。

方解:黄连、地黄、乌梅清肝益阴;当归、三七、鬼箭羽活血养血,改善胰岛功能;白术、炒莱菔子健脾理气,生姜、大枣调和肠胃。

用法:水煎服,每日一剂,姜枣引,分早晚饭后半小时口服。

十一、美白去斑面膜

组成:白芷 1g,三七 1g,乌梅 1g,蝉蜕 2g,打细粉,白水、蜂蜜各半调膏,备用。

功能:祛斑美白。

主治:面部黄褐斑、色素沉着。

方解:白芷美肤,三七活血,乌梅抗氧化,蝉蜕去死皮,养血护肤。

用法:取膏薄敷面部,每日 1 次,每次 1~2 小时。

十二、清肝解毒汤

组成:茵陈 30g,虎杖 15g,田基黄 30g,苦参 15g,当归 15g,白芍 15g,生地 15g,熟地 15g,白术 15g,茯苓 15g,甘草 10g,砂仁 6g,青皮 15g,生姜 3 片,大枣 3 枚。水煎服。

功用:解毒养血,健脾益胃。

主治:急慢性肝炎属于肝经热毒证。

方解:茵陈、虎杖、田基黄清肝解毒,当归、白芍、生熟地养血滋肝,白术、茯苓、砂仁、青皮健脾护肝,生姜、大枣护胃。

用法:水煎服,日一剂,分早晚饭后半小时口服,一月一疗程。

十三、黄连安神汤

组成:黄连 6g,栀子 15g,徐长卿 15g,远志 10g,酸枣仁 30g,夜交藤 30g,姜枣引,水煎服。

　　功用:清肝养心安神。

　　主治:失眠属于肝经郁热,心神不宁者。

　　方解:黄连、栀子、徐长卿清肝泻火,酸枣仁、远志、夜交藤养心安神。

　　用法:水煎服,日一剂,中午、晚上饭后半小时口服。

第三章　临床述要

第一节　内科述要

一、呼吸系统疾病

上呼吸道感染

急性上呼吸道感染,简称上感,为外鼻孔至环状软骨下缘,包括鼻腔、咽或喉部急性炎症的总称,相当于中医学的感冒范畴。根据西医学对上呼吸道感染的认识,上感多由病毒、细菌感染所致,抓住这个要点,选用具有疏风解表,清热解毒,又有抗病毒抗菌作用的中药方剂,合理重组,名为风热解表汤,加减运用于临床多年,疗效可靠。

风热解表汤组成及用法:金银花 30g,连翘 15g,桔梗 10g,甘草 10g,鱼腥草 30g,炒莱菔子 15g,前胡 15g,射干 15g,杏仁 6g,薄荷 6g。水煎服,日一剂,姜枣引。

功效:疏风解表,化痰止咳。

主治:上呼吸道感染,感冒风热型。

方解:金银花、连翘辛凉解毒为主;鱼腥草、桔梗、薄荷清肺解毒为辅;前胡、射干、杏仁清肺化痰止咳;炒莱菔子理气化痰和胃;甘草调和诸药,共达辛凉解表、清肺化痰的作用。

[临床应用]

1. 风寒:加羌活 15g,白芷 15g,川芎 15g,祛风散寒。

2. 痰黄稠难咳:加竹茹 30g,川贝 6g。

3. 呛咳、痉咳:加钩藤 15g,白僵蚕 15g,蜈蚣 2 条。

4. 小儿咳嗽:加白术 6g,制大黄 6g,竹茹 10g。

5. 急性扁桃体炎:加玄参 15g,石膏 30g,蒲公英 30g。

6. 急性咽峡炎:加薄荷 6g,板蓝根 10g,薏苡仁 15g。

7. 急性咽喉炎:加山豆根 10g,蝉蜕 15g。

8. 急性喉炎:加川贝 10g,白芷 15g,羌活 15g。

9. 急性眼结膜炎:加菊花 15g,防风 15g,木贼 15g。

10. 急性鼻窦炎:加白芷 15g,苍耳子 10g,辛夷 15g。

11. 气虚者:加黄芪 30g,白术 15g,防风 15g。

12. 夹湿者:加苍术 15g,藿香 10g,佩兰 10g。

13. 夹暑者:加香薷 10g,扁豆 15g,滑石 15g。

14. 流行性感冒:加板蓝根 30g,石膏 30g,柴胡 30g。

15. 合并急性支气管炎:加川贝 10g,黄芩 15g,桑白皮 15g。

16. 合并肺炎:加石膏 30g,麻黄 6g,川贝 10g。

17. 咽喉肿痛加玄参 15g,以消肿利咽。

18. 高热不退加羚羊角粉 2g 冲服、生石膏 30g 以清肺解表。

19. 流清涕者加羌活 15g、白芷 15g 以解表散寒;黄痰加川贝母 10g、竹茹 15g 以清肺化痰;音哑加僵蚕 10g、蝉蜕 10g 以宣肺开窍。

20. 孕妇加砂仁 10g、桑寄生 30g 以和胃固肾安胎;新产妇女及哺乳期妇女患者加王不留行 15g,以防回乳。

21. 小儿加制大黄 3~5g 以消积和胃。

❧ 二、消化系统疾病 ❧

(一) 慢性胃炎

慢性胃炎常见临床表现:上腹痛,胀满,恶心,呕吐,食欲不振等。轻者可无症状,仅在胃镜检查时发现,胃镜下可见糜烂或出血灶。在临床实践中,我总结了一个通用方,九味黄连汤。方见第二章第二节。

[临床应用]

1. 胃痛:加甘松 15g,延胡索 15g,炒白芍 15g。

2. 胃酸过多:加煅瓦楞子 30g,白术 15g,浙贝母 10g。

3. 湿热盛:加苍术 30g,黄柏 15g,茵陈 30g,败酱草 30g。

4. 胃肠化生:加白花蛇舌草 30g,浙贝母 10g,薏苡仁 30g,陈皮 15g。

5. 胃黏膜化生性萎缩:加白花蛇舌草 30g,浙贝母 10g,黄芪 30g。

6. 胃黏膜非化生性萎缩:加黄芪 30g,白术 15g。

7. 异型增生:加白花蛇舌草 30g,猫爪草 30g,炮山甲 5g(冲),薏苡仁 30g。

8. 合并胃食管息肉:加浙贝母 10g,薏苡仁 30g,皂角刺 15g,乌梅 15g。

9. 合并便秘:加瓜蒌 30g,槐角 15g,生地 30g。

10. 呃逆:加刀豆子 15g,代赭石 10g。

11. 呕吐者加陈皮 10g,姜半夏 10g,竹茹 30g。

(二) 慢性腹泻

慢性腹泻属于中医泄泻范畴,泄泻是指排便次数增多,粪便清稀,甚至如水样而言。我治慢性腹泻用黄芪六君子汤合桃花汤加减,基本方为:黄芪 30g,党参 15g,白术 15g,茯苓 15g,甘草 10g,砂仁 10g,石榴皮 15g,肉豆蔻 10g,赤石脂 15g(其中 1g 冲服)。姜枣引,水煎服。

功效:健脾益气,收涩止泻。

主治:慢性腹泻。

方解:黄芪、党参益气;白术、茯苓、砂仁健脾化湿;石榴皮、肉豆蔻涩肠止泻;赤石脂化浊止泻;甘草和中;共奏健脾益气、收涩止泻之功。仲景桃花汤用赤石脂一半量入煎剂,一半量筛末,纳赤石脂方寸匕,日三服。赤石脂冲服难以下咽,故用 1g 冲服,其余入煎剂中,疗效可靠。

[临床应用]

1. 湿热泻:加苍术 15g,黄柏 15g,葛根 30g。

2. 肝郁脾虚泻:加炒白芍 15g,香附 15g,当归 15g。

3. 寒湿腹泻:加附片 10g,干姜 10g,吴茱萸 6g。

4. 食滞胃肠腹泻:加三仙各 15g,鸡内金 15g,炒莱菔子 15g。

5. 脾肾虚弱:加山药 30g,薏苡仁 30g,白扁豆 30g。

6. 肾阳虚衰:加附片 10g,干姜 10g,肉桂 6g。

7. 肠易激综合征:加炒白芍 30g,葛根 15g,陈皮 15g。

8. 休息痢:加马齿苋 30g,地榆 15g,三七 10g。

(三) 便秘

便秘是指大便秘结不通,排便时间延长,或虽有便意而排便困难而言。我治便秘方:瓜蒌 30g,枳实 15g,当归 15g,白芍 30g,玄参 15g,炒莱菔子 15g,生地 15g,升麻 10g,白术 15g,姜枣引,水煎服,日一剂。

功效:养血健脾,理气通便。

主治:慢性便秘。

方义:升麻、白术健脾升清;当归、白芍养血柔肝;玄参、生地养阴润燥;瓜蒌、枳实、炒莱菔子行气导滞,共奏养血健脾、理气通便之效。

[临床应用]

1. 肠胃积热:加大黄 10g,芒硝 10g(冲)。

2. 气机郁滞:加乌药 15g,沉香 16g,槟榔 10g。

3. 气虚:加黄芪 30g,党参 15g,山药 30g。

4. 血虚:加桃仁 10g,何首乌 15g,火麻仁 30g(捣碎)。

5. 阳虚:加肉桂 6g,肉苁蓉 15g,怀牛膝 15g。

6. 小儿便秘:8 岁以上加柴胡 10g,4 岁以下加柴胡 5g。

7. 伴有痔疮:加槐角 15g,地榆 15g,防风 15g。

8. 伴有肛裂:加槐角 15g,芒硝 10g(冲)。

(四) 慢性乙型病毒性肝炎

慢性乙型病毒性肝炎是感染乙型肝炎病毒,急性乙肝病程超过半年,或原有乙型肝炎急性发作,再次出现肝炎症状、体征及肝功能异常者。

自拟方:黄芪 30g,党参 15g,白术 15g,茯苓 15g,砂仁 10g,甘草 10g,田基黄 10g,茵陈 30g,虎杖 15g,鳖甲 30g,姜枣引,水煎服,日一剂。

功效:扶正解毒,利湿软坚。

主治:慢性乙肝,正虚邪实。

方义:黄芪、党参益气扶正;白术、茯苓、砂仁健脾扶土;田基黄、茵陈、虎杖解毒利湿;鳖甲软坚化瘀,共奏扶正解毒、利湿软坚之功。

[临床运用]

1. 湿热黄疸:加黄连 10g,黄柏 15g,丹皮 15g。

2. 寒湿阴黄:加附片 10g,干姜 10g,泽泻 30g。

3. 胁痛:加柴胡 10g,香附子 15g,川楝子 10g,延胡索 30g。

4. 瘀血停积:加桃仁 10g,红花 15g,当归 15g,猫爪草 30g。

5. 臌胀水肿:加泽泻 30g,猪苓 15g,车前子 30g。

6. 齿衄:加仙鹤草 30g,白茅根 30g,三七 6g。

三、循环系统疾病

(一) 冠心病

冠状动脉粥样硬化性心脏病指冠状动脉发生粥样硬化引起管腔狭窄或闭塞,导致心肌缺血缺氧或坏死而引起的心脏病,简称冠心病,也称缺血性心脏病。冠心病相当于中医学的胸痹、心痛、真心痛、厥心痛等有关内容。

我认为中医的胸痹分两类,一类是急性肺栓塞,一类是真心痛,都属于血液循环障碍所致疾病,一在肺,一在心,病位不同,治疗有别,故胸痹应指急性肺梗死,而真心痛应指心肌梗死,这样在辨证治疗方面更具可操作性。

我治冠心病用自拟方:黄芪 30g,党参 15g,白术 15g,茯苓 15g,甘草 10g,砂仁 10g,当归 15g,川芎 15g,三七 10g,甘松 15g,枳壳 15g,干姜 10g,水煎服,姜枣引。

功效:益气养血,理气止痛。

主治:气虚血瘀、气滞所致冠心病。

方解:黄芪、党参益气扶正;当归、川芎、三七、干姜活血养血止痛;白术、茯苓健脾;砂仁、枳壳、甘松理气宽胸;甘草调和诸药,共奏益气养血活血、理气宽胸止痛之效。临床实践证明,干姜有显著的治疗心绞痛作用,尤其适用于硝酸甘油治疗无效的心绞痛,疗效显著而持久。

[临床应用]

1. 动脉硬化:加山楂 10g,鬼箭羽 30g,白芥子 10g。

2. 隐匿型冠心病:加白芍 15g,五味子 10g,太子参 15g,益阴养心。

3. 稳定型心绞痛:加延胡索 15g,酸枣仁 30g,散寒活血,养心止痛。

4. 心肌梗死:加干附片 10g,太子参 30g,通阳益气。

5. 缺血性心肌病:加桃仁 10g,红花 15g,红参 10g,益气养心活血。

6. 急性冠脉综合征:加制川乌 10g,赤石脂 15g,水蛭 15g,通脉解痉,活血止痛。

7. 心肌梗死后综合征并发心包炎、胸膜炎等:加葶苈子 10g,白芥子 10g,瓜蒌 15g。

8. 冠状动脉造影结果正常的胸痛综合征:加酸枣仁 30g,远志 10g,夜交藤 30g,调节心神。

9. 心肌桥:加白芍 30g,郁金 15g,延胡索 15g,葛根 30g,解肌活血。

10. 动脉硬化斑:加水蛭 15g,桃仁 10g,红花 15g,白芥子 10g,水煎服,疗程 100 天。

11. 慢性心衰:加附片 10g,泽泻 30g,葶苈子 15g,温阳活血利水。

(二) 心律失常

心律失常在中医学多指心悸、怔忡。心悸、怔忡是指病人心中悸动不安,甚则不能自主的一种自觉病症,一般多呈阵发性,每因情志波动或劳累而发作。

我治心律失常,以益气养血、养心安神为主,兼顾他症,随症加减,自拟方:黄芪 30g,党参 15g,白术 15g,茯苓 15g,甘草 10g,砂仁 10g,远志 10g,酸枣仁 30g,夜交藤 30g,苦参 10g,当归 15g。

功效:益气养血,养心安神。

主治:气血不足,心神不宁,心悸、怔忡。

方义:黄芪、党参、白术益气健脾;砂仁理气;当归养血;茯苓、远志、酸枣仁、夜交藤安神宁志;苦参有明显调节心律作用,甘草调和诸药,共奏益气养血、养心安神之效。

[临床应用]

1. 心气不足:加太子参 15g,麦冬 10g,五味子 10g。

2. 心神不宁:加生龙牡各 30g,鳖甲 30g。

3. 心血不足:加白芍 15g,熟地 15g,三七 10g。

4. 阴虚火旺:加黄连 6g,栀子 15g,徐长卿 15g。

5. 心阳不足:加附片 10g,干姜 10g,桂枝 10g。

6. 饮邪上犯:加泽泻 30g,葶苈子 15g,桂枝 10g。

7. 瘀血阻络:加桃仁 10g,红花 15g,川芎 15g,三七 10g。

8. 窦性心动过速:加黄连 6g,竹叶 10g,龟板 30g。

9. 窦性心动过缓:加炙麻黄 6g,细辛 5g,附片 10g。

10. 窦房结传导阻滞:加柴胡 10g,枳实 15g,白芍 15g。

11. 病态窦房结综合征:加石菖蒲 15g,郁金 15g,百合 30g。

12. 心房颤动:加甘松 15g,三七 10g,太子参 15g。

13. 预激综合征:加龟板 30g,生龙牡各 30g,麦冬 15g。

14. 室性心动过速:加龟板 30g,白芍 30g,生地 30g。

15. 心室颤动:加太子参 30g,附片 10g,薤白 10g,瓜蒌 15g。

16. 房室传导阻滞:加柴胡 10g,枳实 15g,白芍 15g。

凡治心律失常,过速者抑之,过缓者扬之,颤动者安之,阻滞者通之,乃虚者补之、实者泻之之意。

(三) 高血压

高血压分原发性高血压和继发性高血压。高血压属于中医学的眩晕、头痛、中风、不寐等范畴,与眩晕关系更加密切。

我治高血压自拟方:天麻 15g,钩藤 15g,菊花 15g,夏枯草 15g,川牛膝 15g,苍术 15g,远志 10g,酸枣仁 30g,夜交藤 30g,水煎服,姜枣引。

功效:清肝祛风,健脾安神。

主治:肝脾不调,眩晕心烦。

方义:天麻、苍术祛风化湿;钩藤、菊花、夏枯草清肝养肝;川牛膝引血下行;远志、酸枣仁、夜交藤养心宁神,共奏清肝祛风、健脾安神之功。

[临床应用]

1. 肝阳上亢:加黄芩 10g,栀子 15g,石决明 30g。

2. 气血亏虚:加黄芪 30g,当归 15g,熟地 30g。

3. 肾精不足:加山萸肉 15g,熟地 30g,龟板 30g。

4. 痰湿中阻:加泽泻 30g,半夏 10g,竹茹 30g。

5. 头痛较重:加蔓荆子 30g,白芷 15g,三七 10g。

6. 便秘:加瓜蒌 30g,决明子 15g,槐米 15g。

7. 肝火旺盛:加龙胆草 10g,白芍 30g,牡丹皮 15g。

8. 气虚血瘀:加黄芪 30g,当归 15g,水蛭 15g。

9. 合并脑血管病变:加川芎 15g,黄芪 30g,丹参 15g。

10. 合并心脏病变:加三七 15g,甘松 15g,黄芪 30g。

11. 合并肾脏病变:加车前草 30g,水蛭 15g,杜仲 15g。

12. 合并视网膜病变:加菊花 15g,枸杞 15g,决明子 15g。

13. 老年性高血压:加杜仲 15g,桑寄生 30g,水蛭 15g。

14. 青少年高血压:加桑叶 15g,菊花 15g,黄芩 15g。

15. 妊娠高血压:加杜仲 15g,桑寄生 30g,决明子 10g。

四、脑血管疾病

(一) 中风后遗症

中风后遗症常常表现为半身不遂,语言不利,口眼㖞斜,抑郁,癫痫等,在辨证论治的原则下,随症加减药物外,常结合活血化瘀通络之品进行治疗,还可取用针灸、按摩等康复治疗,以提高疗效。

1. 半身不遂:因为气虚血滞,脉络瘀阻,用补阳还五汤加味治疗:黄芪 30g,当归 15g,地龙 15g,桃仁 10g,红花 15g,浙贝母 10g,桑枝 30g,鸡血藤 30g,炒莱菔子 15g,川芎 10g,水煎服,姜枣引。黄芪量从 30g 用起,逐渐加至 120~180g,很安全。①肌张力低:加制马钱子 0.5~1g,川朴 15g。②肌张力高:加全蝎 10g,蜈蚣 2 条,龟板 30g,白芍 30g。③肝阳上亢:加天麻 15g,钩藤 15g,菊花 15g。④肾气不足:加杜仲 15g,桑寄生 30g,熟地 30g。

2. 语言不利:黄芪 30g,党参 15g,白术 15g,茯苓 15g,甘草 10g,砂仁 10g,石菖蒲 15g,郁金 15g,射干 15g,当归 15g,水蛭 15g,浙贝母 10g,水煎服,姜枣引。

3. 口眼㖞斜:黄芪 30g,党参 15g,白术 15g,茯苓 15g,甘草 10g,砂仁 10g,当归 15g,白附片 6g,羌活 15g,僵蚕 15g,水煎服,姜枣引。配合①患侧外敷:马钱子 1g,黄酒调,一天换药一次。②健侧外敷:全蝎 3g,蜈蚣 1g,葛根 3g,黄酒调,一天换药一次。

4. 呛水及吞咽困难:由于神经功能不协调,咽部闭合不严,易于发生呛水或吞咽困难。黄芪 30g,党参 15g,白术 15g,茯苓 15g,甘草 10g,砂仁 10g,当归 15g,水蛭 10g,石菖蒲 15g,郁金 15g,射干 15g,肉桂 6g,水煎服,姜枣引。

5. 抑郁症:精神抑郁不振,黄芪 30g,党参 15g,白术 15g,茯苓 15g,甘草 10g,砂仁 10g,白芍 15g,当归 15g,川芎 15g,石菖蒲 15g,郁金 15g,炙麻黄 6g,细辛 3g,附片 6g,水煎服,姜枣引。

6. 癫痫:黄芪 30g,党参 15g,白术 15g,茯苓 15g,甘草 10g,砂仁 10g,浙贝母 10g,薏苡仁 30g,泽泻 30g,石菖蒲 15g,郁金 15g,龟板 30g,水蛭 10g,水煎服,姜枣引。

7. 大便失禁:黄芪 30g,党参 15g,白术 15g,茯苓 15g,甘草 10g,砂仁 10g,石榴皮 15g,石菖蒲 15g,郁金 15g,水蛭 15g,肉豆蔻 15g,水煎服,姜枣引。

8. 小便失禁：黄芪 30g，党参 15g，白术 15g，茯苓 15g，甘草 10g，砂仁 10g，金樱子 30g，芡实 15g，炙麻黄 6g，益智仁 15g，山药 30g，山萸肉 30g，水煎服，姜枣引。

9. 便秘：黄芪 30g，党参 15g，白术 15g，茯苓 15g，甘草 10g，砂仁 10g，白芍 30g，瓜蒌 30g，槐角 15g，火麻仁 30g，当归 15g，肉苁蓉 30g，水煎服，姜枣引。

10. 痴呆：黄芪 30g，党参 15g，白术 15g，茯苓 15g，甘草 10g，砂仁 10g，石菖蒲 15g，郁金 15g，水蛭 15g，浙贝母 10g，益智仁 15g，茯神 30g，核桃肉 15g，水煎服，姜枣引。

（二）老年性痴呆

老年性智力障碍的一类症候群，尤见于老年血管性痴呆，凡老年人与脑血管因素有关的痴呆统称为老年性血管性痴呆。老年性痴呆与脑、心、肝、脾、肾关系密切，虚证为多，所以在治疗上要以养脑养心，补益肝脾肾，改善血供为中心任务。

我治老年性痴呆常用补法加活血养血法，自拟方：黄芪 30g，党参 15g，白术 15g，茯苓 15g，甘草 10g，砂仁 10g，当归 15g，川芎 15g，水蛭 15g，益智仁 30g，石菖蒲 15g，郁金 15g，水煎服，姜枣引。

功效：益气养血，活血通窍。

主治：老年性痴呆。

方义：黄芪、党参补气；白术、砂仁健脾；当归、川芎、水蛭活血养血；茯苓、益智仁、石菖蒲、郁金养心益智，开通脑窍；甘草调和诸药，共奏益气养血、活血通窍作用。

[临床应用]

1. 肝阳上亢：加天麻 15g，钩藤 15g，菊花 15g。

2. 气血两虚：加山药 15g，熟地 15g，阿胶 6g（冲）。

3. 肾精不足：加熟地 15g，山萸肉 15g，鹿角胶 6g（冲）。

4. 痰湿中阻：加半夏 10g，白豆蔻 10g，天麻 15g。

5. 帕金森病痴呆（步态不稳）：加龟板 30g，生龙牡各 30g，泽泻 30g。

6. 中风后遗症痴呆：加三七 9g，杜仲 15g，浙贝母 10g。

7. 脑动脉硬化性痴呆：加三七 10g，山楂 15g，黄精 10g。

8. 痴呆伴视力减退：加枸杞子 15g，菊花 15g，茺蔚子 15g。

9. 痴呆伴语言不利：加胆南星 10g，半夏 10g，陈皮 10g。

10. 纳差者：加三仙各 10g，鸡内金 10g，川朴 10g。

活血养脑药要贯彻始终，有一例病人（郑某）用药两月，白头发变黑，精神转佳。

❧ 五、内分泌系统疾病 ❧

(一) 糖尿病

糖尿病属于中医消渴、虚劳范畴。

本病的治疗均应从养阴着眼,燥热较甚者,可佐以清热。下消病久,阴损及阳者,宜阴阳并补。内科教授吕靖中说:治疗糖尿病主方六味地黄丸,以此辨证加减,无不效者。

我治糖尿病注重益气养阴活血。糖尿病人大多都有气阴两虚表现,高糖损伤血管、神经,故应活血,改善血流,保护血管、神经,预防其血管、神经的并发症。

自拟方:黄芪 30g,党参 15g,白术 15g,茯苓 15g,甘草 10g,砂仁 10g,当归 15g,鬼箭羽 30g,乌梅 30g,葛根 30g,水蛭 15g,白芍 30g,水煎服,姜枣引。

功效:益气养阴,活血降糖。

主治:糖尿病气阴虚兼血瘀者。

方义:黄芪、党参益气;白术、茯苓、砂仁健脾以泌别清浊;乌梅、葛根、白芍滋阴清热降糖;当归、水蛭养血活血,保护血管、神经;甘草调和诸药,共奏益气养阴、活血降糖之功。

[临床应用]

1. 上消肺热津伤:加天花粉 15g,麦冬 15g,知母 15g。

2. 中消胃热炽盛:加黄连 6g,石膏 30g,生地 30g。

3. 下消肾阴亏虚:加山萸肉 30g,山药 30g,金樱子 30g。

4. 糖尿病眼病:加枸杞子 15g,菊花 15g,红花 15g,茺蔚子 15g。

5. 糖尿病耳聋:加石菖蒲 15g,郁金 15g,熟地 30g。

6. 糖尿病疖疮:加蒲公英 30g,紫花地丁 30g,败酱草 30g。

7. 糖尿病脱疽:加金银花 60g,玄参 60g,三七 10g,蜈蚣 2 条(冲),制川乌 10g。

8. 糖尿病肾病:加附片 10g,干姜 10g,车前子 30g。

9. 糖尿病中风:加地龙 15g,水蛭 15g,鸡血藤 30g。

10. 糖尿病合并冠心病:加三七 10g,甘松 15g,酸枣仁 30g。

11. 糖尿病周围神经病变:加川牛膝 15g,木瓜 30g,鸡血藤 30g。

12. 糖尿病胰岛素抵抗:加土茯苓 30g,秦皮 15g,三七 10g。

13. 阴阳两虚:加附片 10g,肉桂 10g,干姜 10g。

(二) 甲状腺功能紊乱

甲状腺功能紊乱主要包括甲状腺功能亢进和甲状腺功能减退。

我治甲状腺功能亢进多从气阴两虚考虑。自拟方:黄芪 30g,党参 15g,白术 15g,茯苓 15g,甘草 10g,砂仁 10g,当归 15g,生地 30g,麦冬 15g,玄参 15g,牡蛎 30g,酸枣仁 30g,夏枯草 15g,土茯苓 30g,姜枣引,水煎服,日一剂。

功效:益气养阴,化痰散结。

主治:甲状腺功能亢进属气阴两虚、痰气郁结者。

方义:黄芪、党参益气;生地、玄参、麦冬养阴;当归、牡蛎、夏枯草活血散结;白术、茯苓、砂仁健脾运津;酸枣仁养心安神;甘草、土茯苓解毒、调和诸药,共奏益气养阴、化痰散结之效。

[临床运用]

1. 肝郁脾虚:加柴胡 10g,白芍 15g,白术 15g。

2. 阴虚阳亢:加地骨皮 30g,黄柏 10g,龟板 30g。

3. 单纯性突眼:加枸杞子 15g,菊花 15g,浙贝母 10g。

4. 浸润性突眼:加升麻 15g,浙贝母 10g,车前草 30g。

5. 甲状腺危象:加黄连 10g,黄柏 15g,龟板 30g。

6. 甲状腺炎继发心肌炎:加太子参 15g,五味子 10g,丹皮 15g。

7. 淡漠型甲亢:加枸杞子 15g,山药 30g,石菖蒲 15g。

8. T_3 型甲状腺毒症:加柴胡 10g,白芍 10g,枳实 10g。

9. 妊娠期甲亢:加桑寄生 15g,杜仲 15g,黄芩 15g。

10. 甲状腺结节:囊性结节加白芥子 10g,浙贝母 10g,薏苡仁 30g;实性结节加穿山甲 5g,皂角刺 15g,浙贝母 10g。

我治甲减,常用自拟方:黄芪 30g,党参 15g,白术 30g,茯苓 30g,甘草 10g,砂仁 10g,附片 10g,干姜 10g,泽泻 30g,薏苡仁 30g,浙贝母 10g,桂枝 10g,姜枣引,水煎服,日一剂。

功效:补脾温肾,化痰利水。

主治:甲状腺功能减退,阳虚水肿。

方义:黄芪、党参益气;附片、干姜、桂枝温肾;白术、砂仁、泽泻、薏苡仁健脾利湿;浙贝母化痰散结;甘草调和诸药,共奏补脾温肾、化痰利湿之效。

[临床运用]

1. 甲减伴贫血:加仙鹤草 30g,阿胶 10g,补骨脂 10g。

2. 甲减伴心包积液:加白芥子 10g,葶苈子 15g,泽泻 30g。

3. 甲减水肿明显:加猪苓 30g,大腹皮 30g,苍术 16g。

4. 低 T_3 综合征:非甲状腺疾病原因引起的血中 T_3 降低综合征,加枸杞子 15g,女贞子 15g,黄精 15g,玉竹 15g。

5. 亚临床甲减:加柴胡 10g,枳实 15g,白芍 15g。

6. 黏液水肿性昏迷:加红参 10g,石菖蒲 15g,郁金 15g。

六、泌尿系统疾病

慢性肾小球肾炎

慢性肾小球肾炎简称慢性肾炎,以蛋白尿、高血压、水肿为基本临床表现。本病属于中医水肿、虚劳病范畴。

我治慢性肾炎,以健脾益肾为主,兼以解毒活瘀。自拟方:黄芪 30g,党参 15g,白术 15g,茯苓 15g,甘草 10g,砂仁 10g,土茯苓 30g,秦皮 15g,竹叶 10g,白茅根 30g,当归 15g,水蛭 15g,姜枣引,水煎服,日一剂。

功效:健脾利湿,活血解毒。

主治:慢性肾炎属脾肾两虚型者,水肿、蛋白尿、管型尿。

方义:黄芪、党参、白术、砂仁、茯苓健脾益气;竹叶、白茅根利湿;土茯苓、秦皮解毒调节免疫;当归、水蛭活血化瘀,改善肾功能;甘草调和诸药,共奏健脾利湿、活血解毒之功。

[临床运用]

1. 兼外感:加金银花 15g,连翘 15g,荆芥 10g,防风 15g。

2. 脾虚湿盛:加泽泻 30g,猪苓 30g,车前子 30g。

3. 脾阳不振:加干姜 10g,附片 10g,大腹皮 15g。

4. 肾阳衰微:加肉桂 6g,巴戟天 15g,胡芦巴 10g。

5. 心阳被遏:加桂枝 10g,丹参 15g,红花 15g,葶苈子 15g。

6. 尿毒症:加黄连 6g,制大黄 10g,半夏 10g。

7. 血尿:加仙鹤草 30g,小蓟 30g,茜草 10g。

8. 蛋白尿:加山药 30g,金樱子 30g,芡实 15g。

9. 肾气虚腰痛:加杜仲 15g,桑寄生 30g,山药 30g,枸杞子 15g。

10. 肾病综合征:加金樱子 30g,阿胶 10g,六月雪 30g,山萸肉 15g。

11. 高脂血症:加泽泻 30g,山楂 10g,苍术 15g。

12. 高血压:加夏枯草 30g,天麻 15g,川牛膝 15g。

13. 并发感染:加金银花 30g,连翘 15g,蒲公英 30g。

14. 并发血栓:加桃仁 10g,红花 15g,地龙 15g。

第二节　外科述要

一、风湿性疾病

我治风湿性疾病,用独活寄生汤加减:独活 15g,桑寄生 30g,当归 15g,白芍 30g,三七 6g,延胡索 30g,制川乌 10g,甘草 10g,白术 30g,姜枣引,水煎服,日一剂。

功效:健脾益肾,活血止痛。

主治:痹证,脾虚血瘀。

方义:取独活寄生汤中扶正益气之品;加白术健脾;三七、延胡索理血止痛;制川乌散寒止痛;甘草调和诸药,共奏健脾益肾、活血止痛之效。

[临床应用]

1. 寒痹:加羌活 15g,桂枝 10g,炙麻黄 10g,蜈蚣 3 条。

2. 热痹:加忍冬藤 50g,生地 30g,丹皮 15g,黄柏 15g。

3. 行痹:加防风 15g,秦艽 15g,葛根 30g。

4. 着痹:加薏苡仁 30g,泽泻 30g,苍术 15g。

5. 虚痹:加黄芪 30g,杜仲 15g,熟地 30g,鸡血藤 30g。

6. 急性风湿热:加金银花 30g,连翘 15g,败酱草 30g,黄柏 15g。

7. 类风湿关节炎:加浙贝母 10g,薏苡仁 30g,皂角刺 15g,蜈蚣 3 条,全蝎 6g。

8. 系统性红斑狼疮:加金银花 30g,连翘 15g,土茯苓 30g,秦皮 15g。

9. 强直性脊柱炎:加蜈蚣 3 条,土茯苓 30g,葛根 30g。

10. 干燥综合征:加沙参 15g,麦冬 15g,石斛 15g,乌梅 15g。

11. 血管炎:加桃仁 10g,红花 15g,鸡血藤 30g,白芥子 10g。

12. 特发性炎症性肌病:加苍术 15g,黄柏 15g,木瓜 30g,川牛膝 15g。

13. 雷诺病:加桂枝 10g,干姜 10g,柴胡 10g,枳实 15g。

14. 骨关节炎:加淫羊藿 15g,补骨脂 10g,熟地 30g,秦艽 15g。

15. 硬皮病:加桂枝 10g,白芥子 10g,丹参 30g。

16. 痛风:加威灵仙 15g,土茯苓 30g,苍术 15g,黄柏 15g。

17. 骨质疏松:加淫羊藿 15g,补骨脂 10g,煅龙牡各 15g,龟板 15g。

18. 纤维肌痛综合征:加蜈蚣 3 条,全蝎 6g,酸枣仁 30g,益智仁 15g。

❧❧ 二、痔疮 ❧❧

我治内痔,以槐角丸加减:槐角 15g,荆芥 15g,地榆 30g,防风 15g,枳壳 15g,白芍 30g,制大黄 10g,甘草 10g,姜枣引,水煎服,日一剂。

功效:清热通便,消肿止痛。

主治:内痔。

方义:槐角、荆芥、地榆清热解毒止血;枳壳、白芍、制大黄理气通便止痛;防风消肿止痛;甘草调和诸药。共奏清热通便、消肿止痛之效。

[临床应用]

1. 出血多:加仙鹤草 30g,生地 30g,三七 6g。

2. 脱出痔:加黄芪 30g,白术 15g,升麻 10g。

3. 肿胀痛痒:加苍术 15g,黄柏 15g,蛇床子 30g。

4. 便秘:加玄参 30g,瓜蒌 30g,火麻仁 30g。

外治法:①大黄 30g,芒硝 30g,地榆 30g,三七 5g,白矾 6g,槐角 30g,水煎坐浴。切忌热熏,以免诱发出血。②消痔疮膏:香油 500ml,黄蜡 50g,紫草 10g,冰片 5g。制法:香油烧开,炸紫草,熄火,加黄蜡,油温降至常温,加冰片,调匀,封装 10ml 一盒备用。使用:棉球蘸药膏塞入肛内约 5cm 深度,一日 1~2 次,坐浴后上药或大便后坐浴,上药,半月一疗程。

我治血栓性外痔,多从凉血解毒、化瘀止痛考虑,方用止痛如神汤加减:黄芪 30g,当归 30g,白芍 30g,延胡索 30g,三七 10g,制大黄 10g,皂角刺 15g,制川乌 10g,炒莱菔子 15g,姜枣引,水煎服,日一剂。

功效:益气活血,化瘀止痛。

主治:血栓性外痔。

方义:黄芪益气,推动血行;当归、白芍、延胡索、三七、皂角刺活血消栓止痛;制大黄通便活血;炒莱菔子理气通便。共奏益气活血、消栓止痛之效。

另,坐浴药中加制川乌 15g,止痛效果增强。

三、痛风

痛风是一种由于嘌呤生物合成代谢增加,尿酸产生过多或因尿酸排泄不良而致血中尿酸升高,尿酸盐结晶沉积在关节滑膜、滑囊、软骨及其他组织中引起的反复发作性疾病。本病相当于中医湿热痹证。湿热下注,关节红肿热痛,尤以脚踇趾发病为先,继而踝、手指等。

我治痛风常用自拟方痛风汤:金银花 30g,连翘 15g,土茯苓 30g,秦皮 15g,当归 30g,地骨皮 30g,苍术 15g,黄柏 15g,川牛膝 15g,木瓜 30g,水煎服,姜枣引。

功效:清热利湿解毒,通络止痛。

主治:痛风急性期。

方义:金银花、连翘清热解毒;苍术、黄柏、土茯苓、秦皮燥湿消肿;当归、地骨皮活血凉血;川牛膝、木瓜通经利湿,共奏清热利湿解毒、通经止痛之效。

[临床应用]

1. 痛重:加三七 10g,酸枣仁 30g,活血养心定痛。

2. 慢性期:加黄芪 30g,白术 30g,威灵仙 15g,金钱草 30g,扶正消石。

外洗方:大黄 30g,芒硝 30g,地榆 30g,三七 5g,土茯苓 30g,黄柏 30g,水煎,加白酒、食醋各100ml,洗浴患处,有明显的清热消肿止痛作用。

四、骨性关节炎

骨性关节炎指由多种原因引起的关节软骨纤维化、皲裂、溃疡、脱失而导致的关节疾病。本病属于中医的痹证范围,更确切地说属于骨痹。骨痹沉着,伤于骨者属之。骨痹兼夹风寒湿痹的特点,属于虚痹范畴。久病气血不足,皮肉、筋、骨、脉失养,合而成痹。

我治骨性关节炎用黄芪六君子汤合独活寄生汤加减:黄芪30g,党参30g,白术15g,茯苓15g,甘草10g,砂仁10g,当归15g,川芎15g,三七10g,独活15g,桑寄生30g,制川乌10g,淫羊藿30g,水煎服,姜枣引。

功效:补气血,益肝肾,通经络,止痹痛。

主治:骨性关节炎,气血肝肾不足。

方义:黄芪、党参益气;当归、川芎、三七活血养血止痛;白术、茯苓、砂仁健脾除湿;独活、桑寄生、淫羊藿益肾补骨,制川乌通络止痛;甘草调和诸药以解毒。共奏补气血、益肝肾、通经络、止痹痛之效。

[临床应用]

1. 痛甚:加蜈蚣3条(冲服),桂枝10g,制乳没各10g,活瘀散寒止痛。

2. 病位加减:脊椎加狗脊30g,髋关节加鸡血藤30g,踝关节加怀牛膝15g,手关节加羌活15g,膝关节加桑枝15g。

3. 关节肿胀:加桂枝10g,泽泻30g,温经化湿消肿。

4. 关节僵硬:加白芥子10g,桃仁10g,僵蚕15g,化痰散结软坚。

5. 骨摩擦音:加补骨脂10g,枸杞子15g,熟地30g,滋肝肾养骨膜。

外用方:大黄30g,芒硝30g,地榆30g,三七5g,桑枝30g,艾叶30g,制川乌15g,水煎液,加白酒、食醋各100ml,温热洗浴热敷,局部灯烤保温,疗效更好。

五、腰椎间盘突出症

本病相当于中医之痹证,腰痛、坐骨神经痛也可参考治疗。风寒湿邪侵袭经络,损伤气血运行,痹阻不通而痛。中医治疗以祛风寒湿邪、活血通络为主。

我治疗腰椎间盘突出症用自拟方:黄芪六君子汤合独活桑寄生汤加减。黄芪30g,党参15g,白术15g,茯苓15g,甘草10g,砂仁10g,独活15g,桑寄生15g,当归15g,川芎15g,三七10g,泽泻30g,水煎服,姜枣引。

功效:益气健脾,活血通络止痛。

主治:腰椎间盘突出,慢性期虚证。

方义:黄芪、党参益气;白术、茯苓、砂仁健脾化湿;独活、桑寄生补肾;当归、川芎、三七活血养血止痛;泽泻利湿消肿止痛;甘草调和诸药。共奏益气健脾、活血通络止痛之效。

[临床应用]

1. 急性发作痛重:加醋乳香 10g,醋没药 10g,制川乌 10g,活络散寒止痛。

2. 坐骨神经痛:加川牛膝 15g,木瓜 30g,桑枝 30g,通络止痛。

3. 麻木者:加桂枝 10g,淡附片 6g,羌活 15g,白芍 30g,调和营血。

4. 肌肉萎缩:加熟地 30g,枸杞子 15g,紫河车 5g,补益精血。

第三节 妇科述要

一、月经病

(一) 月经先期

月经先期,月经周期缩短,经行提前 7 天以上,甚至 10 余天一行者,多因内伤、外淫,伤及冲任,血海不宁,而致月经先期。

我治月经先期,四诊辨证,加彩超子宫附件检查,尤其是子宫内膜厚度。抑制子宫内膜过快增长,延长月经周期。自拟方:黄芪 30g,党参 15g,白术 15g,茯苓 15g,甘草 10g,砂仁 10g,丹皮 15g,当归 15g,生地 30g,地骨皮 30g,女贞子 30g,浙贝母 10g,薏苡仁 30g,皂角刺 15g,姜枣引,水煎服,日一剂。

功效:益气健脾,化痰滋阴,抑制子宫内膜过快生长。

主治:月经先期。

方义:黄芪六君子汤益气健脾,丹皮、当归、生地、女贞子滋肾凉血;浙贝母、皂角刺化痰散结,延缓子宫内膜生长。共奏益气健脾、化痰滋肾之效。

[临床应用]

1. 月经期:去皂角刺、薏苡仁、浙贝母,加益母草 30g,红花 15g。

2. 出血多:去皂角刺,加旱莲草 30g,仙鹤草 30g。

3. 热盛:去黄芪、党参,加黄柏 15g,柏叶 15g。

(二) 月经后期

月经后期,月经周期延长,行经错后 7 天以上,甚至 3~5 月一行者称之,或因冲任不足,或因经后瘀滞。彩超检查,子宫内膜较薄,少数较厚。

我治疗月经后期首分虚实,兼看子宫内膜厚度,厚者破之活之,薄者益之。薄者益之,用养膜汤。

组成及用法:黄芪 30g,党参 15g,白术 15g,茯苓 15g,甘草 10g,砂仁 10g,当归 15g,川芎 10g,熟地 30g,仙茅、淫羊藿各 15g,枸杞子 15g,紫河车 6g(冲服),姜枣引,水煎服,日一剂。

功效:益气健脾,补肾增膜。

主治:月经后期,子宫内膜薄。

方义:黄芪六君子汤益气健脾;仙茅、淫羊藿、枸杞子、紫河车益肾填精生膜,气血足,肾气盛,月经自行。

月经后期,子宫内膜厚者,破之活之,黄芪六君子汤加桃仁 10g,红花 15g,水蛭 15g,益母草 30g,三棱 15g,莪术 15g,浙贝母 10g,姜枣引,水煎服,日一剂。

(三) 月经先后不定期

参照月经后期治疗方法权变。

(四) 月经过多

月经过多,每次月经量超过 80ml 者称之。气虚、血热、血瘀均可引起发病。养膜汤加减。

[临床应用]

1. 气血不足,内膜修复不良者,加阿胶 10g,艾叶 10g,香附子 10g。

2. 血瘀、内膜剥脱不良者,加制大黄 10g,益母草 15g,生山楂 10g。

(五) 月经过少

月经过少,月经周期规律,经血量少于 30ml,或经行时间缩短至 1~2 天,甚至点滴而止者称之。

月经过少,多为虚证或气滞血瘀。虚者用养膜汤加益母草 30g;气滞者用黄芪六君子汤合逍遥散加减。

(六) 经期延长

经期延长,月经周期基本正常,经行持续时间大于 5 天以上,甚至淋漓不净,达半月以上者称之。

月经期延长可以参考月经后期治疗。月经期房事,致经期延长者,经血黯黑,加败酱草 30g,益母草 15g,祛瘀生新。

(七) 经间期出血

经间期出血,经间期出现周期性阴道少量出血,伴有腹痛者称之。也叫排卵期出血。治疗以滋肾养血为主。

我治经间期出血,用养膜汤加荆芥 10g,地榆 15g,女贞子 30g,旱莲草 30g。

(八) 闭经

虚者补之,实者泻之。参考月经后期方案变通。

(九) 多囊卵巢综合征

多囊卵巢综合征是指由于内分泌紊乱,导致卵巢长期不能排卵。临床表现:闭经、月经稀发,或不规则子宫出血,不孕,多毛,肥胖等。中医认为,本病属于肾虚,天癸迟滞,脾虚痰湿,冲任不调,胞脉阻塞。

我治多囊卵巢综合征,以辨证为基础,以彩超报告卵泡囊数目及子宫内膜厚度为依据,以益气化痰散结为主进行治疗。自拟方黄芪六君子汤加味:黄芪

30g、党参 15g、白术 15g、茯苓 15g、甘草 10g、砂仁 10g、当归 15g、川芎 10g、熟地 30g、仙茅、淫羊藿各 15g、枸杞子 15g、浙贝母 10g、薏苡仁 30g、皂角刺 15g、姜枣引，水煎服，日一剂。

功效：健脾养血，化痰散结。

主治：多囊卵巢综合征，气血不足，多囊结聚。

方义：黄芪六君子汤健脾；当归、川芎、熟地养血滋阴；浙贝母、薏苡仁、皂角刺化痰散结，清除多囊。共奏健脾养血、化痰散结之效。

[临床应用]

1. 子宫内膜大于 10mm，加桃仁 10g、红花 15g、水蛭 15g，活血通经。

2. 月经淋漓不断，加荆芥 15g、地榆 30g、仙鹤草 30g。

一般来讲，彩超报告显示，每个切面囊泡十数个者，一月可愈；数十个者，3个月左右可恢复正常。

（十）崩漏

崩漏，月经非时而下，量多如注或淋漓不净者称之。我治崩漏，多用中西医结合法治疗，参考月经量变通，主方养膜汤。

[临床应用]

血虚者，加阿胶 10g、荆芥 15g、地榆 30g、仙鹤草 30g、旱莲草 30g、艾叶 10g。

血瘀者，加制大黄 10g、山楂 10g、茜草 10g。

血热者，去黄芪、党参，加黄连 10g、黄柏 15g、侧柏叶 15g、制大黄 6g。

（十一）痛经

痛经，凡在经期或行经前后，出现周期性小腹疼痛，或痛引腰骶，甚则剧痛昏厥者称之。

我认为，痛经属于寒证虚证较多，以温通法为主，自拟方痛经汤：黄芪 30g、党参 15g、白术 15g、茯苓 15g、甘草 10g、砂仁 10g、当归 15g、川芎 15g、白芍 30g、延胡索 30g、三七 6g、酸枣仁 30g、乌药 15g、小茴香 6g、姜枣引，水煎服，日一剂。

功效：益气养血活血，散寒止痛。

主治：虚寒痛经。

方义：黄芪六君子汤益气健脾；当归、川芎、延胡索、三七活血养血止痛；乌药、小茴香散寒止痛；酸枣仁养心安神。共奏益气养血、活血化瘀、散寒止痛之效。

[临床应用]

1. 气滞血瘀：加柴胡 10g、香附子 15g。

2. 寒凝胞中：加吴茱萸 6g、桂枝 10g、艾叶 10g。

3. 气血虚弱：加熟地 30g、枸杞子 15g。

4. 肝肾虚损:加山茱萸 15g,巴戟天 15g。

5. 子宫发育不良:加紫河车 5g,阿胶 10g。

6. 子宫内膜异位症:加制乳香、制没药各 10g,制川乌 10g。

(十二) 月经前后诸症

月经前后诸症,凡月经期前后或正值经期,周期性反复出现乳房胀痛、泄泻、肢体水肿、头痛身痛、吐血衄血、口舌糜烂、疹块瘙痒、情志异常或发热等一系列症状者称之。

我认为,本病治疗以疏以活为主,用逍遥散加减:柴胡 10g,当归 15g,白芍 15g,甘草 10g,乌药 10g,酸枣仁 30g,远志 10g,夜交藤 30g,姜枣引,水煎服,日一剂。

功效:疏肝解郁,养心安神。

主治:月经前后诸症。

方义:柴胡疏肝解郁;当归、白芍养肝活血;酸枣仁、远志、夜交藤养心安神;甘草调和诸药。共奏疏肝解郁、养心安神之效。

[临床应用]

1. 乳房胀痛:加蒲公英 30g,王不留行 30g,橘核仁 15g。

2. 经行泄泻:加白术 15g,白豆蔻 15g,石榴皮 15g。

3. 经行水肿:加白术 15g,泽泻 30g,桂枝 10g。

4. 经行头痛:加川芎 15g,蔓荆子 30g,菊花 15g。

5. 经行发热:加葛根 15g,地骨皮 30g。

6. 经行身痛:加三七 10g,延胡索 15g。

7. 经行吐衄:加竹叶 10g,白茅根 30g,川牛膝 15g。

8. 经行口糜:加竹叶 10g,白茅根 30g,五倍子 10g。

9. 经行风疹:加土茯苓 30g,秦皮 15g,蛇床子 30g。

10. 经行情志异常:加郁金 15g,酸枣仁 30g,远志 10g,夜交藤 30g。

(十三) 绝经期前后诸症

绝经期前后诸症,妇女在绝经期前后的一段时间内,围绕月经紊乱,或绝经出现烘热汗出、烦躁易怒、潮热面红、眩晕耳鸣、心悸失眠、腰背酸痛、目浮肢肿、皮肤蚁走样感、情志不宁等症状者称之。相当于西医学的绝经期综合征、卵巢功能早衰等,发病年龄多在 40~60 岁。

我认为,肾虚,阴阳失衡为本,月经紊乱,烘热汗出,心烦意乱为标,阴阳失衡以阳虚为主。《内经》曰,阳气者,若天与日,失其所则折寿而不彰,说明阳气在人体的重要性。再看病人表现:虽然面红耳赤,但乍红乍白,或面色苍白,汗后恶风怕寒;虽心烦易怒,但自述焦虑郁闷,精神不振,从而可以得出,更年期以阳虚为本。我治更年期综合征,以补肾阳为主,兼补肾阴,达到阴阳平衡,而病可愈。子宫内膜不长,雌激素水平下降,与肝肾关系密切,我用养膜汤加减治疗。

[临床应用]

1. 心肾不交:加生地 15g,丹皮 15g。

2. 悲伤欲哭:加小麦 30g,生龙牡各 30g,石菖蒲 15g。

3. 恶寒重:加附片 10g,肉桂 10g。

二、带下病

带下病,带下是指妇人带下量增多,色质气味异常,伴全身或局部症状者。

我治带下病,抓住湿、热、虚三个字,分湿热、虚寒。内服药治本,外洗方治标,标本兼顾,疗效明显。虚证属于代谢障碍,湿热属于感染性疾病。

虚带用黄芪六君子汤加减,黄芪 30g,党参 15g,白术 15g,茯苓 15g,甘草 10g,苍术 15g,薏苡仁 30g,白果 10g,山药 30g,地榆 30g,姜枣引,水煎服,日一剂。

功效:健脾祛湿,调固冲任。

主治:诸虚带下。

方义:黄芪、党参益气升提;苍术、白术、薏苡仁、茯苓健脾化湿;山药、地榆、白果调固冲任;甘草调和诸药。共奏健脾除湿、调固冲任之效。

[临床应用]

1. 血虚:加当归 15g,熟地 30g,枸杞子 15g。

2. 腰酸痛:加杜仲 15g,桑寄生 30g,川续断 15g。

3. 腹痛:加橘核仁 15g,乌药 10g,小茴香 6g。

4. 带下清稀:加肉桂 5g,金樱子 30g,乌贼骨 30g。

5. 带下伴有血丝:加仙鹤草 30g,旱莲草 30g,三七 10g;色暗红加制大黄 6g,茜草 10g。

6. 心神不宁:加远志 10g,酸枣仁 30g,夜交藤 30g。

7. 孕妇:加桑寄生 30g,川续断 15g。

湿热带下:带下量多,色黄或呈脓样,或豆渣样,臭秽黏稠,外阴瘙痒,小便黄短,口苦胸闷,小腹作痛,舌苔黄腻,脉滑数。治疗以清热利湿,止带。

自拟湿热方加味:黄连 6g,黄柏 15g,白蔻仁 15g,砂仁 10g,炒莱菔子 15g,川牛膝 15g,苍术 15g,薏苡仁 30g,蒲公英 30g,紫花地丁 30g,泽泻 30g,苦参 10g,姜枣引,水煎服,日一剂。

功效:清热祛湿止带。

主治:湿热带下,感染性带下。

方义:黄连、黄柏、苦参、蒲公英、紫花地丁清热祛湿;白蔻仁、砂仁、苍术健脾燥湿;薏苡仁、泽泻健脾利湿;川牛膝活血利湿;炒莱菔子理气和胃。共奏清热除湿止带之功。

[临床应用]

1. 湿热重,加土茯苓 30g,蚤休 15g。

2. 带血,加地榆 30g,制大黄 10g,丹皮 15g,小蓟 30g。

3. 孕妇,加桑寄生 30g,川续断 15g。

三、不孕症

不孕症,夫妇同居 2 年以上,配偶生殖功能正常,未避孕而未受孕者,或曾孕育过,未避孕又 2 年以上未受孕者称之。前者为原发性不孕,后者为继发性不孕。

盆腔因素引发的不孕症,多属于虚实兼杂症,治疗以祛邪为主,理气活血为法,我治疗盆腔性不孕症方:黄芪六君子汤合少腹逐瘀汤加减,黄芪六君子汤健脾化湿,少腹逐瘀汤散寒活血,相得益彰。

[临床应用]

1. 肾阳虚:加鹿角胶 6g,肉桂 6g,乌药 15g。

2. 肾阴虚:加生地 15g,女贞子 30g,白芍 30g。

3. 肝郁:加柴胡 10g,郁金 15g,白芍 30g。

4. 痰湿:加苍术 15g,薏苡仁 30g,半夏 10g。

5. 血瘀:加制乳香、制没药各 10g,小茴香 6g,延胡索 30g。

6. 慢性输卵管炎:加败酱草 30g,王不留行 30g,路路通 15g。

7. 盆腔粘连:加薏苡仁 30g,皂角刺 15g,地龙 15g,浙贝母 10g。

8. 盆腔炎:加制乳香、制没药各 10g,白花蛇舌草 30g,败酱草 30g。

9. 输卵管积液:加泽泻 30g,猪苓 30g,桂枝 10g。

10. 子宫内膜异位症:加制乳香、制没药各 10g,延胡索 15g,橘核仁 15g。

11. 子宫内膜炎:加败酱草 30g,桂枝 10g,炒白芍 30g。

12. 子宫肌瘤:加穿山甲 5g,浙贝母 10g,薏苡仁 30g,皂角刺 15g。

13. 免疫性不孕症:加土茯苓 30g,秦皮 10g,蛇床子 30g。

排卵障碍性不孕症:黄芪六君子汤合温经汤加减,黄芪六君子汤健脾化湿,温经汤温经散寒通络,有一定疗效。

[临床应用]

1. 肾阳虚:加鹿角胶 6g,肉桂 6g,蛇床子 30g,胡芦巴 15g。

2. 肾阴虚:加生地 15g,山萸肉 15g,女贞子 30g。

3. 肝郁:加柴胡 10g,香附子 10g,炒白芍 15g。

4. 痰湿:加陈皮 10g,半夏 10g,苍术 15g。

5. 持续性无排卵:加鹿茸 2g,龟板 30g,桂枝 10g。

6. 多囊卵巢综合征:加浙贝母 10g,薏苡仁 30g,皂角刺 15g。

7. 卵巢功能早衰:加肉桂 6g,附片 10g,紫河车 5g,胡芦巴 10g。

8. 性腺发育不良:加紫河车 6g,肉桂 5g,胡芦巴 10g。

9. 高泌乳素血症:加麦芽 100g,蒲公英 30g,小茴香 6g。

10. 黄素化卵泡不破裂综合征:加桃仁 10g,红花 15g,皂角刺 15g。

四、妊娠病

(一) 妊娠恶阻

妊娠早期出现恶心呕吐,头晕厌食,恶闻食味或食入即吐,简称妊娠恶阻。主要是冲气上逆,肝气犯胃。治疗以调气和中、降逆止呕为主。

我治妊娠反应,用清肝安胃法有效。连苏饮加味:黄连 6g,苏叶 10g,砂仁 10g,桑寄生 30g,竹茹 30g,姜枣引,水煎服,日一剂。

功效:清肝安胃,补肾安胎。

主治:妊娠恶阻,肝胃不和。

方义:连苏饮清肝和胃,竹茹、砂仁降逆止呕,桑寄生补肾安胎。共奏清肝和胃、补肾安胎之效。

[临床应用]

1. 脾虚胃弱:加黄芪 15g,白术 15g,党参 10g。

2. 阴虚干呕:加沙参 15g,石斛 10g,地骨皮 15g。

3. 低热心烦:加栀子 10g,豆豉 10g,酸枣仁 15g。

(二) 妊娠腹痛

妊娠腹痛,妊娠期间小腹疼痛,反复发作称之,又称胞阻。

我治妊娠胞阻,黄芪六君子汤加味:黄芪 30g,党参 15g,白术 15g,茯苓 15g,甘草 10g,砂仁 10g,当归 10g,白芍 30g,橘核仁 15g,桑寄生 30g,姜枣引,水煎服,日一剂。

功效:养气血,安胎气,止腹痛。

主治:妊娠腹痛,气血两虚。

方义:黄芪六君子汤补气健脾;当归、白芍养血柔肝;砂仁、橘核仁理气;桑寄生安胎。共奏养气血、安胎止痛之效。

[临床应用]

1. 血虚:加熟首乌 15g,枸杞子 15g。

2. 虚寒:加艾叶 10g,桂枝 6g,阿胶 10g。

3. 气滞:加柴胡 10g,苏梗 10g。

（三）胎动不安、胎漏

胎漏，妊娠期间，阴道不时有少量出血，或淋漓不断，而无小腹坠胀及腰酸腹痛者称之。若妊娠期间腰酸腹痛下坠，或伴少量阴道出血者，称为胎动不安。西医学的先兆流产可以参考。

胎漏、胎动不安，属气血两虚者居多，不能养育胚胎，所以发生胎漏和胎动不安。治疗以补肾固胎，益气养血为主。

我治此病，用黄芪六君子汤加味：黄芪 30g，党参 15g，白术 15g，茯苓 15g，甘草 10g，砂仁 10g，当归 10g，白芍 30g，阿胶 10g，桑寄生 30g，杜仲 15g，艾叶 10g，姜枣引，水煎服，日一剂。

功效：固肾安胎，益气养血止血。

主治：胎漏、胎动不安虚证。

方义：黄芪、党参益气；当归、白芍、阿胶、艾叶养血止血；白术、茯苓健脾；杜仲、桑寄生固肾安胎，甘草调和诸药。共奏固肾安胎、益气养血止血之功。

[临床应用]

1. 肾气虚：加狗脊 15g，川续断 15g。

2. 气血虚：加生熟地各 15g，枸杞子 15g。

3. 血热出血：加黄芩 10g，生地 15g。

4. 外伤：加砂仁 10g，菟丝子 30g，酸枣仁 15g。

5. 堕胎小产：加桃仁 10g，红花 15g，川牛膝 15g。

6. 滑胎：加鹿角胶 6g，川续断 15g，菟丝子 30g。

7. 胎萎不长：加紫河车 6g，桂枝 10g，枸杞子 10g。

8. 药物流产不全：加桃仁 10g，红花 15g，制大黄 10g。

9. 宫缩：加升麻 15g，乌药 15g，肉桂 6g。

（四）妊娠杂症处理

妊娠杂症属于妊娠期间的一组证候。我用黄芪六君子汤为基础方，随症加减。

1. 妊娠心烦：加栀子 10g，淡豆豉 10g，桑寄生 30g，砂仁 10g。

2. 妊娠头晕：加天麻 10g，枸杞子 10g，菊花 10g。

3. 妊娠肿胀：加泽泻 15g，大腹皮 15g，猪苓 15g。

4. 胎气上逆：加苏梗 10g，大腹皮 15g。

5. 妊娠失音：加石菖蒲 10g，桔梗 10g。

6. 妊娠咳嗽：加前胡 10g，射干 10g，杏仁 6g。

7. 胎水肿满：加大腹皮 30g，泽泻 15g，木瓜 15g。

8. 胎水不足：加沙参 15g，玉竹 15g，麦冬 15g。

9. 小便淋痛：加车前子 15g，竹叶 10g，白茅根 15g。

10. 小便不通:加升麻 15g,桂枝 10g,桔梗 10g,或导尿。

11. 胆汁淤积:加茵陈 30g,栀子 10g,柴胡 10g。

12. 溶血症:加茵陈 30g,栀子 10g,蒲公英 30g,桑寄生 30g。

13. 前置胎盘:加升麻 15g,艾叶 10g,黄芪加量至 60g。

五、产后病

(一) 产后发热

产后发热,产褥期内发热称之。目前来看,产后发热属于感冒者较多。

治疗:上感六合汤合玉屏风散加减。金银花 30g,连翘 15g,桔梗 10g,甘草 10g,鱼腥草 30g,炒莱菔子 10g,黄芪 15g,白术 15g,防风 10g,王不留行 30g,姜枣引,水煎服,日一剂。灵活加减。

(二) 恶露不净

恶露不净,产后持续 3 周以上,仍淋漓不断者称之。临床多属于虚证,用黄芪六君子汤加味:黄芪 30g,党参 15g,白术 15g,茯苓 15g,甘草 10g,砂仁 10g,当归 10g,白芍 30g,阿胶 10g,艾叶 10g,荆芥 15g,地榆 30g,王不留行 30g,姜枣引,水煎服,日一剂。

(三) 产后身痛

产后身痛,产妇在产褥期内出现肢体关节酸痛、麻木、重着者称之,俗称产后风。多为产后受凉引起。我治产后身痛,用独活寄生汤合黄芪六君子汤加减:黄芪 30g,党参 15g,白术 15g,茯苓 15g,甘草 10g,砂仁 10g,当归 10g,白芍 30g,阿胶 10g,独活 15g,桑寄生 30g,制川乌 6g,王不留行 30g,姜枣引,水煎服,日一剂。

[临床应用]

1. 恶露不净:加荆芥 10g,地榆 5g,益母草 15g。

2. 腰痛如折:加狗脊 30g,枸杞子 15g。

3. 四肢肿胀:加苍术 15g,羌活 15g,薏苡仁 30g。

(四) 产后缺乳和乳汁自流

产后乳汁不足,指奶水不足;乳漏,也叫乳汁自流。

我诊断此病,乳房软者为虚,乳房硬者为实。虚者气血虚,实者肝气滞。虚则补之,实则泻之。缺乳有虚有实,虚者多,乳漏一般属虚。

我治此病,虚者用自拟益气养血生乳汤:黄芪 30g,党参 15g,白术 15g,茯苓 15g,甘草 10g,砂仁 10g,当归 10g,川芎 10g,熟地 30g,鹿角霜 15g,王不留行 30g,蒲公英 30g,姜枣引,水煎服,日一剂。

功效:益气养血,生乳通乳。

主治:气血两虚缺乳,乳漏。

方义:黄芪、党参益气;鹿角霜、王不留行、蒲公英生乳行乳;白术、茯苓、砂仁健脾;当归、川芎、熟地养血;甘草调和诸药,共奏益气养血、生乳行乳之效。

[临床应用]

1. 纳差便溏:加白扁豆 15g,陈皮 15g。

2. 乳汁自流:去王不留行,加金樱子 15g,升麻 10g。

3. 乳硬胀满:去黄芪、党参,加柴胡 10g,青皮 10g,橘络 10g。

4. 乳房胀痛:加丝瓜络 15g,路路通 15g,天花粉 10g。

(五) 产后抑郁症

产后抑郁症,指产妇在产褥期出现抑郁状态,主要表现为情绪低落、惊恐、失眠、悲观等。

中医治疗,疏肝健脾,安宁心神。我治产后抑郁症,用黄芪六君子汤合道遥散加减,黄芪 30g,党参 15g,白术 15g,茯苓 15g,甘草 10g,砂仁 10g,当归 10g,芍药 30g,酸枣仁 30g,远志 10g,夜交藤 30g,石菖蒲 10g,郁金 10g,柴胡 10g,姜枣引,水煎服,日一剂。

功效:疏肝益气,安宁血室。

主治:产后抑郁症,气血虚伴有肝郁气滞者。

方义:黄芪六君子汤益气健脾;柴胡、当归、白芍疏肝养血解郁;酸枣仁、远志、夜交藤养血安神;石菖蒲、郁金调理阴阳,开窍醒智。共奏益气养肝疏肝、开窍安神之效。

[临床应用]

1. 孤独者:加合欢皮 15g,胆南星 10g,半夏 10g。

2. 低评价:加桂枝 10g,益智仁 15g。

3. 被动:加附片 6g,干姜 6g,益智仁 15g。

4. 生活信心不足:加仙茅、淫羊藿各 15g,枸杞子 15g。

第四节　儿科述要

一、外感病

(一) 急性上呼吸道感染

急性上呼吸道感染,是指各种病原体引起上呼吸道的急性感染,俗称感冒,是小儿最常见的疾病。我治本病,用自拟方小儿上感六合汤加减治疗,疗效较好。

小儿上感六合汤:金银花 15g,连翘 10g,桔梗 6g,甘草 6g,鱼腥草 15g,炒莱菔子 10g,前胡 10g,射干 10g,杏仁 5g,制大黄 3g,姜枣引,水煎服,日一剂。

特别说明:本节方药剂量,均为 8 岁左右儿童用药剂量,各年龄段儿童用药要按照标准调节。

功效:辛凉解表,宣肺清热。

主治:风热外感。

方义:金银花、连翘辛凉解表,抗病毒为先,鱼腥草、桔梗、前胡、射干、杏仁宣肺化痰止咳;炒莱菔子、制大黄理气消积。共奏辛凉解表、宣肺清热之效。

[临床应用]

1. 热重:加葛根 10g,柴胡 15g,或加羚羊角粉 1g,冲服。

2. 咽痛,红肿充血:加玄参 10g,生地 10g。

3. 风寒型:去金银花、连翘、鱼腥草,加羌活 10g,防风 10g,荆芥 6g。

4. 痰多黄稠:加竹茹 15g,川贝 2g,薄荷 5g。

5. 食积奶积:加焦三仙各 10g,鸡内金 10g,川朴 6g。

6. 惊惕不安:加钩藤 6g,僵蚕 6g,蝉蜕 10g。

7. 腺样体肥大:加苍耳子 6g,白芷 10g,辛夷 10g。

(二) 手足口病

手足口病,是由肠道病毒感染引起的传染性疾病。临床见发热、口腔和四肢末端的斑丘疹,重者可并发脑膜炎、脑脊髓炎、肺水肿和循环障碍。本病类似于中医疹毒,风热毒邪袭表而发病,辛凉疏表、凉血解毒治疗有较好疗效。

我治手足口病,自拟方:金银花 15g,连翘 10g,土茯苓 10g,秦皮 10g,当归 10g,地骨皮 15g,甘草 10g,紫草 10g,丹皮 10g,薏苡仁 15g,炒莱菔子 10g,板蓝根 15g,姜枣引,水煎服,日一剂。

功效:辛凉疏表,凉血解毒消疹。

方义:金银花、连翘、板蓝根辛凉解毒;土茯苓、秦皮解毒抗敏;当归、紫草、地骨皮、丹皮凉血解毒;薏苡仁利湿解毒消疹;炒莱菔子、甘草解毒和胃。共奏辛凉疏表、凉血解毒消疹作用。

[临床应用]

1. 风热:加柴胡 10g,葛根 10g。

2. 口干咽痛:加射干 10g,桔梗 6g。

3. 便秘腹痛:加制大黄 6g,炒白芍 15g。

❧ 二、内伤病 ❧

(一) 小儿疳积

小儿疳积,分为积滞和疳证,积滞是指小儿伤乳、停食,积而不消,气滞不行的胃肠疾病。疳证为久病羸瘦,全身营养不良的临床病症。我认为,积滞是常见的饮食所伤导致的消化不良症,疳证是由多种疾病引起的体质衰弱表现,多由于感染性疾病迁延不愈所导致。

我治疳积,自拟方疳积散:焦三仙各 10g,鸡内金 10g,制鳖甲 10g,制大黄 5g,姜枣引,水煎服,日一剂。

功能:消积导滞,和胃健脾。

方义:焦三仙、鸡内金消食和胃;制鳖甲消积补骨;制大黄导滞厚肠。共奏消积导滞、和胃健脾之效。

[临床应用]

1. 脾胃虚弱:加白术 10g,白豆蔻 6g。

2. 脾胃虚寒:加附片 3g,干姜 6g。

3. 脾虚虫积:加使君子 5g,乌梅 5g。

4. 慢性乙肝:加炙蟾皮 2g,茵陈 10g。

5. 糖尿病:加鬼箭羽 10g,乌梅 10g,草薢 10g。

(二) 小儿多动症

小儿多动症,注意缺陷障碍,又称儿童多动综合征。多动,注意力不集中,认知障碍和学习困难,智力基本正常。中医认为该病属于稚阴稚阳之体发育不完善,调节能力差所致。

我认为,小儿多动症属于热毒扰神所致,治疗应当解毒清热,养心安神益智。应当注意多动症与调皮、娇惯撒泼相鉴别。

自拟方,解毒安神汤:金银花 10g,连翘 10g,土茯苓 10g,秦皮 6g,当归 10g,地骨皮 15g,制鳖甲 15g,石菖蒲 10g,郁金 10g,酸枣仁 15g,炒莱菔子 10g,白术 10g,益智仁 10g,姜枣引,水煎服,日一剂。

功效:清热解毒,养心益智安神。

主治:儿童多动症,属于肺胃热邪偏盛者。

方义:金银花、连翘、土茯苓、秦皮清热解毒;地骨皮凉血解毒,当归、制鳖甲养肝镇肝;石菖蒲、郁金、酸枣仁、益智仁开窍醒神,安神益智;炒莱菔子、白术健脾和胃。共奏清热解毒、养心益智安神之效。

[临床应用]

1. 注意力缺陷:加远志 6g,夜交藤 15g,菊花 10g。

2. 活动过多:加生龙牡各 15g,龟板 10g。

3. 冲动性强:加龙胆草 5g,白芍 15g。

4. 学习困难:加浙贝母 5g,木香 5g。

5. 神经系统功能性失调:加枸杞子 10g,菊花 10g,熟地 10g。

6. 行为品行异常:加龟板 15g,黄连 6g。

第五节 皮科述要

一、荨麻疹

荨麻疹俗称风疹块,是皮肤黏膜由于暂时性血管渗透性增加而发生的局限性水肿。本病相当于中医的风证,治疗宜疏风解表,抗敏化湿止痒。

我常用解毒抗敏汤加减:金银花 30g,连翘 15g,土茯苓 30g,秦皮 15g,当归 15g,地骨皮 30g,蛇床子 30g,地肤子 15g,白鲜皮 15g,羌活 15g,甘草 15g,姜枣引,水煎服。

功效:解毒,疏风解表,抗敏化湿止痒。

主治:各型荨麻疹及其他过敏性皮肤病。

方义:金银花、连翘、土茯苓、秦皮疏风解表;当归、地骨皮活血解毒;蛇床子、地肤子、白鲜皮、羌活祛风止痒;甘草解毒调和药性。共奏解毒疏风解表、抗敏化湿止痒之效。

[临床应用]

1. 急性荨麻疹:加荆芥 10g,射干 15g,炒白芍 15g,浮萍 15g,解表和血。

2. 慢性荨麻疹:加苍术 15g,黄芪 30g,加强免疫调节力。

3. 皮肤划痕症:加薏苡仁 30g,泽泻 15g,利湿解毒。

4. 寒冷性荨麻疹:加桂枝 10g,白芍 15g,白附子 6g,温阳解表。

5. 日光性荨麻疹:加牡丹皮 15g,生地 15g,凉血解毒。

6. 压力性荨麻疹:加丹参 15g,黄芪 15g,改善局部血液循环。

7. 热性荨麻疹:加牡丹皮 15g,生地 15g,地榆 30g,凉血解毒。

8. 震颤性荨麻疹:加生龙牡各 30g,龟板 30g,镇静抗敏。

9. 胆碱能性荨麻疹:受热,情绪紧张,进食热饮等后发作,加乌梅 15g,黄芩 10g,柴胡 10g,解表抗敏。

10. 接触性荨麻疹:接触食物防腐剂、添加剂后发作,加羌活 15g,防风 15g,全蝎 10g,荆芥 10g,祛风解毒。

11. 运动性荨麻疹:运动 5~30 分钟后发生,加柴胡 10g,白芍 15g,葛根 15g,解肌退疹。

12. 血管性水肿,又称巨大荨麻疹,中医称之为唇风等,加白芷 15g,防风 15g,薏苡仁 30g,祛风利湿消肿。

二、银屑病

银屑病是免疫障碍多基因遗传性皮肤病,多种环境因素如外伤、感染及药物等均可诱导易感患者发病。银屑病的典型临床表现为鳞屑性红斑或斑块，局部或广泛分布。

我治银屑病主张凉血解毒滋阴法，有一定疗效。内治与外治相结合，内治口服汤药，外治用洗剂，大多有明显疗效，治愈的患者也不少。

自拟方解毒凉血滋阴方：金银花 30g，连翘 15g，土茯苓 30g，秦皮 15g，当归 15g，地骨皮 30g，北沙参 15g，麦冬 15g，玉竹 15g，山药 30g，炒莱菔子 15g，白术 15g，水煎服，日一剂，姜枣引。

功效：解毒凉血，滋阴润燥。

主治：银屑病，阴血不足，热毒偏盛者，慢性期尤宜。

方义：金银花、连翘、土茯苓、秦皮、地骨皮凉血解毒；当归、北沙参、麦冬、玉竹滋阴养血；山药、白术、炒莱菔子健脾益肾。共奏凉血解毒、滋阴润燥之功。

[临床应用]

1. 热毒偏盛：加牡丹皮 15g，水牛角 30g，凉血解毒。

2. 血虚风燥，干燥脱屑肥厚，加生地 30g，玄参 15g，滋阴润肤。

3. 寻常型皮损为红色丘疹或斑丘疹扩展为红色斑块，有蜡滴、薄膜、点状出血现象，舌质偏红，加水牛角 30g，生地 30g，牡丹皮 15g，凉血解毒。

4. 关节型：除皮损外，可出现关节病变，肿胀、疼痛或关节变形，指甲增厚无光泽，骨关节受损，加秦艽 15g，怀牛膝 15g，威灵仙 15g，通利关节。

5. 红皮病型：全身皮肤弥漫性潮红，浸润肿胀并伴有大量糠状鳞屑，发热，表浅淋巴结肿大，加青黛 5g（冲），生地 30g，黄连 6g，解毒凉血润燥。

6. 脓疱型：皮肤出现针尖至粟粒大小淡黄色的浅在性无菌性小脓疱，密集分布，融合成脓糊，伴肿胀疼痛，舌红苔黄厚，脉数。麦冬、沙参、玉竹量加倍，滋阴解毒消脓。

对于各型银屑病：麦饭石药浴有一定疗效。

三、寻常痤疮

寻常痤疮是一种毛囊皮脂腺的慢性分泌性疾病，本病相当于中医之粉刺，多为肺经风热，肠胃湿热，脾失健运，代谢失常，湿热风痰，凝滞于肌肤而生痤疮。中医治疗痤疮一是清肺，二是清胃，三是健脾。

我治疗痤疮用自拟方消痤五草汤。方见第二章第二节。

[临床应用]

1. 肺经风热：口鼻部痤疮、丘疹色红，加枇杷叶 15g，桑皮 15g，清肺消痤。

2. 肠胃湿热：口周部痤疮，加生地黄 30g，升麻 15g，清胃散火。

3. 脾失健运：结节、脓肿、囊肿、瘢痕形成者，去五草加黄芪 30g，薏苡仁

30g,炮山甲 3g(冲),健脾益气,散结消疮。

4. 大黄、芒硝等量为末,水蜜各半调膏外敷,治疗痤疮瘢痕,效果显著。

5. 药物性痤疮:长期服用激素药物所致,满月脸,黑胡须,面带粉刺,加土茯苓 30g,秦皮 15g,薏苡仁 30g,解毒化湿。

6. 月经前痤疮:每于月经前期痤疮发作,月经过后痤疮减轻,加柴胡 10g,白芍 15g,炒桃仁 10g,红花 15g,疏肝解郁活血。

7. 化妆品痤疮:加土茯苓 30g,秦皮 15g,薏苡仁 30g,解毒消肿散结。

外用方:①脓疱型。青黛 50g,冰片 5g,黄柏 20g,黄酒调,外敷局部,注意保湿,每日 1~2 次,每次 1 小时,解毒凉血消疮。②粉刺型。白芷 50g,浙贝母 20g,蝉蜕 50g,乌梅 50g,黄酒调敷局部,每日 1~2 次,每次 1 小时,解毒活血去脂消疮。

第六节　五官科述要

一、耳源性眩晕

耳源性眩晕又称梅尼埃病,是一种特发性膜迷路积水的内耳病。本病属于中医眩晕病范畴。我治本病以化痰利湿安神法,方用半夏白术天麻汤加减:半夏 10g,白术 15g,天麻 15g,泽泻 30g,酸枣仁 30g,当归 15g,黄芪 30g,薏苡仁 30g,炒莱菔子 15g,每日一剂,姜枣引。

功效:化湿祛风,益气活血定眩。

主治:内耳迷路积水性眩晕,属于痰湿上犯型。

方义:半夏、白术、天麻化湿祛风止眩晕;泽泻、薏苡仁利湿醒脾;黄芪、当归益气活血;酸枣仁安神养心;炒莱菔子理气和中。共奏化湿祛风、益气活血定眩之效。

[临床应用]

1. 髓海不足:加熟地 30g,山药 30g,枸杞子 15g,补肾生精。

2. 寒水上泛:加淡附片 10g,桂枝 10g,吴茱萸 6g,温阳化水。

3. 良性位置性眩晕:动则晕,静则休,需保持一定体位,加金钱草 30g,鸡内金 15g,化石止眩。

二、鼻腔炎性疾病

(一) 急性鼻炎

急性鼻炎是由病毒感染引起的鼻腔黏膜急性炎症性疾病。

我治急性鼻炎,自拟方上感六合汤合苍耳子散加减:金银花 30g,连翘

15g,桔梗 10g,甘草 10g,鱼腥草 30g,炒莱菔子 15g,前胡 10g,射干 10g,炒苦杏仁 6g,炒苍耳子 10g,白芷 15g,辛夷 15g,水煎服,姜枣引。

功效:疏散风热,芳香通窍。

主治:风热型急性鼻炎。

方义:上感六合汤疏散风热治本,苍耳子散芳香通窍治标。标本同治,病邪得解,鼻窍得通,其病可愈。

[临床应用]

1. 头痛重:加蔓荆子 30g,川芎 15g,疏风活血止痛。

2. 风寒型:去金银花、连翘、鱼腥草,加羌活 15g,防风 15g,细辛 5g,祛风散寒。

（二）慢性鼻炎

慢性鼻炎是鼻腔黏膜和黏膜下层的慢性炎症性疾病。本病相当于中医之鼻塞,多为肺气虚弱,邪滞鼻窍或邪毒久留气滞血瘀,鼻病久居不愈。本病属虚属瘀,治疗当以补肺脾、化瘀滞、通窍道。

我治慢性鼻炎,自拟方黄芪六君子汤合苍耳子散加减:黄芪 30g,党参 15g,白术 15g,茯苓 15g,甘草 10g,砂仁 10g,炒苍耳子 15g,白芷 15g,辛夷 15g,当归 15g,姜枣引,水煎服,日一剂。

功效:补益肺脾,芳香透窍。

主治:慢性鼻炎,肺脾两虚证。

方义:黄芪六君子补益肺脾,苍耳子散芳香透窍,当归养血活血。共奏补益肺脾、芳香透窍之功。

[临床应用]

1. 慢性肥厚性鼻炎:加浙贝母 10g,薏苡仁 30g,皂角刺 15g,乌梅 15g,化痰散结。

2. 慢性过敏性鼻炎:加蛇床子 30g,桂枝 10g,白芍 15g,鼓舞阳气升腾。

3. 慢性萎缩性鼻炎:加百合 15g,生地黄 15g,白及 15g,滋阴养肺。

4. 鼻息肉:加乌梅 15g,浙贝母 10g,皂角刺 15g,去胬化痰散结。

5. 鼻黏膜糜烂出血:加白及 15g,白茅根 30g,藕节 30g,补肺生肌止血。

三、眼科疾病

（一）糖尿病性视网膜病变

糖尿病性视网膜病变是最常见的视网膜血管病,本病属于中医内障性眼病范畴。我认为补益肝肾、修复脉络是治疗本病的根本。

自拟黄芪六君子汤合桃红四物汤加减:黄芪 30g,党参 15g,白术 15g,茯苓 15g,甘草 10g,砂仁 10g,桃仁 10g,红花 15g,当归 10g,生地 30g,乌梅 15g,鬼箭羽 30g,枸杞子 15g,菊花 15g,三七 6g,水煎服,姜枣引,日一剂。

功效:益气健脾,养血活血,修复脉络。

主治:糖尿病性视网膜病变,气血两虚兼血瘀。

方义:黄芪六君子汤补脾益气;桃仁、红花活血祛瘀;生地、枸杞子、菊花滋肝肾;当归、三七养血止血;乌梅、鬼箭羽降低血糖,治病之本。共奏益气健脾、养血活血、修复脉络之功效。

[临床应用]

1. 阴虚燥热:加麦冬 15g,知母 15g,滋阴清热。

2. 脾肾阳虚:加淡附片 6g,干姜 10g,肉桂 6g,温补肝肾。

3. 眼底出血:加制大黄 6g,血竭 1g(冲),祛瘀止血。

4. 玻璃体积血:加茺蔚子 15g,红花 10g,车前子 15g,活瘀止血。

5. 视网膜血管增生、渗出:加益母草 15g,车前子 15g,活瘀利湿。

(二) 葡萄膜炎

葡萄膜炎是指葡萄膜本身的炎症,但目前国际上通常将发生于葡萄膜、视网膜以及玻璃体的炎症统称葡萄膜炎。本病属于中医内障眼病,中医认为肝肾精血不足,目窍失养,脉络受损,是本病的关键。故治疗以补益肝肾、修复脉络为治疗大法。

我治疗本病用自拟方,解毒抗敏汤合桃红四物汤加减:金银花 30g,连翘 15g,土茯苓 30g,秦皮 15g,当归 15g,地骨皮 30g,枸杞子 15g,菊花 15g,甘草 10g,桃仁 10g,红花 15g,赤芍 15g,三七 6g,石斛 10g,水煎服,姜枣引。

功效:解毒抗炎,滋养肝肾,活血通络。

主治:葡萄膜炎,热毒瘀血型。

方义:金银花、连翘、土茯苓、秦皮解毒调节免疫;枸杞子、菊花、地骨皮、石斛滋养肝肾;桃仁、红花、三七、当归养血活血通络。共奏解毒抗免疫、滋养肝肾、活血通络之功。

[临床应用]

1. 气虚:加黄芪 30g,党参 15g,白术 15g,健脾益气。

2. 阴虚:加生地 30g,麦冬 15g,滋阴清热。

3. 急性虹膜睫状体炎:加黄连 6g,黄芩 15g,蒲公英 30g,紫花地丁 30g,白芷 15g,解毒清热排脓。

4. 并发白内障:加绵萆薢 15g,决明子 15g,泌别清浊。

5. 并发黄斑病变:加泽泻 30g,车前子 30g,利湿消肿。

6. 视网膜新生血管:加小蓟 15g,茜草 15g,凉血活血止血。

7. 继发性青光眼:加茺蔚子 15g,白芍 15g,泽泻 15g,活瘀利湿降眼压。

8. 低眼压及眼球萎缩:加黄芪 30g,升麻 15g,枸杞子 15g,益肝肾,滋房水。

9. 瞳孔缩小:加芜蔚子 15g,柴胡 10g,白芍 15g,炙麻黄 6g,扩瞳。

10. 视物模糊:加熟地 30g,牡丹皮 15g,山药 30g,养肝益肾明目。

11. 玻璃体房水内炎症改变:加竹叶 10g,白茅根 15g,决明子 15g,泌别清浊。

四、复发性口腔溃疡

复发性口腔溃疡,本病相当于中医之口疮。实证者,生于唇、颊、上颚黏膜、舌面等处,如黄豆或豌豆大小的黄白色溃烂点,中央凹陷,呈圆形或椭圆形,周围黏膜鲜红、微肿,溃点数目较多,甚至融合成片,灼热疼痛,说话、进食时加重,可兼见发热、口渴、溲赤,舌红苔黄,脉数等。虚证者,溃烂面如黄豆、绿豆大小,表面灰白,周围黏膜色淡红或不红,溃点数量少,一般 1~2 个,易于反复发作,或此愈彼起,绵延不断,舌红少津,苔少不渴,脉细数。治疗原则:虚则补之,滋阴降火敛疮;实则泻之,泻火解毒敛疮。

我治本病,自拟清胃散新方加减:黄连 6g,生地黄 30g,升麻 15g,细辛 5g,当归 15g,甘草 10g,竹叶 10g,白茅根 30g,三七 10g,五倍子 10g,每日一剂,姜枣引。

功效:清胃泻火,育阴敛疮。

方义:黄连、生地黄清胃泻火,热出肠道;升麻、细辛升发热毒,外出肌表;甘草、竹叶、白茅根清心泻火,热出膀胱;三路清火。当归、三七活血消疮;五倍子敛溃。共奏清热泻火、育阴敛疮之效。

[临床应用]

1. 热盛口燥口渴,加石膏 30g,麦冬 15g,清气育阴。

2. 痛甚者,加醋延胡索 30g,酸枣仁 15g,活血定痛安神。

3. 阴虚火旺,口干痛少津者,去黄连,加知母 15g,清热生津。

另可外用口腔溃疡散:枯矾、冰片、儿茶、五倍子、三七各等份,研末,撒患处,每日 3 次,有一定止痛敛疮之效。

第四章 临床验案

第一节 内科验案

一、呼吸

低热症

2011年2月11日初诊:董某,女性,23岁,患无名低热半年,久治不愈,来看中医。舌质偏红,舌苔薄白,脉弦细。

诊断:不名原因低热,肝气郁滞,血行不畅。

治疗:疏肝解郁,活血透表。自拟方:柴胡20g,枳实15g,白芍15g,甘草10g,青蒿15g,鳖甲30g,地骨皮30g,桃仁10g,红花10g,酸枣仁25g,远志10g,夜交藤30g,姜枣引,水煎服,分早晚饭后半小时各服1次,7剂。

复诊,疗效不确切,再续原方7剂。

再次复诊,热退身凉。为巩固疗效,再进7剂。据后来观察,没有再出现低热情况。

[**按语**] 本例低热辨证属肝气郁滞,血行不畅,方中柴胡、白芍疏肝解郁,升达清阳,合枳实一升一降,开胸行气,使气行则血行,既行血分瘀滞,又解气分郁结。桃仁、红花活血化瘀。鳖甲直入阴分,咸寒滋阴,以退虚热,青蒿芳香清热透邪,引邪外出。二药合用,透热而不伤阴,养阴而不恋邪。酸枣仁、远志、夜交藤养心安神。

气滞血瘀明显,又有焦虑不安,似有神经症状者,选用血府逐瘀汤,疗效很好。如果患感染性疾病,经抗感染治疗以后,没有明显炎症而体温不退者,可以选用青蒿鳖甲汤治疗。特别提出,柴胡必用,量要大,调理枢机,阴阳和谐,热邪自退。

肺癌晚期

2003 年 10 月初诊：张老太，67 岁，2003 年元月，老夫人咳嗽，乏力，久治不见好转，住空军某医院，确诊肺癌，经化疗等方法治疗，有所减轻，到了 10 月，病情恶化，胸腔积液，腹水，憋气，不能饮食，不能起床，几经治疗不见好转，病情继续恶化，好心的大夫劝其家人，出院调理，准备后事。

张老太的丈夫，赵医师，是一位基层医生，长于外科，有很多绝招，我常利用星期天到他那里学习。这一天，只见赵医师精神烦躁，心神不定，后得知老夫人的绝症，我的心里也很沉重。临走时，我给赵医师留下来一个抗癌的药方。

处方：加味子龙丸，用醋大戟、醋甘遂、醋白芥子各等份，研细末，每20g 药末加 1g 真麝香，分装胶囊，每粒 0.5g。用法，每次 1 粒，一日 2 次，饭后口服。

半月后，我又来到赵医师的家，只见赵医师的眉头展开了，面带笑容，急忙招呼我进家落座。他说："自从老伴服你的方药之后，尿量大增，现在可以下床了，也能吃点饭了。"直说得眉飞色舞，激情高涨。

自那时起，一直服我的方药，逐渐地，老太太可以生活自理了，可以洗衣做饭了，可以出门打牌了，可以逛街了。

半年过去了，为了掌握确切的疗效实据，赵医师又带夫人到空军医院复查病情，站在过去的主治大夫和科主任面前时，两位大夫都有些惊呆了。检查结果：胸腔积液基本消净，肿瘤缩小 1/3，人比先前换了个模样，精神多了。科主任问道是在哪里治疗，当他们知道是我治疗的时候，显出一副不可思议的样子，把头点了又点。

2007 年 9 月份复诊，基本情况好转，没有胸腔积液，肿瘤进一步缩小。

2007 年 12 月 14 日上午，张老太来医院治疗感冒，面色红润。仍旧每天服用万金胶囊（加味子龙丸）早晚各 1 粒。2008 年 10 月，张老太太因心肌梗死辞世。

[按语] 肺癌危害极大，常伴胸腔积液、腹水。本方药系《三因极一病证方论》之子龙丸，大戟、甘遂、白芥子攻痰逐饮，主治痰饮伏在胸膈上下，与肺癌胸腹水症吻合，加麝香走窜散结，药力倍增。本例疗效显著，值得进一步深入研究。

过敏性支气管炎

张某，女，20 岁，在京咳嗽 1 月余，治疗不愈，回郑州过节，仍咳，经几家医院治疗，症状不减，后找中医诊疗。按照感染性支气管炎用中药治疗 5 天，咳不减轻。再查血常规，嗜酸性粒细胞异常增高，系过敏性支气管炎，舌质红，舌苔白，脉浮数。

诊断:过敏性支气管炎,风热型。

治疗:疏风解表,抗敏止咳,自拟上感六合汤加减:金银花30g,连翘15g,桔梗10g,甘草10g,炒莱菔子10g,前胡10g,射干10g,乌梅10g,地龙15g,白果10g,丹参15g,杏仁10g,7剂,姜枣引,机器煎药打包,分早晚饭后半小时各服1包。

3月2日复诊:服药3天,每天只咳1次,精神转佳。要求再带药物返京。遂书前药5剂,巩固疗效。

[按语] 本例用金银花、连翘疏散风热;桔梗、甘草、炒莱菔子、前胡、射干、杏仁清热润肺,利咽止咳;丹参活血化瘀,改善肺部及支气管血液循环;乌梅、地龙、白果有较好的抗敏止咳作用,达到疏风解表、抗敏止咳作用。

急性支气管炎(孕期)

禹女士,28岁,2007年12月2日初诊。

病情简介:怀孕2月余。近日受凉,发热、咳嗽、吐黄痰半月,注射消炎药,低热不退,咳嗽不减,朋友介绍来看中医。舌质偏红,舌苔薄黄。

诊断:急性支气管炎,风热犯肺证。

治疗:疏风清热安胎,自拟上感六合汤加减:金银花30g,连翘15g,桔梗10g,甘草10g,陈皮10g,半夏10g,鱼腥草30g,砂仁15g,桑寄生30g,川贝母5g,射干15g,柴胡30g,生姜3片,大枣3枚。5剂。机器煎药,分早晚饭后各服1包。

12月7日复诊:热退,基本不咳,痰少色白。

处理:上方去柴胡,3剂,用法用量同前。

12月11日复诊:一切如常。不须用药,多饮水、多休息,饮食调理。

[按语] 本例用金银花、连翘辛凉解毒为主,鱼腥草、桔梗清肺解毒为辅,射干、川贝清肺化痰止咳,柴胡退热,陈皮、半夏理气燥湿,化痰止咳,甘草调和诸药,加砂仁、桑寄生保孕妇,护胎儿,安全治愈孕期上呼吸道感染疾病。

神经性咳嗽

2009年3月13日初诊:赵女士,36岁,反复咳嗽1年余,常随情绪变化而变化,时轻时重,不曾间断。胸片、CT检查未见异常,抗生素治疗无效。舌质红,舌苔白,脉弦细。

诊断:神经性咳嗽,肺经风热。

治疗:肺心两调。自拟上感六合汤加减:金银花30g,连翘15g,桔梗10g,甘草10g,鱼腥草30g,炒莱菔子10g,酸枣仁30g,远志10g,夜交藤30g,射干15g,前胡15g,杏仁15g,香附子15g,生姜3片,大枣3枚,7剂,机器煎药打包,分早晚饭后半小时各服 1 包。

5 月 15 日复诊:服药后一直没再咳嗽。

[**按语**] 本例用金银花、连翘辛凉解毒、疏散风热,鱼腥草、桔梗清肺解毒化痰,前胡、射干、杏仁清肺化痰止咳,甘草、炒莱菔子理气化痰和胃,甘草兼调和诸药。酸枣仁、远志、夜交藤养心安神,香附疏肝解郁,木火不刑金,咳嗽自止。

咳嗽是最常见的病症之一,主要是肺系病变所致,但也不尽然,《黄帝内经》讲:五脏六腑皆令人咳,非独肺也。有心性咳嗽、肾性咳嗽、肝性咳嗽、膀胱性咳嗽、小肠性咳嗽、大肠性咳嗽等,这里所说的咳嗽,既有主要病因病机的一面,也有兼症的一面。神经性咳嗽的最大特点是咳嗽与精神情志有关,即随情志的变化而变化,干咳、少痰或无痰。

习惯性感冒

2011 年 12 月 25 日,彭男士,40 岁,浴池搓澡工,整天在澡堂里工作,自述:"浴池当搓澡工 8 年,澡堂里湿气大,终日头脑发涨,浑身沉困,一出澡堂子就怕风寒,鼻塞喷嚏,咳嗽。吃过不少药,打过不少针,就是治不了我的病。"舌质淡,舌苔白,脉细。气虚不振,阳气被寒湿所郁遏,阴阳不调而发病。

诊断:习惯性感冒,肺脾两虚,阳气郁遏。

治疗:益气健脾,温阳化湿,黄芪六君子汤合九味羌活汤加减:黄芪 30g,党参 10g,白术 15g,茯苓 15g,甘草 10g,木香 10g,砂仁 15g,制附片 6g,藿香 15g,白芷 15g,羌活 15g,焦三仙各 15g,川芎 15g,姜枣引,7 剂。水煎服,每日 1 剂。

复诊:自觉头脑清爽,一身轻松,再用前药方 1 周,巩固疗效。

复诊:平安。用补中益气丸和藿香正气丸调理,以绝其忧。

[**按语**] 习惯性感冒的表现不尽相同,但免疫力低下是其共同特点,所以在治疗上必须把提高免疫力放在首位,本方中黄芪、党参补气,白术、茯苓健脾,砂仁理气化湿和胃,甘草中和药性,共达益气健脾之功效。藿香、白芷、羌活芳香化湿,附片振奋阳气,本例患者整天在阴暗潮湿环境里工作,潮湿郁遏阳气,免疫力下降。用益气化湿药物治疗,羌活、白芷、藿香起到关键作用,即阳光照,阴霾除。

二、消化

地图舌

2008 年 9 月 1 日就诊。王女士,48 岁,患地图舌 1 年余,舌尖疼痛,舌苔花剥,影响饮食。舌质红,舌苔黄厚腻,脉弦滑。

诊断:地图舌,湿热证。

治疗:清利湿热,方用新清胃散加减:黄连 10g,升麻 15g,石膏 30g,炒莱菔子 10g,酸枣仁 30g,香附子 10g,焦三仙各 15g,甘草 10g,栀子 15g,羌活 15g,5剂,机器煎药打包,分早晚饭后半小时各服 1 包。忌食辛辣食物。

复诊 2 次,舌面平复,舌苔薄白,饮食恢复正常。停药观察,忌食辛辣。

[**按语**]　本方中,黄连、栀子苦寒泻火,升麻散火解毒,石膏清胃热,炒莱菔子、焦三仙消食理气和胃。羌活、香附子,化湿疏肝和胃,甘草解毒,调和诸药,共奏清胃凉血之功。每遇到此类疾患,必用羌活、香附子,疏肝和胃,疗效较好。

肝硬化

胡先生,男士,47 岁,2008 年初春出现黄疸、腹水,住院治疗。查肝功能异常,B 超、CT 检查提示肝脏有阴影,怀疑肿瘤或肝硬化等,病人拒绝肝脏穿刺检查而出院,转中医治疗。气短乏力,舌质暗红,舌苔薄白,脉细涩。

诊断:肝积,属肝积血瘀,气血不畅。

治疗:益气养血,活血通络,方用黄芪六君子汤加减:炒白芍 15g,白花蛇舌草 30g,败酱草 30g,莪术 15g,桃仁 10g,红花 15g,炒莱菔子 10g,鳖甲 30g,三仙各 15g,白术 15g,黄芪 30g,砂仁 15g,鸡内金 20g,柴胡 15g,阿胶(冲服)10g,茵陈 50g,生姜 3 片,大枣 3 枚,水煎,分早晚饭后各服 1 包。忌食辛辣酒食。

连服 40 剂药后复查:B 超示肝硬化及肝功能明显好转。

2008 年 9 月 2 日复诊:已经用本方加减治疗 3 月余,饮食正常,基本生活正常,并下地劳动。取中药 10 剂,继续治疗康复。

[**按语**]　本案例采用纯中药治疗,方中炒白芍柔肝止痛,敛阴养血,白花蛇舌草抗癌防恶变,鳖甲软坚散结,桃仁、红花、莪术活血化瘀通络,黄芪、白术、阿胶益气健脾养血,鸡内金、三仙健脾化积,柴胡疏肝理气。本例中鳖甲、白花蛇舌草有一定软坚散结、防恶变作用。

结肠息肉

2016 年 9 月 25 日初诊:刘姓患儿,6 岁,结肠息肉反复发作 3 年,在 301 医院三次镜下切除,仍有新生息肉。大便带血,消瘦,腹痛、腹泻,不能上学,来看中医。舌质淡,舌苔白,脉虚细。属于气血两虚,痰瘀互结。

诊断:慢性结肠炎并结肠息肉,属于气血两虚,痰血郁结。

治疗:补益气血,化痰散结。自拟方:黄芪 15g,当归 10g,焦三仙各 10g,鸡内金 10g,薏苡仁 15g,莪术 10g,瓜蒌 15g,炒莱菔子 10g,苍术 15g,乌梅 15g,决明子 10g,穿山甲 2g(冲服),牡蛎 15g,桔梗 10g,僵蚕 10g,槐角 10g,白芍 15g,

生姜大枣引,7剂,水煎服,早晚饭后半小时口服。

复诊:腹痛减轻,无便血,无腹泻。有效,守方7剂。用法同前。

再复诊:经过两月治疗,精神好,无明显不适,可以上学就读。药物照服。上方去黄芪、当归,连续治疗到2017年5月10日停药。

2017年6月25日,暑假期间,住省儿童医院复查肠镜等,各项指标正常。家属悬着的心终于落地。

[**按语**] 慢性结肠炎合并结肠息肉比较常见,镜下清除息肉,但术后容易复发,该病例即是如此。中医辨证施治,方中黄芪、当归补益气血,莪术、牡蛎、乌梅、穿山甲软坚散结通络,瓜蒌、僵蚕化痰散结,槐角、决明子清热润肠通便,本方中加入穿山甲、乌梅、僵蚕等软坚、化痰、散结之品,能有效抑制结肠息肉再生,抑制癌变倾向。中药改善了胃肠道和体内环境,促进胃肠黏膜恢复正常。

老年便秘伴脚肿验方

老年人新陈代谢降低,生理功能下降,容易引起新陈代谢功能紊乱,譬如胃肠功能紊乱、失眠多梦、便秘、下肢水肿比较常见。曾治疗一例85岁老太太便秘伴下肢水肿,效果较好。

处方:瓜蒌15g,泽泻15g,地榆15g,水煎服,日一剂,姜枣为引,7剂。

服药一天大便即下,排尿增加,水肿见消,第二天开始,每日服药一次,疗效稳定。

[**按语**] 方中瓜蒌养心润肠通便,泽泻利水消肿,地榆健脾和胃,治疗老年人便秘伴有脚肿者,疗效可靠。

老年习惯性便秘

病例:2009年2月27日,陈老夫人,77岁,患习惯性便秘多年,曾经在我这里治疗过,开始疗效较好,后来就不见效了,老太太找到了张教授就医。四诊之后,认为老夫人气血两虚,肠道失养,运化无力。必须补气养血,润肠通便。

处方:当归15g,生白术30g,黄芪30g,何首乌30g,肉苁蓉30g,锁阳15g,瓜蒌仁15g,枳实15g,槟榔15g,酒大黄10g,槐米20g,陈皮15g。7剂,水煎服,日1剂。

后来,老太太拿着药方来给我看,并且介绍说服用张教授的药方以后,每日大便多数时间比较爽利。在原方基础上加生熟地各30g、升麻15g,疗效有所提高。

[**按语**] 老年人习惯性便秘很常见,大多数老年人患有冠心病、高血压、糖

尿病等慢性疾病,加大了治疗的难度。根据河南中医学院一附院肛肠科主任张东岳验方加减,益气养血、润肠通便是要点,有一定疗效。

慢性结肠炎

2009年12月5日初诊:李先生之弟,70岁,患慢性结肠炎20多年,久治不愈,他说:"这20多年来,没有一天大便舒服过,都不下3~5次,稀溏便,伴腹痛,药没少吃,针没少打,就是不愈。"舌质红,舌苔薄黄,脉弦滑。

诊断:慢性结肠炎,属于湿热证。

治疗:清热燥湿,自拟湿热汤加减。黄连6g,黄柏10g,白豆蔻15g,砂仁10g,白术15g,滑石15g,甘草10g,地榆15g,炒白扁豆15g,酸枣仁30g,薏苡仁30g,三七10g,姜枣引,7剂,机器煎药打包,分早晚饭后半小时各服1包,忌食辛辣生冷。

12月12日复诊:疗效不明显。前方加马齿苋30g,7剂,用法同前。

12月19日复诊:腹泻停止,大便一日一次,腹胀明显,前方加赤石脂30g,7剂,用法同前。

12月26日复诊:大便一日一次,成形,腹部不痛不胀,饮食如常。停药观察。

2010年1月5日复诊:一切恢复正常,带药方回老家,以备不时之需。

[按语] 本病例虽然病久,但仍属湿热证,用湿热汤加减治疗。黄连、黄柏清热燥湿。白豆蔻、砂仁、白术理气燥湿,滑石化湿利湿。炒莱菔子、炒白扁豆健脾理气和胃。地榆、三七养血活血修复肠道黏膜,共奏清利湿热作用,热可清,上湿宣,中湿化,下湿利。湿热除病痛消。地榆、三七养血活血改善血液循环,修复肠道黏膜,马齿苋治湿热腹泻有特效,赤石脂消腹胀有奇功,可资参考。

慢性胃炎

一位80岁的老太太,于2008年9月的一天,摔倒后导致股骨颈骨折,住某骨科医院治疗2个月,水米不进,靠静脉营养维持。后转入某中医院住院治疗2月余,仍不能进食水米,再入某医大医院治疗,无效,大夫劝告其家人放弃治疗。有人建议再用中药试试。我义务出诊。

四诊所见:病人体虚,不能下床,呕恶不能饮食,但说话有力,底气不衰,舌质淡,舌苔薄白,脉细无力。诊断:慢性胃炎,胃气虚弱。

治疗:胃气已败,不可强补,抑肝和胃,肝和胃安,连苏饮加味:黄连6g,苏叶10g,柿蒂5g,神曲15g,竹茹10g,水煎,每次一调羹,逐渐加量加次饮药。

结果,3日后可以食粥,6日可以满碗,9日可以坐桌。

[按语] 本例用黄连、苏叶清热理气,抑肝和胃,柿蒂、竹茹降逆止呕,神曲健脾益气和胃,共奏抑肝和胃、降逆止呕之功效。胃气虚弱者,当慢药、小量,渐进,以防拒不受纳。

真菌性肠炎

2007年7月1日首诊。李某,女,32岁,反复发生腹痛腹泻2年余,大便不成形,带有黏液。曾诊断为真菌性肠炎,多方、多药治疗不愈。舌淡白,苔薄黄,脉弦细。大便常规检查:真菌(++)。

诊断:真菌性肠炎,脾胃虚寒。

治疗:健脾疏肝,祛风止泻,抗真菌,调肠胃。

自拟方:炒地榆30g,黄连10g,党参15g,白术15g,茯苓30g,甘草10g,蛇床子30g,地肤子30g,干姜10g,焦三仙各15g,酸枣仁30g,陈皮10g。5剂,生姜3片,大枣3枚,水煎2次,分早晚饭后半小时服。

7月6日复诊,病情缓解。继续上方10剂,用法同上。

7月16日三诊,大便常规检查:正常。服健脾丸1周巩固。

8月10日复查大便:正常。

[按语] 真菌性肠炎,是由真菌引起的慢性肠道疾病,久治难愈。本方党参、白术、茯苓、甘草、焦三仙健脾益气止泻,干姜温中散寒止泻,黄连、蛇床子、地肤子疏肝祛风抗真菌,共奏健脾疏肝、祛风止泻之功,有很强的抗真菌作用,尤其是蛇床子、地肤子杀真菌,经临床验证,有一定疗效。治疗期间,忌食辛辣刺激、生冷、油腻食品。三分治疗,七分护理,这一点很重要。

食管和胃内多发息肉

董老太,女,79岁,2006年11月5日首诊。

病情介绍:1年多来,上腹部不适,时胀,时痛,多药不效,舌质偏红,脉细数,属于肝郁脾虚证。住消化科诊疗。上消化道电子胃镜检查报告:慢性食管炎;慢性胃炎;食管和胃内多发息肉。在胃镜下行微波治疗,清除部分胃内息肉,由于患者年事已高,息肉较多,没有清除全部息肉。

出院后转中医药治疗,舌质红,舌苔薄黄,属于肝火犯胃,采用解毒散结法,自拟方:全蝎6g,蜈蚣4条,莪术15g,生薏苡仁30g,甘草6g,白花蛇舌草30g。10剂。

用法:每日1剂,水煎2遍,分早晚饭后半小时服。

12月22日复诊:胃酸较多,改方。全蝎6g,蜈蚣4条,莪术15g,生薏苡仁30g,甘草6g,黄连6g,吴茱萸5g,生地30g。10剂。用法同上次。

12月30日复诊:服药8剂,煎干烧糊2剂未服,腹部胀满,食欲不振。

改方:党参 15g,白术 30g,茯苓 15g,炒莱菔子 15g,刀豆子 15g,生地 30g,木香 10g,砂仁 15g,甘草 6g,生薏苡仁 30g,全蝎 6g,蜈蚣 4 条。10 剂。

2007 年 5 月 15 日因肺部感染再次住院治疗。

复查电子胃镜:食管、胃部息肉消失,黏膜正常。

[按语] 本病例用全蝎、蜈蚣解毒散结,莪术、薏苡仁活瘀利湿散结,黄连、吴茱萸清肝和胃,甘草解毒和药,白花蛇舌草解毒散结防癌变,共奏清肝护胃、解毒散结之功,改善消化道内环境,防止息肉再生。复诊略有加减,更符合病情。提醒胃镜下切除息肉者,术后仍应采用中药治疗,调理和改善内环境,防止息肉新生。

胃脘痛

2008 年 5 月 10 日初诊:杨先生,男士,40 岁,患慢性胃炎 14 年,反复发作,在某省医院,胃镜证实患有反流性食管炎、糜烂性胃窦炎、十二指肠球炎并十二指肠溃疡,查幽门螺杆菌阳性。服用化学药,不能耐受,胃酸增多,腹痛腹胀尤甚,来中医科诊疗。舌质暗红,舌苔薄白,脉弦细。

诊断:胃脘痛,属肝郁脾虚兼瘀。

治疗:疏肝解郁,活血止痛。

方用自拟九味黄连汤加减:黄连 10g,吴茱萸 3g,乌贼骨 30g,蒲公英 30g,煅瓦楞子 30g,炒莱菔子 10g,砂仁 15g,酸枣仁 30g,桃仁 10g,红花 15g,甘草 10g,刀豆子 15g,生姜 3 片,大枣 3 枚。机器煎药打包,分早晚饭后半小时各服 1 包,忌食辛辣刺激食物。

5 月 17 日复诊:自述服药 2 天,病情得到了有效改善。

以后连续加减服药月余,饮食、生活正常,胃镜复查正常,幽门螺杆菌转阴。

[按语] 本例用黄连、蒲公英清肝解毒;吴茱萸、乌贼骨、煅瓦楞和胃抗酸;砂仁、刀豆子、炒莱菔子降逆止呕,缓解反酸;桃仁、红花活血化瘀止痛,修复胃黏膜,酸枣仁养心益肝,镇静止痛,生姜、大枣调和诸药。经过多年的临床积累,用自拟九味黄连汤加减治疗慢性胃炎,比较得心应手,左金丸、乌贼骨为必用之品。

压穴疗法治疗顽固性呃逆

某男士,呃逆 4 天,寝食难安,看过内科,口服消旋山莨菪碱片、奥美拉唑胶囊;于针灸科 1 天 2 次针灸治疗,均不效。再转外科,外科无策,再转中医科。舌质红,舌苔黄厚,脉滑。诊断:呃逆,属湿热证。治拟清热化湿,降逆和胃,方用连苏饮加味:黄连 10g,苏叶 10g,苍术 30g,刀豆子 15g。并嘱水煎频服。

在其陪同人员去药房取药的时候,我拿来约1cm长的胶布,把一粒黑牵牛子按压在病人的天突穴(该穴位在气管下端与胸骨柄结合部的凹陷处),用手按压粘牢后,再轻柔1分钟,男士的呃逆立即停止发作。为了观察疗效,我等候了半小时,的确不再发作。大家都高高兴兴地各自回家去了。

[按语] 中医的这点"雕虫小技",的确会派上用场,闲暇时可以学上几招,急用时出手即可获效。天突穴有降逆止呕、止咳平喘作用。

乙型肝炎并肝硬化

2011年9月26日初诊:潘先生,45岁,患乙肝多年,检查彩超提示肝硬化、脾大,肝功能异常,来中医科就诊,舌质暗红,舌苔薄白,脉弦细。

诊断:乙型肝炎并肝硬化,属于肝郁脾虚,痰瘀互结。

治疗:疏肝解郁,活瘀化痰软坚。方用柴胡疏肝散加减:柴胡10g,当归15g,白芍20g,甘草10g,鳖甲30g,桃仁10g,红花15g,薏苡仁30g,白蔻仁15g,砂仁15g,生地30g,佩兰15g,虎杖15g,蒲公英30g,丹皮15g,姜枣引,水煎服,日2次,先后加减变化服药。连续治疗3个月。

2011年12月31日复诊:彩超提示,肝脏大小正常,脾大,肝功能基本正常。

[按语] 本例采用疏肝解郁、活瘀化痰软坚法治疗,方中用柴胡疏肝解郁,当归、桃仁、红花、丹皮活血化瘀止痛;薏苡仁、白蔻仁、砂仁、佩兰化湿健脾理气化滞;芍药、甘草养血柔肝,缓急止痛;蒲公英、虎杖清肝解毒,鳖甲软坚散结。通过本病例说明,只要坚持合理治疗,肝硬化是可以逆转的。

三、心血管

大汗亡阳与回阳救逆

于老先生,73岁,肝癌,住某省医院治疗,高热,用退热针剂数日,大汗出不止,热退,身冷,血压下降,体温不升,心率缓慢,喘息,语音低沉,靠升压药多巴胺和呼吸兴奋剂维持生命,已经3日,病危通知书连连下发,家属做好了最后准备。

找我会诊,此大汗亡阳之典型病例,西医谓之三低症,即低血压、低体温、低心率,生命垂危之象,需回阳救逆。

遂书回阳救逆方药:参附汤合生脉饮加减,红参10g,附子10g,干姜10g,麦冬15g,炙甘草10g,五味子10g,急煎频服。2小时后,汗止,脉复,体温正常,血压正常,不冷、不喘。阳光一照,阴霾四散,又把病人从危机中拉了回来。

[按语]　回阳救逆法,实为夺命之法,参附汤合生脉饮,参附汤益气回阳固脱,生脉饮益气养阴生津,阴中求阳,阳中求阴,实为救急之法,不同于救命三联针的作用,但有三联针的救生疗效。

狐筋

2017年8月19日初诊:高夫人,84岁,双手双脚肿胀感1年余,多处治疗无效。察看,双手背部静脉血管一会儿饱胀充盈,一会儿塌陷,大约5分钟就有一次循环交替,无水肿。舌质偏红,脉弦细。

诊断:狐筋(静脉功能紊乱症),肝郁脾虚证。

治疗:疏肝健脾,疏通血脉。方用柴胡疏肝散合黄芪六君子汤加减:柴胡10g,白芍25g,丹皮15g,生地15g,薏苡仁30g,黄芪30g,白术15g,当归15g,桑枝30g,三七10g,穿山甲5g,炒莱菔子15g,甘草10g,生姜大枣引,7剂,水煎服,早晚饭后半小时口服。

复诊:有改善,守方7剂,用法同前。

9月4日复诊:手脚不胀,血管无明显充盈和空瘪。守方7剂,巩固疗效。

[按语]　本病例少见,《黄帝内经》有类似描述,"帝曰:人有尺脉数甚,筋急而见,此为何病?岐伯曰:此所谓疹筋者,是人腹必急,白色、黑色见,则病甚。"符合描述的"筋急而见"。《针灸甲乙经》称疹筋同狐筋,故得之。本病类似于雷诺病,但雷诺病属于动脉痉挛,类似于静脉血管功能障碍,痉挛、充血交替而作,如狐狸之狡猾,故称狐筋。我认为:肢端动脉、静脉痉挛病变,可以统称为狐筋。治疗时当分动脉和静脉分别施治。本方中柴胡、白芍疏肝敛肝;黄芪、白术、薏苡仁健脾益气;丹皮、生地清热养阴活血化瘀;当归、三七、桑枝、穿山甲活血化瘀通脉,改善静脉循环,生姜、大枣调和诸药,共奏疏肝健脾、调节静脉血管功能紊乱之功。

颈动脉硬化斑

金老太,年近八旬,患颈动脉硬化斑块症及高血压,找中医治疗。气短乏力,头晕耳鸣,舌质淡红,舌苔白,脉虚细。属于中医的气血两虚证。

治疗:补气养血,降压通脉。方用黄芪六君子汤加味:夏枯草15g,川芎15g,黄芪30g,党参15g,白术15g,茯苓15g,甘草10g,赤芍30g,地龙15g,浙贝母10g,酸枣仁30g,炒莱菔子6g,三仙各15g,苍术15g,生姜3片,大枣3枚。机器煎药打包,分早晚饭后半小时各服1包,连续加减服用100天。血压正常了,动脉硬化斑块变小了,精力更加充沛。

[按语]　动脉硬化斑块,属于中医干血,大黄䗪虫丸有效。本例属于气血两虚,所以用黄芪六君子汤健脾益气,夏枯草清肝降压,酸枣仁养心安神益肝,

川芎、赤芍、地龙活血通络,共奏扶正通络之效,以求缓图。

心悸(快速型心律失常)

陈先生,39岁,有慢性胃炎、脂肪肝,心悸不宁,心率快速。舌质偏红,舌苔白,脉细数。

诊断:心悸,心火上扰,心神不宁。

治疗:清心安神,自拟黄连安神汤加减:金银花15g,连翘15g,土茯苓15g,秦皮15g,酸枣仁30g,远志10g,夜交藤30g,焦三仙各15g,鸡内金15g,枳实10g,苦参15g,生龙牡各30g,黄连10g,姜枣引,水煎服,日1剂,7剂。

2011年6月8日复诊:心气平和,脉率降至正常范围,食欲改善,守方7剂,用法同前。

[按语] 本例心悸属心火上扰,心神不宁,自拟黄连安神汤清心安神,其中黄连、远志、酸枣仁、夜交藤清心养心安神;龙骨、牡蛎重镇安神;加金银花、连翘清肺火反制心火;苦参、酸枣仁为调节心率必用药品。

心悸

林老太,76岁,患冠心病、心房纤颤,高血压,长期服药,但房颤不除,服中药后有效控制。失眠,纳差,汗出,便秘,舌暗红少津,脉结代。属于心气阴虚兼瘀证。

诊断:心悸,心律失常,气阴虚兼瘀血。

治疗:益气养阴,活血安神,自拟方:太子参15g,生地10g,黄芪30g,丹参15g,苦参10g,川芎15g,麦冬15g,五味子10g,炒莱菔子10g,酸枣仁30g,远志10g,夜交藤30g,生龙牡各15g,小麦30g,瓜蒌15g,姜枣引,加减变化,连续服药1月。

复诊:房颤得到有效控制。再服1月。

复诊:精神明显好转,带药赴京城探亲。

[按语] 本例气阴两虚,兼有血瘀,治疗以益气养阴活血,宁心安神。用太子参、生地、麦冬、五味子益气养阴,黄芪、丹参益气活血,远志、酸枣仁、夜交藤养心安神,浮小麦养心安神兼敛汗,龙骨、牡蛎重镇安神,瓜蒌通便,苦参调心率为必用之品,方药合证,治疗收效。

心律失常(房颤)

2009年1月13日初诊:许先生,72岁,房颤,住某医院心血管科治疗月余,没有得到有效控制,转中医治疗。气虚无力,动则气短,舌红苔白,脉虚。

诊断:心悸,属气阴两虚,心神不宁。

治疗:益心气、养心阴,兼以安神定志。自拟方:黄芪30g,党参15g,黄连10g,苦参20g,酸枣仁30g,焦三仙各15g,木香15g,砂仁15g,炒莱菔子15g,生龙牡各30g,丹参15g,生地30g,生姜3片,大枣3枚,5剂,机器煎药打包,分早晚饭后各服1次。

每日加服胺碘酮1片。

1月15日来诊:自服药1剂,房颤消除,没有加用胺碘酮。嘱咐老先生余药继续服用,避免劳累,注意情绪。

[按语] 本例方中,黄芪、党参、木香、砂仁、焦三仙健脾益气;黄连、苦参、酸枣仁清心火,降心率,稳定心律;生地养阴;丹参凉血安神除烦;龙骨、牡蛎镇心安神定志。其中黄连、苦参、酸枣仁为一组药,对稳定心律有一定作用。

心脏介入治疗并发皮下出血

据央视《中华医药》栏目介绍,有四川地震中的伤员到广东省中医院接受治疗,这里的大夫用中药外敷治好了患者的脑血肿和血胸,有治疗前后CT片对比,并介绍了外敷药方及使用方法、注意事项,十分可信。我看了以后,把它记在了笔记本上。

一天,护理部主任找我要一个治疗"冠心病介入治疗后皮下出血"的外敷药方,给住院治疗的某厅长使用。于是,我就把广东省中医院治疗地震伤员的药方给了护理部主任。

过了半月,护理部主任告诉我,那个药方很有效,用了几例疗效均满意,该科已经把它定为:外敷1号。

处方:大黄、黄柏、黄连、栀子各等份,粉碎,过80目罗,储藏备用。

用法:取药粉适量,用开水和蜂蜜各半,调药粉成膏,外敷皮下出血部位,辅料包扎,24小时换药1次。直到皮下瘀血吸收消散为止,一般3~5天可愈。

我也有一个治疗"冠心病介入治疗后皮下瘀血"的药方,已被省人民医院采纳,常规使用。

原来,我院的护理部老前辈住省医院,行冠心病介入治疗,手术很成功,但皮下瘀血严重,呈现大片状瘀血区,大夫无计可施。护理老主任想到了我,第二天,我去看望她,并留下一个药方。照方使用后,皮下瘀血3天就吸收消散了。心血管外科主任查房时感到惊奇,问了究竟,护理老主任就把这个药方献了出来。后来,这个药方就成了省医院心血管外科治疗介入术后皮下瘀血的常用方药。

处方:大黄、芒硝、三七各等份,研末过80目筛备用。

用法:取药粉适量,食醋调理成膏,外敷瘀血部位,24小时换药1次,直到瘀血吸收消散为止。

～～ 四、泌尿 ～～

急性肾功能不全

2009 年 8 月 7 日初诊：常女士，55 岁，腰酸背痛，小便频数，查肾功异常，因其母亲病逝于尿毒症而忧心忡忡，压抑悲伤，服西药治疗月余无改观，转服中药。详查了病情，仔细看了报告单，舌质红，舌苔薄黄，脉数，心中已有了把握。常女士问多久可以治愈，我回答她半月可也。

诊断：急性肾功能不全，肺肾热毒证。

治疗：清热解毒，活血利水，自拟解毒抗敏汤加减：金银花 30g，连翘 15g，土茯苓 30g，当归 15g，夜交藤 30g，猪苓 30g，泽泻 30g，甘草 10g，芡实 15g，炒莱菔子 10g，杜仲 15g，生地 15g，生姜 3 片，大枣 3 枚，7 剂，机器煎药打包，分早晚饭后半小时各服 1 包。

医嘱：停用一切西药，低蛋白饮食，忌食辛辣。

8 月 14 日复诊：肾功已恢复正常，提着的心都轻松了许多，前方药再 7 剂，巩固治疗。后再查肾功仍在正常范围。

[按语] 本例用金银花、连翘、土茯苓清热解毒，猪苓、泽泻利水，当归、生地、芡实、杜仲活血益肾，炒莱菔子、生姜、大枣理气健脾，达到清热解毒，活血利水之功，药证相符，治疗有效。

急性肾衰竭（药物性）

2009 年 4 月 20 日初诊：牛先生，73 岁，因食物不慎导致急性腹泻，自服诺氟沙星胶囊后，致恶心、呕吐，食欲减退，疲乏无力，尿少，以急性肾衰竭入院治疗，西医药治疗的同时，结合中医药治疗，舌质淡，舌苔白，脉虚。

诊断：急性肾衰竭，药物损伤，脾虚毒盛，气化不利。

治疗：解毒益肾，化气利水。方用解毒抗敏汤合五苓散加减：土茯苓 30g，秦皮 15g，金银花 30g，连翘 15g，车前子 30g，泽泻 30g，猪苓 30g，焦三仙各 15g，枸杞子 20g，熟地 15g，砂仁 15g，炒莱菔子 10g，生姜 3 片，大枣 3 枚，机器煎药打包，分早晚饭后半小时各服 1 包。连续治疗，略有加减。

5 月 27 日复诊：治疗月余，肾功能完全恢复正常。为巩固疗效，改服：党参 15g，白术 15g，茯苓 15g，甘草 10g，当归 15g，熟地 15g，枸杞子 20g，杜仲 15g，土茯苓 30g，秦皮 15g，龟板 30g，砂仁 15g，姜枣引，连服 7 剂，以善其后。

[按语] 本例用党参益气，土茯苓、秦皮、金银花、连翘清热解毒；车前子、泽泻、猪苓化气利水解毒；焦三仙、砂仁、枸杞子、熟地、龟板、杜仲健脾益肾。其中土茯苓、猪苓解毒利水，为必用。

慢性膀胱炎

2007 年 8 月 8 日初诊:刘先生,49 岁,近半年来,小腹部胀满,尿频,未作诊疗。据我的经验,当有慢性膀胱炎。舌红、舌苔偏厚,当属湿热证。尿常规检查:白细胞(+),红细胞(+),尿蛋白(-)。初步诊断:慢性膀胱炎,湿热证。

由于病人要求西药治疗,给予静脉滴注左氧氟沙星、替硝唑,每日 1 次,连续 3 天。8 月 11 日复诊:腹胀无变化。复查尿液常规:白细胞(++),红细胞(+),尿蛋白(-)。说明抗生素治疗无效,尿路炎症加重。停药 3 天,做尿细菌培养+药敏试验。8 月 20 日复诊:药敏报告:喹诺酮类等药无敏感性;头孢类药敏感,但皮试均为(+),眼看无西药可用,在这种情况下,病人同意服用中药治疗。

处方:白花蛇舌草 30g,败酱草 30g,苍术 25g,黄柏 15g,黄连 10g,重楼 20g,苦参 30g,当归 15g,黄芪 30g,酸枣仁 30g,炮山甲(冲服)5g,砂仁 15g。5 剂。

用法用量:每日 1 剂,水煎 2 遍,分早晚 2 次饭后服用。

8 月 25 日复诊:小腹不胀,尿色正常,尿检正常。病人大喜。上方再服 5 剂。

8 月 30 日复诊:无不适,尿检正常。

9 月 14 日复诊:无不适,尿检正常。

[按语] 本病例为耐药菌感染所致,加之敏感药过敏而不能使用,更增加了治疗的难度。本病例用白花蛇舌草、败酱草、黄柏、黄连、重楼、苦参清热解毒为主,配伍益气养胃扶正的黄芪、砂仁,活血的当归,安神的酸枣仁,攻坚的穿山甲,对于耐药菌感染,疗效明显。

尿失禁

徐老先生,77 岁,患高血压、脑卒中后遗症、冠心病、糖尿病、前列腺肥大,小便失禁,服药不断。近期尿失禁逐渐加重。舌质淡,舌苔白,脉细。

诊断:尿失禁,肾气不固证。

治疗:固肾理气。自拟方:芡实 30g,石菖蒲 15g,砂仁 15g,10 剂,水煎服,日 1 剂。

复诊:老先生来说,这药真灵,一天见效。为了节约用药,自己改为 2 日 1 剂,疗效不减。守方 10 剂。

[按语] 尿失禁多因肾气虚弱,水津不固,金匮肾气丸有效,肉桂必用。本病例,年老体弱,病多药多,只能服用简化方,芡实固涩,砂仁理气,菖蒲通窍,

以利开阖,药味不多,疗效满意,可以研讨。

膀胱炎

2009年5月14日初诊:孙女士,38岁,小腹部胀满1年余,曾按照附件炎、盆腔炎、结肠炎等治疗均无效,转中医科诊疗。舌质偏红,舌苔白,脉弦细。四诊和尿检证实为慢性膀胱炎。

诊断:慢性膀胱炎,湿热肝郁证。

治疗:清热利湿,解郁。自拟解毒疏肝汤加减:金银花30g,连翘15g,车前草30g,甘草10g,土茯苓30g,秦皮15g,香附子15g,丹皮15g,生地15g,酸枣仁30g,砂仁15g,夜交藤30g,橘核仁15g,生姜3片,大枣3枚,15剂,机器煎药打包,分早晚饭后半小时各服1包。多饮水,注意休息。

半月后复诊:尿检正常,小腹无胀满,再服1周巩固。

[**按语**] 膀胱炎一小部分症状不典型,有的仅表现为小腹胀满,B超检查子宫、附件、膀胱均未发现具体病变。凡是遇到这种情况,查尿,基本上都有阳性发现。本例用金银花、连翘、车前草、土茯苓、秦皮解毒利湿为主药,香附子、丹皮、生地养肝疏肝,酸枣仁、夜交藤养心安神,砂仁、橘核仁消腹胀,取效明显。

肾病综合征

2008年10月13日初诊:谢青年,22岁,患肾病综合征3年,近日水肿,腰酸痛,血尿,蛋白尿,咽喉肿痛。舌质红,舌苔白,脉细数。

诊断:肾病综合征,肾气不足,风毒上扰。

治疗:解毒活血,健脾益肾。自拟方:土茯苓100g,秦皮30g,茅根30g,地榆30g,炒莱菔子10g,白芥子10g,丹参15g,水蛭6g,甘草30g,砂仁15g,桑寄生30g,酸枣仁30g,生姜3片,大枣3枚,7剂,机器煎药,分早晚饭后半小时各服1包。

10月20日复诊:尿检红白细胞消失,有少量蛋白,水肿减退明显。守方7剂。

10月27日复诊:尿检基本正常,咽喉无肿痛,无充血,饮食正常。患者对这次疗效比较满意,说过去感冒1次至少需要20天或1个月,而这次仅仅7天就得到了有效控制。守方7剂,继续观察。

[**按语**] 我认为,治疗此病,要立足于解毒活血,并注意固护胃气,土茯苓、秦皮、白茅根、地榆解毒,丹参、水蛭活瘀,砂仁、桑寄生、炒莱菔子、酸枣仁、白芥子健脾益肾安神,生姜、大枣、甘草调和胃肠,平补平泻,药力平稳。

肾积水

2010 年 7 月 22 日初诊:杨先生,40 岁,腰痛,彩超报告左肾积水。舌质红,舌苔白,脉弦数。

诊断:左肾积水,肺热水停。

治疗:清肺利水。自拟方:金银花 15g,连翘 15g,桔梗 10g,甘草 10g,猪苓 30g,泽泻 30g,白茅根 30g,鸡内金 30g,川牛膝 15g,滑石 30g,赤芍 30g,大黄 10g,土茯苓 30g,穿山甲(冲服)5g。7 剂,姜枣引,机器煎药打包,分早晚饭后半小时各服 1 包。

7 月 28 日复诊:服药后腰不痛,前方药 7 剂,用法同前。

8 月 6 日复诊:复查彩超,提示肾积水消失,无异常回声。说明肾积水已经治愈。用调理脾肾药物善后。

[按语] 本例属于肺热,水之上源不能宣发,用金银花、连翘、桔梗清宣肺气,即提壶揭盖之法,猪苓、泽泻、白茅根、滑石、土茯苓利湿,鸡内金、川牛膝、赤芍、大黄、穿山甲活血通络,甘草、姜枣和药,达到清热宣肺、活血通络利湿之效,收效显著。

夜尿频发

2009 年 6 月 22 日初诊:谈老夫人,70 岁,夜尿频频,以至于影响睡眠,折腾日久,不堪其苦,找中医调理。尿检没有红、白细胞,尿色深黄,舌质红少津,脉细数。

诊断:夜尿频发,阴虚火旺,肾气不充。

治疗:滋阴降火,增水固肾。自拟方:知母 15g,黄柏 15g,生地 15g,麦冬 10g,五味子 10g,薏苡仁 30g,芡实 30g,益智仁 15g,甘草 10g,杜仲 15g。5 剂,机器煎药打包,分早晚饭后半小时各服 1 包。

6 月 27 日复诊:夜尿 1 次,睡眠香甜。再 5 剂巩固疗效,并注意适量饮水,以防上火。

[按语] 本例属于阴虚火旺,肾气不充,高浓度尿酸盐刺激膀胱、尿道,导致排尿次数增多,但尿量少。方中知母、黄柏清热泻火,生地、麦冬、五味子养阴滋肾,芡实、益智仁、杜仲暖肾缩尿,甘草和药,共奏滋阴降火、增水固肾之功。

❧ 五、神经 ❧

颤动症

2007 年 12 月 14 日初诊:沈先生,67 岁,连连呃逆 10 天,日夜不休,双手交替颤抖,日夜不停。西药治疗 1 周无效。舌质红,舌苔厚,属湿热证。有高血压、脑出血病史。

诊断:①呃逆;②脑神经性肢体颤抖症;③高血压病;④脑出血后遗症。

治疗:清热化湿,平肝息风止颤。自拟方:夏枯草 30g,川牛膝 15g,龟板 15g,酸枣仁 30g,白芍 30g,甘草 10g,川朴 15g,刀豆子 15g,炒莱菔子 10g,旋覆花 15g,代赭石 10g,大枣 3 枚,生姜 3 片,5 剂。用法用量:机器煎药打包,分早晚饭后半小时各服 1 包。护理:忌食辛辣,避免呛水。

12 月 18 日复诊:自述,服上药 1 剂,呃逆停止;服上方 4 剂,肢体不抖,饮食、睡眠自如。血压正常,服药巩固。处理:守上方 5 剂,用法用量同前。

[按语] 本例用旋覆花、代赭石降逆化痰,刀豆子、川朴、炒莱菔子调理升降之机;白芍、夏枯草、龟板清热平肝潜阳,酸枣仁安心神,甘草、姜枣和药,肝平气顺,颤动得平。

唇肌痉挛症

2010 年 4 月 26 日初诊:李女士,41 岁,近几天自觉口唇抽动,找中医诊疗。发现右侧口角连及口唇一起抽动,频率不高。舌红,苔黄厚,属于面风湿热证。

诊断:唇肌痉挛症,湿热面风。

治疗:清利湿热,疏风解痉。自拟方:黄连 10g,黄柏 15g,白蔻仁 15g,炒莱菔子 10g,川牛膝 15g,苍术 15g,薏苡仁 15g,羌活 15g,全蝎(冲服)6g,龟板 30g,夜交藤 30g,生姜、大枣引,7 剂,机器煎药打包,分早晚饭后半小时各服 1 包,一直不见复诊。

2010 年 8 月 24 日来诊头痛时,提及 4 月 26 日所诊口唇痉挛的事,自上次服药第 2 天起,口唇就恢复了正常状态,所以一直没来复诊,现在头痛不得不再来看中医了。落实了一个治疗结果,踏实了很多。

[按语] 唇肌痉挛比较常见,本方中黄连、黄柏清热燥湿;白豆蔻理气燥湿;川牛膝、苍术、薏苡仁化湿利湿;炒莱菔子、生姜、大枣理气和胃,共奏清利湿热作用,羌活、全蝎除风搜络,龟板潜阳息风。辨证施治加除风药,本病例属于湿热动痉,用湿热方治其本,加龟板固潜,有较好疗效。

吉兰-巴雷综合征

孟先生,48 岁,2011 年 6 月发病,于 27 日到医学院就医,确诊为吉兰-巴雷综合征,住院治疗 1 月后出院。9 月 13 日来中医科就诊:坐轮椅,头及肢体不能运动,水肿。舌质红,舌苔白。

诊断:吉兰-巴雷综合征,热毒阻滞,经络不通。

治疗:解毒活血、除风通络、利湿健脾。方用解毒抗敏汤合四妙散加减:金银花 30g,连翘 15g,土茯苓 30g,秦皮 15g,忍冬藤 30g,鸡血藤 30g,川牛膝 15g,羌活 15g,独活 15g,当归 15g,川芎 15g,苍术 15g,薏苡仁 30g,泽泻 30g,炒莱菔子 10g,姜枣引,7 剂,机器煎药打包,分早晚饭后半小时各服 1 包。

9 月 21 日复诊:手指可以运动,上方药改忍冬藤 60g,7 剂,用法同上。

9 月 29 日复诊:近来突然发现夜间无人时可以翻身,手指微动。患者和家人一脸的兴奋,我也是心中喜悦。前方药加黄芪 30g,10 剂,用法同前。持续治疗 1 年,可以推车行走,可以打工当炊事员。停药锻炼。

2018 年 2 月 1 日,带小孙子来看咳嗽,近几年基本恢复健康。

[按语] 本例用自拟方解毒抗敏汤:金银花、连翘、土茯苓、秦皮清热解毒;加忍冬藤、鸡血藤、当归、川芎通其络,羌活、独活祛风胜湿,薏苡仁、川牛膝、苍术、泽泻、炒莱菔子健脾利湿,有显著疗效,可资借鉴。

脊髓空洞症

党夫人,54 岁,2009 年 4 月 26 日初诊:自述腰痛、肢体活动受限,腰部 CT 示腰椎间盘突出、脊髓空洞。舌质淡,舌苔白,脉细。

诊断:①脊髓空洞症;②腰椎间盘突出。脾肾两虚,髓海不足。

治疗:补益脾肾,活血填精。方用独活寄生汤加减:独活 15g,桑寄生 30g,杜仲 15g,淫羊藿 30g,延胡索 30g,炒白芍 30g,制川乌 6g,甘草 10g,当归 15g,炒莱菔子 10g,川牛膝 15g,炙鳖甲 30g,川芎 15g,生地 15g,木香 10g,生姜 3 片,大枣 3 枚,7 剂,机器煎药打包,分早晚饭后半小时各服 1 包。

7 月 25 日最后一次来诊:病情逐日好转,方药有所加减,如鹿角胶、熟地等,连续服药 3 个月,已经正常生活,老夫人还能亲自经营修车补胎生意,精神饱满。

[按语] 本例脊髓空洞症属脾肾两虚,髓海不足。方用桑寄生、杜仲、牛膝、淫羊藿以补益肝肾而强壮筋骨,牛膝尚能活血以通利肢节筋脉;当归、川芎、地黄、白芍养血和血;延胡索、木香、制川乌理气散寒止痛,以上诸药合用,具有补肝肾、益气血之功。且白芍与甘草相合,尚能柔肝缓急,以助舒筋止痛;加鳖甲滋阴活血填精,有一定疗效。

面肌痉挛

2008 年 11 月 16 日:曹先生,56 岁,患面肌痉挛 3 年,口眼㖞斜、涎水、泪水不断,曾多处求医无效,转诊中医科。精神好,舌苔厚,脉弦。

诊断:面肌痉挛;中医病名为面中风,肝经湿热。

治疗:解毒化湿,平肝息风解痉。自拟方:金银花 30g,连翘 15g,葛根 90g,

白芍30g,甘草20g,当归25g,砂仁15g,苍术15g,生龙牡各30g,羌活15g,生姜3片,大枣3枚,7剂,水煎服,日2次。

不能坚持,间断性服药,2009年4月8日来诊,面肌痉挛基本解除,不流涎水,面型端正,唯有右眼肌轻度痉挛,过度看书后仍流泪水。上方去金银花、连翘,继续服用,有望治愈。

[按语] 本例重在解毒解痉,金银花、连翘清热解毒;葛根解面肌痉挛,用量要大;白芍、当归、甘草合用调和肝脾,舒筋缓急解痉;砂仁、苍术、羌活祛风化湿,龙骨、牡蛎平肝潜阳息风,必要时加全蝎疗效更好。

面神经麻痹

余先生,1个月前发热,咳嗽,咽痛,治疗后热退,出现口面向右侧㖞斜。要求中药治疗。舌红苔薄黄,脉浮数。

诊断:病毒性颜面神经麻痹,中医称为面瘫,属于风热型。

治疗:解毒除风,活血正容。方用上感六合汤合牵正散加减:金银花30g,连翘15g,桔梗10g,甘草10g,鱼腥草30g,土茯苓30g,秦皮20g,白附片5g,羌活15g,当归15g,僵蚕15g,全蝎(冲服)10g,生姜3片,大枣3枚,7剂。机器煎药打包,分早晚饭后半小时各服1包。

复诊,口偏减轻,再服7剂;复诊,口偏可见,效不更方,再用药1周;再次复诊,面、口已正。为巩固疗效,再服7天。

[按语] 本例用自拟方,金银花、连翘、桔梗、土茯苓、秦皮、鱼腥草辛凉解毒,白附片、羌活、僵蚕、全蝎化痰通络,当归活血正容,收到较好的疗效。一般4~6周可愈。

脑血管梗死并呛水

2012年7月20日:杨老夫人,76岁,患脑梗死2年,不能行走,饮水、食用稀饭时呛咳,视力明显减退。舌质淡,舌苔薄白,脉细。

诊断:脑血管梗死,气虚血瘀。

治疗:补气养血,疏通经络。自拟方:黄芪50g,当归15g,白芍15g,桃仁10g,红花15g,石菖蒲15g,郁金15g,牛蒡子25g,射干25g,威灵仙15g,甘草10g,焦三仙各15g,炒莱菔子10g,姜枣引,7剂水煎服,日1剂。

复诊:呛咳减少,守方3周。

复诊:经过4周治疗,基本不呛水,视力明显提高,继续上方2周。

[按语] 脑梗病人损伤了舌咽神经会导致吞咽困难,呛水,影响饮食和康复,采用补阳还五汤治疗本病,方中重用黄芪,大补元气,使气旺血行,祛瘀而不伤正,当归、白芍、红花、桃仁活血祛瘀,气旺则血行,瘀化则络通,加石菖蒲、

郁金、射干、牛蒡子、威灵仙通利关窍,甘草、炒莱菔子、焦三仙、姜枣和胃,标本同治,有较好的疗效。

帕金森综合征

2007 年 6 月 11 日初诊:宋老太,68 岁,近 2 年以来,全身不自主地抖动,两上肢为甚,曾在几家医院诊断为"帕金森综合征",疗效不著,今天就诊中医科。全身抖动,上肢尤甚。舌质淡,苔薄白,脉虚。

诊断:帕金森综合征,中医称为虚风内动。

治疗:益气养肝定风。自拟方:钩藤 15g,天麻 15g,菊花 15g,生龙牡各 30g,鳖甲 30g,当归 15g,白芍 30g,甘草 10g,炒莱菔子 10g,党参 15g。5 剂。用法用量:每日 1 剂,机器煎药,每次 1 袋,早晚饭后半小时服用。

6 月 16 日复诊:全身颤抖明显减轻,不变方子,续用 5 剂。

6 月 21 日复诊:身颤进一步减轻,续用上方 5 剂。

6 月 26 日复诊:身手不振颤。

9 月 21 日来诊:今日前来治疗颈椎病(方略),问起帕金森综合征病情如何,回答:"没有复发!"

[按语] 本例方中天麻、钩藤、菊花、白芍、当归养肝平肝息风;龙骨、牡蛎重镇安神,潜阳息风;鳖甲滋阴潜阳,加党参、甘草、炒莱菔子益气健脾和胃,益气养肝定风,病情渐趋平稳。

小脑萎缩性眩晕

2008 年 2 月 1 日初诊:徐女士,43 岁,眩晕 2 月,呕吐,服药不止。舌边尖红,舌苔白厚,脉弦滑。脑 CT 报告:小脑萎缩。

诊断:小脑萎缩性眩晕症,肝郁脾虚证。

治疗:平肝健脾化湿。自拟方:生地 15g,天麻 15g,钩藤 20g,白术 30g,泽泻 30g,细辛 5g,猪苓 30g,酸枣仁 30g,川芎 15g,刀豆子 15g,丹皮 15g,砂仁 6g,炒莱菔子 10g,5 剂。用法用量:机器煎药打包,分早晚饭后半小时各服 1 包。

2 月 13 日复诊:眩晕已经停止,唯有耳鸣。前方 5 剂,用法同前。

[按语] 本例小脑萎缩性眩晕方用天麻、钩藤平肝息风止眩晕,泽泻、猪苓利湿,酸枣仁安神定志,刀豆子、白术、砂仁健脾理气,川芎、丹皮改善脑部血运,小脑功能恢复了,眩晕自然停止。

六、内分泌

肌无力症 糖尿病

2007 年 12 月 28 日初诊。郭夫人,51 岁,3 个多月来,感到两腿无力,渐渐加重,甚至躺下翻身困难,穿衣要家人帮助,痛苦不堪。到几家医院诊疗,没有确诊,疗效不好,病情逐渐加重。现站立困难,不能翻身,生活不能自理。既往患有糖尿病,治疗中。舌质淡,舌苔白,脉象虚。

诊断:肌无力症;糖尿病。脾肾两虚证。

治疗:健脾益肾,强筋壮骨。自拟方:黄芪60g,独活15g,党参15g,川牛膝30g,木瓜30g,白芍30g,甘草10g,当归30g,秦艽30g,杜仲10g,砂仁10g,熟地30g,生姜3片,大枣3枚,7剂。用法用量:机器煎药打包,分早晚饭后半小时各服1包。护理:休息,预防跌伤。

2008年1月8日复诊:稍觉有力,可以搀扶行走,饮食如常。

处理:前方加制马钱子0.3g,7剂,用法用量同前。

1月16日复诊:可以独自起立行走,躺在床上可以自行翻身,可以自行穿衣戴帽,精神振奋。处理:守前方7剂。

[按语] 本例用黄芪、党参补气,当归、白芍、熟地养血,独活、川牛膝、木瓜、秦艽、杜仲强筋健脾,砂仁、生姜、大枣健脾和胃,渐行渐进,恢复肌力。后又加入制马钱子通经络,收效更加明显。

急性甲状腺炎

2012年3月初,齐先生患急性甲状腺炎1周,要求中药治疗。甲状腺弥漫性肿大,发热,咽痛,舌质红,舌苔黄厚,脉弦滑。

诊断:急性甲状腺炎,肝胆热毒,痰瘀互结。

治疗:清肝解毒,活血散结。自拟解毒抗敏汤加减:金银花30g,连翘15g,土茯苓30g,秦皮15g,白芥子10g,鳖甲30g,薏苡仁30g,浙贝母10g,苍术15g,茯苓15g,僵蚕15g,砂仁15g,姜枣引,7剂,水煎服,日1剂。

复诊:自述,服药第3天,疼痛消失,精神转佳。加夏枯草15g,消肿散结,14剂。

复诊:用药3周,病愈。

[按语] 本例治疗用金银花、连翘、土茯苓、秦皮清肝解毒,加僵蚕、鳖甲、白芥子、浙贝母化痰散结,薏苡仁、苍术、砂仁、茯苓化湿行气。热毒解,痰瘀散,诸症自除。

甲状腺功能亢进放射碘治疗综合征

2012年6月20日初诊:严女士,40岁,甲状腺功能亢进,术后复发,于去年采用放射碘治疗,治疗有效,但面部疼痛,头晕恶心,持续数月,经调理好转。今年,又一次采用放射碘治疗,副作用较去年更大,面部疼痛,伴有牙痛、咽痛,来看中医。舌质偏红,舌苔薄白,脉弦细,属于阳亢血瘀证。

诊断:甲状腺功能亢进放射碘治疗综合征,阳亢血瘀。

治疗:镇肝清热,活血止痛。自拟黄连安神汤加减:黄连 10g,栀子 15g,徐长卿 15g,远志 10g,酸枣仁 30g,夜交藤 30g,桃仁 10g,红花 15g,泽泻 30g,夏枯草 15g,浙贝母 10g,苍术 15g,鳖甲 30g,姜枣引,7 剂,机器煎药打包,分早晚饭后各服 1 包。

6 月 28 日复诊:服药 5 天,疼痛消失,饮食有增,舌质淡苔白,脉细,有脾虚表现,去黄连,加黄芪 30g,7 剂,继续治疗。

复诊:平静,无明显痛苦。

[按语] 本例用黄连、栀子、徐长卿清肝热为主,远志、酸枣仁、夜交藤养心安神定志;桃仁、红花活血化瘀通络止痛;加夏枯草、鳖甲、浙贝化痰散结,治疗甲状腺功能亢进放射碘治疗副作用,有一定疗效。

甲状腺功能亢进

2008 年 8 月 5 日来中医科就诊,胡女士,36 岁,近 1 年多来,心情急躁,坐卧不宁,汗出,月经紊乱,白带较多,腰酸身痛,舌质偏红,苔薄黄,脉弦滑。查甲状腺不肿大,甲状腺功能检测,T_3、T_4 明显升高。

诊断:甲状腺功能亢进综合征,痰气郁滞。

治疗:疏肝解郁,化痰散结。小柴胡汤加减:柴胡 15g,黄芩 15g,党参 15g,白术 15g,甘草 10g,炒莱菔子 10g,酸枣仁 30g,败酱草 30g,茯苓 30g,白芥子 10g,僵蚕 15g,香附子 15g,金银花 30g,生姜 3 片,大枣 3 枚,服药 10 剂,机器煎药打包,分早晚饭后半小时各服 1 包。

前后又 3 次就诊,共服药 50 剂。

9 月 25 日复诊:心情平和,月经按期而至,甲状腺功能恢复正常。再服 10 剂,略做加减。

10 月 6 日复诊:一切恢复健康。考虑停药。

[按语] 本例用柴胡、香附子疏肝解郁,党参、白术、茯苓、甘草健脾益气,金银花、黄芩、败酱草解毒,白芥子、僵蚕化痰理气散结,达到疏肝解郁、化痰散结之效。

糖尿病

2008 年 2 月 25 日初诊:某女士,患糖尿病、高脂血症、膀胱炎、银屑病。多处求治,曾用西药治疗,但病情不见好转,而致肝功能异常。有朋友建议她找中医试试,经过诊断辨证,属气血不足,痰湿内停。

诊断:糖尿病,气血不足,痰湿内停。

治疗:补气血,化痰湿。黄芪六君子汤加减:黄芪 30g,党参 15g,白术 15g,

云苓 15g,甘草 10g,陈皮 10g,半夏 10g,车前草 30g,猪苓 30g,薏苡仁 30g,川芎 15g,葛根 30g,鬼箭羽 30g,炒莱菔子 10g,焦三仙各 15g,生姜 3 片,大枣 3 枚。机器煎药打包,略有加减出入,连服 5 周。

结果:膀胱炎、银屑病已愈,血脂、血糖也明显下降。一方多病,初见成效。

[按语] 本病例用黄芪、党参、白术、茯苓、甘草、陈皮、半夏益气健脾,加鬼箭羽、川芎、葛根活血降糖,车前草、猪苓、薏苡仁利水化湿,炒莱菔子、焦三仙、姜枣和胃消食,诸病逐渐好转。

糖尿病并发眼底出血

2007 年 8 月 17 日就诊:曹先生,62 岁,患糖尿病 10 余年,并发眼底出血 1 年余,长期用药。近半月以来,眼底出血加重,两眼视力急剧下降,近于失明,无法外出。平素大便干结,排出困难,4~5 天大便 1 次,舌质紫黯,脉虚。眼科检查,双眼底出血。

诊断:糖尿病并发眼底出血,气虚血瘀证。

治疗:益气活血止血。积极控制血糖;卧床休息。

自拟方:黄芪 30g,丹参 15g,桃仁 10g,红花 10g,枸杞子 30g,山萸肉 15g,杭菊花 15g,霜桑叶 30g,决明子 30g,瓜蒌 35g,砂仁 15g,酸枣仁 30g,甘草 10g,生首乌 30g。7 剂。用法用量:每日 1 剂,水煎 2 遍,分早晚饭后服用。

8 月 24 日复诊:病人没来,由其外甥前来代诊,视力改善,用药平和,续 7 剂。

9 月 5 日复诊:眼底出血停止并吸收,视力继续改善,可以自行外出活动。继续服用上述方药 7 剂,巩固治疗成果。

[按语] 本病例属于气虚兼有血瘀出血,黄芪、丹参、炒桃仁、红花益气养血活血,枸杞子、山萸肉、菊花、桑叶益肝肾,决明子、瓜蒌、生首乌润肠通便,砂仁、甘草和胃,酸枣仁安神,血行正常则出血自止。

糖尿病肾病蛋白尿

2010 年 9 月 20 日初诊:张先生,70 岁,患糖尿病肾病半年,曾经住院治疗,出院后尿蛋白突然高升,高于正常指标 30 倍,转中医治疗。舌质红,舌苔白厚。

诊断:糖尿病肾病并蛋白尿,属于肺热湿阻。

治疗:清肺利湿。方用解毒抗敏汤加减:金银花 15g,连翘 15g,土茯苓 30g,秦皮 15g,桃仁 10g,红花 15g,芡实 30g,薏苡仁 30g,石榴皮 10g,甘草 10g,焦三仙各 15g,鸡内金 15g,生姜大枣为引,7 剂,机器煎药打包,分早晚饭后半小时各服 1 包。

10月11日复诊:病人自觉无不适,饮食、二便正常。复查尿蛋白:49mg/L,基本接近正常值(30mg/L),效不更方,再进7剂,并要求其及时复诊,调整阴阳。

[按语] 本例用金银花、连翘、土茯苓、秦皮、薏苡仁解毒清肺利湿,芡实、石榴皮固涩,桃仁、红花活血,甘草、焦三仙、鸡内金、姜枣和胃,肺热得清,肾气得固,病情趋稳。

✥ 七、血液 ✥

过敏性紫癜

2006年3月12日首诊。小伊,男,22岁,口腔科实习大夫,春节放假回老家过节,发热、身痒、全身皮肤出现大量出血斑,舌边尖红,脉数。住县医院治疗,热退,出血斑不减。返回口腔科后来诊。

诊断:急性过敏性紫癜,风热血毒证。

治疗:凉血解毒,祛风止痒。自拟方:金银花30g,牡丹皮15g,细生地30g,赤芍30g,紫珠草15g,生荆芥15g,防风15g,生地榆30g,蛇床子30g,地肤子30g,生甘草10g,香附子15g,5剂。用法用量:每日1剂,水煎2遍,分早晚饭后服用。医嘱:忌食辛辣厚味、鱼虾。

结果:服药第3天,皮肤不痒,出血斑消退,坚持把药服完。病愈。

[按语] 本病例舌质红,脉数,辨证属风热血毒证,方用金银花、牡丹皮、生地、赤芍、紫珠草清热解毒,凉血祛瘀止血;蛇床子、地肤子、荆芥、防风祛风止痒;加地榆凉血止血,收效甚捷。

溶血性贫血

黄女士,中年,患溶血性贫血合并黄疸2年多,多处求医,但病情仍在进展。找中医诊疗。面黄,舌暗红,脉弦滑。

诊断:溶血性贫血,属于肝经湿热型。

治疗:清肝利湿退黄。自拟方:茵陈50g,制大黄6g,白术15g,茯苓15g,甘草15g,金银花30g,连翘15g,土茯苓50g,秦皮30g,水牛角50g,红花15g,砂仁15g,茅根30g,生姜3片,大枣3枚,机器煎药打包,分早中晚饭后服用。

结果:随病证加减变化,连续服药3月余,病情得到有效控制,黄疸消退,贫血得到部分纠正,血尿明显好转,病人生活如常。

[按语] 本病例用茵陈、大黄、金银花、连翘清肝利湿,土茯苓、白茅根、秦皮利湿,水牛角、红花凉肝解毒理血,甘草、砂仁、姜枣和胃。湿热得清,血脉得复,不生血而血得养。

真性红细胞增多症

2006 年 8 月 10 日初诊:赵先生,患真性红细胞增多症住某省医院,经化疗后红细胞有所下降,但不久红细胞数目继续升高,高脂血症、高血压,中风,半身不遂。舌质淡,舌苔白,脉滑。

治疗:健脾化湿,活血通络。自拟方:陈皮 10g,白术 12g,茯苓 15g,甘草 10g,桃仁 10g,红花 10g,桑枝 30g,独活 15g,木瓜 15g,秦艽 15g,防风 10g,地龙 15g,鸡血藤 40g,夏枯草 20g,生姜 3 片,大枣 3 枚。机器煎药打包,分早晚饭后半小时各服 1 包。1 个月后病情基本得到控制出院。

出院后停用一切西药,继续服用上述汤药治疗半年,各项化验检查结果正常,血压正常,还可以出门运动。

停药 1 个月后复查血液,红细胞异常升高,血脂、血压升高,再服上述中药 1 月,复查红细胞、血脂、血压又恢复正常,肢体活动较灵便。

至 2008 年 11 月 14 日,已反复间断性服用中药 2 年多,病情得到满意控制。这个药方的疗效引起了某医大有关专家的兴趣。

[按语] 本例用陈皮、白术、茯苓、甘草健脾化湿,桃仁、红花、鸡血藤、地龙活血化瘀通络,祛瘀生新,桑枝、独活、木瓜、秦艽、防风舒筋活络,夏枯草稳定血压。共奏健脾化湿、活血通络作用,病情比较稳定。

八、精神

灯笼病

汪女,27 岁,患精神病 2 年余,曾经住精神病院治疗,近期自觉胸中如有一团燃烧的火,被搅得精神不宁,坐卧不安,服抗精神类药不效,来看中医。舌质红,舌苔白,脉弦。

诊断:灯笼病,肝经郁热证。

治疗:疏肝解郁,活血安神。方用四逆散合栀子豉汤加减:柴胡 15g,枳实 15g,白芍 15g,甘草 10g,当归 15g,炒莱菔子 10g,栀子 15g,淡豆豉 15g,酸枣仁 30g,夜交藤 30g,鳖甲 30g,水蛭 10g,姜枣引,3 剂,机器煎药打包,分早晚饭后半小时各服 1 包。

复诊:胸中热减。再 3 剂。

再诊:热减人安。再 5 剂。

至 1 月 23 日复诊:一切如常,母女甚喜。再 7 剂,巩固疗效。忌食辛辣,避免精神刺激,适度外出锻炼。

[按语] 本例用柴胡、枳实疏肝,芍药、当归、水蛭活血通络,酸枣仁、夜交

藤、栀子清心安神,炒莱菔子、淡豆豉、甘草、姜枣和胃,达到疏肝解郁、活血安神之效。

癫痫

2008 年 8 月 10 日初诊:张小朋友,男,12 岁,因该患儿出生时难产,颅脑损伤而诱发癫痫,曾多处求医。近日性情急躁、狂乱,多次咬伤常年细心照料他的奶奶,癫痫发作次数增加,发作持续时间延长。舌红少津,脉细数。

诊断:癫痫,辨证属于阴虚火旺。

治疗:滋阴重潜,醒神开窍。自拟方:青蒿 15g,地骨皮 15g,知母 15g,生地 30g,玄参 15g,石膏 30g,甘草 10g,酸枣仁 15g,石菖蒲 10g,鳖甲、龟甲、穿山甲各 10g,砂仁 10g,炒莱菔子 6g,生姜 2 片,大枣 2 枚。机器煎药打包,分早晚饭后半小时各服 1 包。每日 1 剂,连续服药。

8 月 29 日复诊:已经没有攻击性,发作次数明显减少,发作持续时间不到半分钟,仅仅表现急眨眼,更没有跌到,没有抽风,没有昏迷。家人喜之又喜,再服上药 7 剂。

[按语] 本病例用青蒿、三甲养阴清热息风,地骨皮、知母、生地、玄参、石膏滋阴清热,酸枣仁、菖蒲调节中枢神经,砂仁、炒莱菔子、姜枣和胃,达到滋阴重潜、醒神开窍之功。

精神分裂症

2009 年 9 月 3 日初诊:韩国姑娘,20 岁,患精神分裂症 1 年余,服抗精神病药物治疗,病情基本得到控制,停药 3 个月犯病,打骂亲人,尤其是照顾她最多的母亲。再服抗精神病药物治疗后,烦躁更甚,其他中医用苦寒泻下药物,但烦躁越甚,经人介绍来我院看中医。初诊时躁扰不宁,舌质淡,舌苔白,脉细,属于心脾两虚证。

诊断:精神分裂症,心脾两虚证。

治疗:疏肝健脾安神。自拟方:党参 15g,白术 15g,茯苓 15g,甘草 10g,炒莱菔子 10g,木香 10g,砂仁 15g,川楝子 10g,延胡索 30g,酸枣仁 30g,远志 10g,夜交藤 30g,合欢皮 15g,生龙牡各 30g,生姜 3 片,大枣 3 枚,3 剂,机器煎药打包,分早晚饭后半小时各服 1 包。

复诊:夜可睡 2 小时,再 5 剂。

再复诊:可睡 6 小时,精神可,言语正常,面带笑容,并要求上班。再调理 1 月,待病情彻底控制后再考虑上班的事,现在先帮父母做些家务。带药 2 周,继续治疗。

[按语] 本例用党参、白术健脾,茯苓、远志、酸枣仁、夜交藤、合欢皮、生龙

牡安神,木香、川楝子、延胡索理气疏肝解郁,砂仁、炒莱菔子、姜枣和胃,达到疏肝健脾安神之效。

神经官能症三则

1. 耳鸣隆隆

时某,男,28 岁,收废品为业。2005 年 9 月 8 日首诊。

病情简介:昼出夜归,宿村口。宿舍附近打机井 2 个月,日夜不休。时某每日伴隆隆声入眠,甚安。忽一夜归寝,未闻隆隆声,彻夜不眠。次日,见打井现场已平息,井已成,人、机无迹,心生烦意。是夜,耳中隆声响起,昼夜不息已 3 月,难入眠,头晕头痛,昏昏蒙蒙,多医不效。

诊断:神经官能症。

治疗:针刺风池、合谷、内关穴,3 日而安。

2. 闻铃声必溺

郭老,男,76 岁,2001 年 5 月 19 日首诊。

病情简介:年老体弱,少下楼。近 2 月以来,每闻电话铃声,必急欲溺,稍慢,必溺裤,电话也不能按时接听,苦不堪言,诸药无效。舌质淡,舌苔白,脉虚。

诊断:神经官能症,心脾两虚。

治疗:补中益气丸、归脾丸各 10 粒,每日 3 次口服,旬日而安。

3. 到楼口必喘

郭老,男,72 岁,2006 年 8 月首诊。

病情介绍:居二楼,凡上、下楼,至一、二楼拐弯处,必气喘,力不支,稍息片刻可以缓解。如是者半年,多方治疗无效。查楼道无变应原。查心电图无异常。胸透肺部无异常。据本人讲,到女儿家,能一口气上 6 楼无碍。我同他一起爬医院 6 楼,无不适。

诊断:神经官能症,舌质淡,舌苔白,脉虚。

治疗:归脾丸、逍遥丸各 10 粒,每日 3 次口服,6 日即安。

注意:凡遇神经官能症,必须破其所迷,令其清醒,再用药治疗必效。

偏头痛

夏女士,39 岁,2009 年 3 月 16 日初诊:近 1 周来,左侧偏头痛,服用扩血管药、止痛药、镇静药,疗效不显,转中医治疗,舌质暗红,舌苔薄白,辨证属于外风血虚头疼。

诊断:偏头痛,风寒血虚证。

治疗:养血祛风,安神定痛。方用自拟方:当归 15g,川芎 15g,白芍 15g,葛根 30g,细辛 3g,甘草 10g,白芷 15g,防风 15g,酸枣仁 30g,生姜 3 片,大枣 3 枚,5 剂。机器煎药打包,分早晚饭后半小时各服 1 包。

3 月 24 日,夏女士带一位患月经失调病的朋友就诊时,问及她的偏头痛病情,她说:我取药 5 剂,用完 2 剂头就不痛了,现在还剩余 3 剂药。我告诉她要坚持把药服完,以巩固疗效。

[**按语**] 本例用当归、川芎、白芍养血活血,葛根、细辛、白芷、防风祛风散寒,酸枣仁宁心安神,姜枣、甘草和胃,表里同治,收效预期。

震颤

2008 年 2 月 3 日第 3 次发病就诊,宋老先生,86 岁,老干部。

病情简介:2003 年 5 月 12 日第一次发病,老先生由女儿陪伴首次前来就诊。周身颤抖,牙关咬得咯咯响个不停,如是者 3 日,几经 CT、磁共振检查,没有发现脑部异常。镇静药无效。来中医科,素时便秘,舌质偏红,少津,脉细数。属于肝肾阴虚,虚风内动。

诊断:震颤,阴虚动风。

治疗:滋养肝肾,养血息风。方用四物汤加味:当归 15g,川芎 15g,生地 30g,白芍 15g,丹皮 15g,甘草 10g,龟板 30g,钩藤 15g,蝉蜕 10g,瓜蒌 20g,炒莱菔子 10g,酸枣仁 30g,生姜 3 片,大枣 3 枚,3 剂。用法用量:机器煎药打包,分早晚饭后半小时各服 1 包。

5 月 15 日复诊:老先生说,晚上 7 点服药,到 10 点还不见效,心里很是沮丧。到 11 点,震颤停止,一切恢复正常。还是坚持把 3 剂药用完,今日复诊,一切如常,不须再药。

2006 年 8 月 21 日第二次发病就诊:2 天来全身震颤又作,但比第一次较轻。前方 5 剂,用法同前。跟踪,病愈。

2008 年 2 月 3 日第三次发病就诊:老先生全身震颤再次发作,前方药 5 剂。

2008 年 2 月 13 日复诊:老先生急于好病,又临春节,3 天服完 5 天药,病愈。过了一个平安祥和年。近 2 天,左脚蹞趾脉管炎复发,另方治疗。

[**按语**] 本例用当归、川芎、白芍、生地、丹皮滋阴养血,龟板、钩藤、蝉蜕、酸枣仁镇惊息风,止痉除颤,瓜蒌通便泄热,甘草、姜枣和胃,达到滋养肝肾、养血息风之效。虽有复发,病机不变,每用必效。

懒怠

吴先生,男,38 岁,3 月 16 日就诊,自述:8 年来,久坐后起身无力,曾要几次努力才能起身站立;每遇夜间起床小便时,几次努力才可起身下床。不影响白日劳作,排除肌无力症。我认为,这是由于运动神经元功能迟缓所致。舌红苔黄,脉弦滑。

诊断:懈㑊,湿热下注,筋脉无力。

治疗:清热化湿,疏理经脉。方用湿热汤合四妙散加减:黄连 10g,黄柏 15g,白蔻仁 15g,砂仁 15g,川牛膝 15g,苍术 15g,薏苡仁 30g,木瓜 15g,当归 15g,秦艽 30g,威灵仙 30g,鳖甲 30g,姜枣引,水煎服,日 1 剂。10 剂。

5 月 27 日复诊:服药后起卧已经正常,无明显不适。时隔 2 月,近几天有复发迹象,再服前药 10 剂巩固。

[按语] 本例用黄连、黄柏清热燥湿,川牛膝、木瓜、苍术、薏苡仁、秦艽、威灵仙燥湿通络,通利筋脉,当归活血,砂仁、白蔻仁、姜枣化湿和胃,达到清热化湿、疏理经脉的作用,取得一定疗效。本方对于肌肉松弛也可以试用。

血管神经性头痛

2009 年 3 月 13 日初诊:李女士,57 岁,患头痛一年余,舌质淡,舌苔白,脉浮紧。

诊断:血管神经性头痛,属于肝寒痰湿型头痛。

治疗:祛风化湿,活血安神。自拟方:天麻 15g,钩藤 15g,白术 15g,防风 15g,川芎 15g,细辛 5g,羌活 15g,蔓荆子 30g,甘草 10g,制川乌 5g,熟地 30g,酸枣仁 30g,生姜 3 片,大枣 3 枚,7 剂,机器煎药打包,分早晚饭后半小时各服 1 包。忌食辛辣,避免情绪刺激。

5 月 15 日复诊:服用前药,头痛没有再发作,今日来治疗急性支气管炎,处方略。

[按语] 本病例用天麻、钩藤、防风化湿除风,细辛、羌活、蔓荆子、制川乌散寒止痛,熟地、酸枣仁养血安神,寒湿去,经络通,头痛自解。

抑郁症

2015 年 5 月 8 日初诊:刘青年,26 岁,抑郁症 3 年,西药治疗,不能很好地控制,拒绝服药,其母带来就诊。舌质淡,舌苔白,脉弦细,属于气虚痰郁。

诊断:抑郁症,气虚痰郁证。

治疗:益气健脾,化痰醒窍。方用自拟黄芪六君子汤加减:黄芪 15g,党参 15g,白术 15g,茯苓 15g,甘草 10g,竹叶 5g,白茅根 30g,石菖蒲 15g,郁金 15g,生姜、大枣引,7 剂。水煎服,日一剂,早晚饭后半小时服药。

首诊见效,间断性治疗 2 年后,可以自己来诊,自己服药,并开始工作。

复诊:至今已服药 3 年,精神恢复正常,间断性服用黄芪六君子汤加竹叶、白茅根巩固治疗。

[**按语**] 本病用黄芪、党参益气，白术、茯苓健脾，竹叶、白茅根利湿，石菖蒲、郁金解郁开窍，甘草、姜枣和胃，气复窍开，神情逐渐恢复。

癔病奔豚气

下午 3 点多，诊室里背进来了一位特殊病人：男青年，19 岁，气喘吁吁，上气不接下气，口面抽搐，自觉有气从腹部上冲至口面，心悸不宁。经过细致诊察，为癔病性气厥，我展开他的围巾，轻轻地罩在他的口鼻上，并要求小伙子不要过度喘气，安慰他，让他尽快镇静下来。我用手指按压他的合谷穴和内关穴，10 多分钟，一切归于平静。

这是一例典型的癔病之气厥，由于患者过度紧张、过度换气，引起了短暂的呼吸性碱中毒。用围巾遮挡患者口鼻，纠正碱性中毒，加之情绪稳定，有利于呼吸性碱中毒的快速纠正。这一方法简单易行，疗效可靠。这一方法是郑州大学第一附属医院呼吸科张教授传授的，当时，他讲了一个生动的病例，现在，我还记忆犹新。今天介绍给大家，以备急需。

第二节 外科验案

一、消化

不全性肠梗阻

成老先生，54 岁，近几个月来，十天八天就要发作一次不全性肠梗阻，又没有手术治疗指征，只好保守治疗，灌肠、抗生素治疗，缓解后在短期内多次复发，最后来中医科治疗。体质消瘦，舌淡苔白，脉虚，属于气血不足，肠道运动无力，食物排泄缓慢而导致不全性肠梗阻。

诊断：不全性肠梗阻，气血不足，肠道失运。

治疗：补气养血为本，促进肠蠕动为标，标本兼顾，必能控制病情复发。自拟黄芪六君子汤合四逆散加减：黄芪 30g，党参 15g，白术 15g，茯苓 15g，甘草 10g，砂仁 15g，当归 15g，柴胡 15g，白芍 15g，枳实 15g，槐角 15g，瓜蒌 30g，姜枣引，水煎服，7 剂。

复诊：精神转佳，饮食增加，矢气多，无腹胀。前方药加红花 30g，改善肠壁血液循环，10 剂，用法同前。

复诊：无明显不适，再守方 10 剂。

2 个月后随访，体质转佳，饮食正常，排便正常，工作正常。

[**按语**] 治病求本，本于阴阳气血。不全性肠梗阻频发，其根本在于气血

不足,肠道失运,属于虚证,虚则补之,黄芪六君子汤为治本之举,四逆散为治标之法,标本兼顾,其效可知。若仍用攻法治疗,则犯虚虚实实之戒。

二、痹证及骨与关节

痹证

2008 年 8 月 22 日初诊:卫先生,38 岁,近日下肢红肿热痛,行走困难,外科确诊为丹毒,换了几种抗生素都过敏,只好找中医治疗。舌质暗红,苔白,脉弦。

诊断:丹毒,湿热下注,血瘀水停。

治疗:清利湿热,活血解毒。方用四妙散加减:苍术 30g,黄柏 15g,川牛膝 15g,薏苡仁 30g,木瓜 30g,桃仁 15g,红花 15g,金银花 60g,连翘 15g,酸枣仁 30g,炒莱菔子 10g,土茯苓 30g,大枣 3 枚,生姜 3 片,5 剂,机器煎药打包,早晚饭后半小时各服 1 包。

外洗方:大黄 30g,芒硝 30g,地榆 30g,黄柏 30g,栀子 30g,黄连 15g,水煎热敷患处,每次半小时,每日 2~3 次。

复诊:一切恢复正常。

[按语] 本病例用苍术、黄柏、川牛膝、木瓜、薏苡仁、土茯苓清热燥湿通络,桃仁、红花活血,金银花、连翘清热解毒,酸枣仁安神,炒莱菔子、姜枣和胃,达到清利湿热、活血解毒作用。配合外洗方解毒消肿止痛,起效较快,内外合治,收效理想。

热痹

张老夫人,70 岁,2008 年 12 月 10 日初诊:自述双脚灼热疼痛 3 年余,到过不少医院,看过不少大夫,中医、西医均有,服过不少药物,还用不少偏方治疗均不见效。下雪天也要赤着脚穿着凉拖鞋,夜晚双脚必须露在被子外,仍旧烧灼样疼痛。素有高血压、冠心病病史。舌红苔少,属于阴虚血热。

诊断:红斑性肢痛症,热痹,阴虚血热证。

治疗:滋阴清热,凉血解毒。方用四妙勇安汤加减:金银花 30g,生地 90g,玄参 30g,石膏 30g,甘草 10g,川牛膝 15g,苍术 15g,黄柏 15g,焦三仙各 15g,夏枯草 30g,生姜 3 片,大枣 3 枚,5 剂,水煎,分早晚饭后服。

5 天后复诊:双脚已经不热,还能穿上鞋袜,血压平稳,腹泻,日 3 次,腹部不痛,改前方生地 30g,5 剂,用法同前。

最后复诊:病愈至今 5 年未复发。

[按语] 本病例用金银花、生地、玄参、石膏清热凉血解毒,生地滋阴清热,

用量要大;川牛膝、苍术、黄柏清利下肢湿热,通络止痛,焦三仙、甘草和胃,夏枯草降血压,达到滋阴清热、凉血解毒之效。

急性腰扭伤

康老夫人,腰部急性扭伤2天,来看中医,舌质偏暗,脉涩。

诊断:急性腰扭伤,中医谓之腰痛,属于气滞血瘀证。

治疗:行气活瘀,散寒止痛。方用自拟方:柴胡15g,白芍30g,赤芍30g,葛根30g,酸枣仁30g,延胡索30g,制川乌6g,桑寄生30g,细辛3g,当归15g,甘草10g,炒莱菔子6g,苏木15g,生姜3片,大枣3枚。7剂。机器煎药打包,分早晚饭后半小时各服1包。

开完药,病家问起疗效,我告诉她,今天服药,明天见效,后天可以活动自如,服完药,腰痛就好了。病人带着半信半疑的神情走了。

后来复诊,病人乐呵呵地说:你这位大夫一点儿也不吹牛,正如你所言,我的腰痛病好了,我的儿媳还说,要来见见这位大夫,他一点儿也不吹牛,但又那么自信。

[按语] 本病例用柴胡、赤白芍、当归、延胡索、苏木疏肝活血止痛,加葛根解肌,制川乌、细辛、桑寄生散寒通络止痛,甘草、炒莱菔子、姜枣和胃,达到行气活瘀、散寒止痛之效,疗效立见。

肩周炎

2008年9月10日:余女士,50岁,左肩臂恶寒疼痛半月,活动受限,寻求中医诊疗。舌质淡,舌苔白,脉弦紧。

诊断:肩周炎,属于中医痹证中的风寒证。

治疗:祛风散寒,活络止痛。方用九味羌活汤加减:羌活15g,防风10g,白芍30g,延胡索30g,制川乌6g,当归30g,生地30g,甘草15g,炒莱菔子6g,酸枣仁30g,制首乌15g,砂仁10g,川牛膝15g,生姜3片,大枣3枚。5剂,机器煎药打包,分早晚饭后半小时各服1包。

前后诊治3次,服药15剂,余女士边说边双手起舞,肩臂活动自如。

[按语] 我认为,肩周炎是以肩为中心,向肩、背、胳膊、胸大肌、颈肌等区域蔓延,并影响其功能活动的一个综合征,必须及时、积极有效地治疗,否则会缠绵难愈。本病例寒邪阻络,用九味羌活汤散寒祛风,通络止痛,加制川乌止痛之力倍增。余治疗多例,每每取效。

腱鞘囊肿

闫夫人,年五旬,右手腕背侧处有一肿块,发现1年,外科诊为腱鞘囊肿,需要手术治疗,闫夫人恐惧。2008 年 7 月 4 日,找中医试诊。检查发现,右手背第 3 掌骨近手腕部有一枣样大小肿块,按之柔软,属于腱鞘囊肿。

诊断:腱鞘囊肿。

治疗:大黄 30g,芒硝 30g,地榆 30g,延胡索 30g,薏苡仁 30g,白芥子 10g,水煎后,加食醋、白酒各 100ml,温热药水浸泡,一次 1 小时,每日 2 次。

今天上午复诊,闫夫人携其老母亲来看高血压病,诊毕,闫女士伸出右手让我看,腱鞘囊肿全消了。她说:用药 5 天,没有变化,第 6 天肿块大消,第 7 天囊肿全消,不留一点痕迹。学生们挨个拉着闫夫人的手背仔细观看,的确如此。随后,又一个个把这个方子抄下来保存。

[**按语**] 本病例用大黄、芒硝消肿散结,地榆、延胡索活瘀散结,薏苡仁、白芥子化痰散结,借酒醋渗透之力,直达病所,消囊肿之效易见,既省钱,又不开刀,还不留瘢痕,深受患者欢迎。

髋关节积液

2010 年 6 月 21 日初诊:荆之女,60 岁,右下肢疼痛 2 月,到北京朝阳医院就诊,磁共振报告:①右侧髋关节积液;②右下肢骨髓水肿;③右下肢骨干损伤。治疗 1 月无效而归。血压偏高,舌质暗红,舌苔薄白,脉虚。

诊断:痹证,脾虚血瘀,水湿内停。

治疗:健脾活血,化痰利湿,自拟方:独活 15g,桑寄生 30g,当归 10g,白芍 15g,甘草 10g,红花 15g,炒莱菔子 15g,穿山甲 10g,薏苡仁 30g,川牛膝 15g,熟地 15g,夏枯草 30g,三七 10g,制乳没各 6g,白芥子 15g,木瓜 30g,7 剂,生姜、大枣引,机器煎药打包,分早晚饭后半小时各服 1 包。

6 月 28 日复诊:无不适,嫌穿山甲价高去之,改龟板 30g,7 剂。后连续服药 5 周。

8 月 19 日复诊:共用药 7 周,49 剂。磁共振复查:右下肢未见异常。说明髋关节积液和骨髓水肿消失,再服前方药巩固疗效,并注意适度锻炼,避免风寒。

[**按语**] 本病例用独活、桑寄生、川牛膝、木瓜祛湿通络,当归、白芍、红花、三七、制乳没活血通络,熟地养肝益肾,穿山甲、白芥子、薏苡仁穿膜渗湿,夏枯草降血压,甘草、姜枣和胃,达到健脾活血、化痰利湿之效。

落枕

小陈,29 岁,职员,晨起发现落枕,偏着头来诊。针刺悬钟穴治疗,5 分钟后,头颈活动自如。

落枕,是因为睡眠姿势不正确,沉睡后醒来,自觉头颈不能自由转动的一种病症,发病率高。对于本病的治疗方法很多,在这里,介绍一个简便有效的措施,仅供参考。

方法:取坐位,按落枕部位偏左、偏右的不同,选悬钟穴(在小腿外踝直上四横指处,骨缘外即是该穴),左侧落枕选右腿穴位,右侧落枕选左腿穴位,用大拇指尖揉、按、掐悬钟穴,并逐渐用力,使之有酸、麻、胀痛感,此时,边压穴位,边用力扭动脖颈,5~10分钟即可缓解。

上方不效者,由医师治疗。取肩宗穴,揉、压,逐渐加力,使之酸胀,病人用力转动头颈,3分钟左右可解除病痛。

慢性肋软骨炎

2008年1月13日初诊,胡女士,39岁,胸部隐痛2年多,经几家医院多次检查,按肋软骨炎治疗,无效,至今已无治疗信心,经朋友介绍到中医科就医。

检查:痛在胸部,舌红少苔,脉弦细。诊断:慢性肋软骨炎,气阴两虚证。

治疗:益气养阴解毒,益肾止痛。自拟方:太子参15g,麦冬15g,生地30g,金银花30g,连翘15g,桔梗10g,甘草10g,酸枣仁30g,制川乌6g,仙茅15g,淫羊藿15g,补骨脂10g,栀子10g,生姜3片,大枣3枚,7剂。用法用量:机器煎药打包,分早晚饭后各服1包。护理:避免劳累,注意休息。

3月3日来诊:服药后胸痛消除,感叹中医药如此之疗效。近1周感冒,咳嗽,胸部不适,上感六合汤治疗。

[按语] 本病例用太子参、麦冬、生地益气养阴,制川乌、仙茅、淫羊藿补骨止痛,金银花、连翘、桔梗、栀子、甘草清热解毒,酸枣仁安神,达到益气养阴解毒、益肾止痛的目的。

强直性脊柱炎

尤先生,33岁,自觉腰脊不适,僵痛,遇劳加重,阴雨天加重2年余,关节病科已确诊为强直性脊柱炎,西药治疗不能有效控制病情,转看中医。舌质淡,舌苔白,脉弦细。

诊断:强直性脊柱炎,脾肾两虚,风寒阻络。

治疗:补脾益肾,活血解毒通络。自拟方:独活15g,桑寄生30g,当归15g,延胡索30g,蜈蚣2条,秦皮15g,土茯苓30g,焦三仙各15g,杜仲15g,仙茅、淫羊藿各15g,甘草15g,鳖甲30g,薏苡仁30g,生姜3片,大枣3枚,10剂,机器煎药打包,分早晚饭后半小时各服1包,注意避免风冷寒气。

复诊略有加减,连续服药3月,病情得到有效控制,后结婚生子。

[按语] 本病例用独活、桑寄生、杜仲、仙茅、淫羊藿益肾,土茯苓、秦皮解

毒,当归、延胡索、蜈蚣活血止痛,鳖甲、薏苡仁软坚通络,甘草、焦三仙、姜枣和胃解毒,达到补脾益肾、活血解毒通络之效。

双侧髋关节置换术后合并感染

2008年9月10日初诊:柴女士,42岁,住院行双侧髋关节置换术,手术成功。但术后已经2月,体温高,血象高,白细胞总数20×10⁹/L,舌质红,舌苔黄厚,脉滑数。

诊断:髋关节术后合并感染,属于湿热兼瘀。

治疗:清利湿热,活血解毒,自拟方:黄连10g,黄柏15g,川牛膝15g,白蔻仁15g,砂仁15g,苍术30g,白花蛇舌草60g,蒲公英30g,紫花地丁30g,当归15g,桃仁10g,红花30g,茵陈30g,焦三仙各15g,生姜3片,大枣3枚,7剂,机器煎药打包,分早晚饭后各服1包。

服药5天后热退,血象恢复正常。1周无发热,出院。

[按语] 本例用黄连、黄柏、白花蛇舌草、蒲公英、紫花地丁、茵陈清热燥湿解毒,桃仁、红花、当归活瘀通络,白蔻仁、焦三仙、砂仁、姜枣化湿理气和胃,达到清利湿热、活血解毒之效,恢复较快。

痛风

张先生,57岁,2009年3月10日初诊:曾于去年患痛风住院治疗,近1月来右脚踇趾红肿疼痛,血尿酸异常升高,舌质红,舌苔黄厚,脉弦滑。

诊断:痛风,湿热下注。

治疗:处方1内服:土茯苓30g,秦皮30g,车前子30g,金银花30g,连翘15g,猪苓30g,泽泻30g,乌贼骨30g,甘草10g,当归15g,苍术30g,黄柏15g,生姜3片,大枣3枚,5剂,机器煎药打包,分早晚饭后半小时各服1包。低蛋白饮食,注意休息。

处方2外洗:大黄30g,芒硝30g,地榆30g,三七5g,制川乌10g。5剂,水煎药液泡脚,每次半小时,每日2次。

3月16日复诊:脚部红肿消退,活动自如,复查血尿酸在正常水平。继续用前药5剂巩固,并时常注意低蛋白饮食调护。

[按语] 本病例用金银花、连翘、土茯苓、秦皮、黄柏清热利湿解毒,苍术、猪苓、泽泻、车前子利水化湿,当归活血,乌贼骨抗酸,甘草、姜枣和胃,达到清热利湿、活血解毒作用。加解毒利湿化瘀药外洗,内外合治,收效明显。

下肢深静脉血栓

2007年5月23日首诊:张某,女,右下肢肿胀酸痛2年,经多家医院诊断,确诊为:右下肢深静脉血栓形成。并经多家医院治疗,病情无大改观。局部色紫黯水肿,舌质暗红,脉涩。

诊断:右下肢深静脉血栓,属于瘀热阻闭,血脉不畅。

治疗:清热活血通络。自拟方:丹参40g,当归15g,赤芍15g,红花15g,连翘15g,漏芦15g,皂角刺15g,金银花30g,蒲公英30g,地龙15g,板蓝根30g,石膏30g,大黄(后下)12g、芒硝(冲服)8g。10剂。

用法用量:①每剂药,水煎2遍,分两次,饭后半小时服下。②第3遍水煎药液,加食醋100ml,白酒100ml,熏洗患肢,每次30~60分钟,1日2次。

6月11日复诊:上药10剂,服完后,持药方到当地药店又取8剂,共服18剂。服药期间,水肿消退明显,但感到全身疼痛。恐其药寒,损伤肠胃,改方:上方去芒硝、石膏,加制川乌8g、延胡索30g。10剂。用法同首诊。

7月26日复诊:10剂药服完后,又持方到当地药店取9剂,共服19剂药。现在,肢体不红、不肿、不痛,行走正常。彩色超声检查报告:双下肢深部血管未见异常。为防再次发生血栓,用下方巩固:

红参、三七、水蛭、土鳖虫各200g。用法用量:共研末,每次服3g,每日服2次,坚持服用。

8月15日电话告知,一切情况良好。

[按语] 下肢深静脉血栓形成比较多见,本病例瘀血阻滞经络,生湿化热,用当归、丹参、红花、赤芍、地龙活血通络,大黄、芒硝、金银花、连翘清热活瘀通络,血管复通,总体疗效优于西医治疗,可以作为中医优势病种看待。

斜颈

周女士,55岁,2008年8月5日初诊。

该女士患斜颈5年,头偏向右侧,需要扭动身躯才能和人对面交流。舌淡,苔白,脉虚,属于血虚风痉。

诊断:斜颈,血虚风痉。

治疗:补气养血,养筋润燥。方用葛根汤加减:葛根30g,白芍30g,赤芍30g,甘草10g,当归15g,川芎15g,酸枣仁30g,生龙牡各30g,僵蚕15g,射干15g,钩藤15g,天麻15g,生姜3片,大枣3枚,7剂。机器煎药打包,分早晚饭后各服1包。

2008年9月1日复诊:面部可以向正面纠正约30°,有效,再带前药方7剂,赴外地探亲,并告诉她,在当地继续服用,加强颈部运动,促进康复。

[按语] 本病例血虚风痉,用葛根汤解肌,四物汤养血柔筋,天麻、僵蚕除风,合力施治,取效可期。

腰椎间盘突出并纤维化

刘先生,63 岁,2008 年 8 月 10 日初诊:患腰痛多年,检查发现,腰椎间盘突出,并纤维化。舌质淡舌苔白,脉虚。属于中医气虚血瘀腰痛症。

诊断:腰椎间盘突出合并纤维化,腰痛,气虚血瘀。

治疗:益气活血,通络止痛。方用桃红四物汤合独活寄生汤加减:黄芪30g,党参15g,白术25g,红花30g,地龙15g,独活15g,桑寄生30g,炒莱菔子10g,延胡索30g,杜仲15g,当归30g,酸枣仁30g,焦三仙各15g,生姜3片,大枣3 枚,机器煎药打包,分早晚饭后各服 1 包。

连续加减服药至 9 月 19 日,腰不痛,腿不麻木,活动自如,再用前方 5 剂巩固疗效。

[按语] 本病例用黄芪、党参、白术益气健脾,红花、延胡索、当归、地龙养血活血、通络止痛,独活、桑寄生、杜仲益肾,酸枣仁安神,焦三仙、炒莱菔子、姜枣和胃,达到益气活血、通络止痛之效。

足跟筋膜炎

2009 年 2 月 27 日初诊,赵先生,右足跟痛 3 月,用过他法,病不减轻,转诊中医。检查无骨刺,不红肿,舌质淡,舌苔白,脉细。

诊断:足跟筋膜炎,气血两虚。

治疗:处方 1 外洗:大黄 30g,芒硝 30g,地榆 30g,三七 15g,制草乌 10g,制川乌 10g,水煎液加白酒 100ml,食醋 100ml,热浴足部,每次 1 小时,每日 2 次。

处方 2 内服:补气养血,通络止痛。自拟方:黄芪 30g,党参 15g,白术 15g,茯苓 30g,甘草 10g,白扁豆 15g,砂仁 15g,延胡索 30g,制川乌 6g,酸枣仁 30g,车前子 30g,生姜 3 片,大枣 3 枚,机器煎药打包,分早晚饭后半小时各服 1 包。

2009 年 3 月 21 日复诊:足跟痛基本治愈,这次来主要是解决支气管炎问题,方药略。

[按语] 本病例用黄芪、党参益气健脾,白术、茯苓、白扁豆、砂仁理气健脾,延胡索、制川乌、车前子消肿活血止痛,酸枣仁安神,甘草、姜枣和胃,达到补气养血、通络止痛作用。外加通络散寒止痛洗剂,见效较快。

❧❦ 三、肛肠 ❧❦

肛裂术后感染

李女士,24 岁,2004 年 3 月 24 日初诊,该女士曾在某医院手术治疗肛裂后感染,形成窦道,有大量脓液生成,用抗生素输液加局部清创引流治疗 2 月余,不但疮口不长,还在恶化,窦道越来越深,无奈之下找中医治疗。舌质淡,苔白,脉虚。

诊断:肛裂术后感染,中医属于阴疽,气血两虚。

治疗:虚则补之,阳不足者,温之以气,并引流换药。自拟方:黄芪 30g,当归 10g,白术 10g,秦艽 15g,白蔹 15g,乳香 6g,没药 6g,甘草 10g,陈皮 10g,附片 6g,肉桂 6g,姜枣为引,水煎口服,每日 2 次。

结果:连续治疗半月疮愈,没留后遗症。

[按语] 本病用黄芪补气,当归、制乳没、白蔹、秦艽活血生肌,附片、肉桂温阳去寒,白术、陈皮、甘草健脾,姜枣和药,阳气温煦,生肌再现。及时引流换药,保持清洁,恢复较快。

急性血栓性外痔

2007 年 11 月 25 日初诊,张女士,66 岁,3 天前,晨便时用力过猛,突感肛门疼痛不适,不久,肛门口肿起,痛不可忍,自用痔疮栓等治疗,病情加重,下床困难。今有家人护送来医院诊疗。检查发现,肛门肿突外翻有大半圈,颜色紫暗,随时有溃烂之忧。舌质淡,有瘀斑,脉弦紧。

诊断:急性血栓性外痔(坏死期),气虚血瘀证。

病人不同意住院,不同意手术治疗,我的恻隐之心再次大发作,冒冒险,拿出看家本领,为其解忧。

治疗:益气活瘀,消肿止痛。自拟方:黄芪 30g,当归 30g,白芍 30g,赤芍 30g,大黄 10g,槐角 15g,制川乌 6g,延胡索 30g,炒莱菔子 15g,地榆 30g,车前草 30g,酸枣仁 30g,5 剂,机器煎药打包,分早晚饭后各服 1 包。

自拟血栓痔外洗方:大黄 30g,芒硝 30g,地榆 30g,延胡索 30g,白矾 10g,制川乌 10g,5 剂,水煎坐浴,每日 2 次,每次半小时。忌食辛辣,保持大便通畅,卧床休息。

11 月 30 日复诊:病人说:治疗 1 天后痛苦见轻,2 天后大轻,3 天后不痛不肿。检查所见,肿块仅有蚕豆大小,再守上方口服、外洗药各 5 剂,用法用量同前。

12 月 5 日复诊:肛门血栓消净,无不适,生活如常,不再用药。

[按语] 本病例用黄芪补气,当归、赤白芍、延胡索、制川乌活血散结定痛,大黄、车前草、槐角、地榆利湿消肿,酸枣仁安神宁心,炒莱菔子、姜枣理气和胃,达到益气活血、消肿止痛之功。外用中药坐浴,一药即效,起效较快。

四、男科

精囊炎

2017年4月28日初诊:田先生,男,34岁,血精症半年,妻子不孕,久治不效。看中医,舌质偏红,脉弦细,属于肝经湿热。

诊断:精囊炎(血精症),肝经湿热。

治疗:清热解毒,凉血止血。自拟方:金银花30g,连翘15g,蒲公英30g,紫花地丁30g,苦参15g,败酱草30g,当归15g,白茅根30g,白术15g,丹皮15g,大蓟30g,三七5g,炒莱菔子15g,怀牛膝15g,生姜大枣引,7剂,水煎服,早晚饭后半小时口服。

复诊:无明显变化,守方3周,用法同前。

复诊:服药4周,血精变淡,随症加减,连续治疗1月,复查精液,没有红细胞。再服药4周,准备孕育。

[**按语**] 本病例用金银花、连翘、蒲公英、紫花地丁、苦参、败酱草清热解毒,当归、丹皮、白茅根、三七、大蓟凉血止血,怀牛膝引药下行,白术、炒莱菔子、姜枣祛湿和胃,达到清热解毒、凉血止血的作用。

抗精子抗体性不孕不育

2007年6月14日同诊。张先生,31岁;张女士,34岁,二人为夫妇。婚后5年不孕。经省某医院检查诊断:张女士患慢性盆腔炎、卵巢囊肿、抗精子抗体阳性。张先生患慢性前列腺炎、抗精子抗体阳性。均属于湿热体质。

治以清热解毒法。张女士用方:白花蛇舌草30g,败酱草30g,甘草10g,地骨皮30g,蟾皮10g,丹皮15g,生地30g,当归15g,白芍30g,鳖甲30g,三棱15g,莪术15g,炒莱菔子5g。7剂。张先生用方:败酱草30g,半枝莲30g,生地15g,黄连10g,蟾皮10g,地骨皮30g,鳖甲30g,青蒿15g,枸杞子20g,甘草10g,当归10g,酸枣仁30g,炒莱菔子10g。7剂。用法用量:每剂水煎2遍,分早晚饭后服用。

治疗结果:2007年8月9日复诊:二位同时各服28剂,2007年8月7日又到省某医院复诊,二位的抗精子抗体均转阴,其他病症消失。特来报告结果。

2007年8月30日:特来告知,已经怀孕1月,B超证实早孕,胚胎发育正常。

[**按语**] 该病例为夫妇同病,免疫性不孕不育,最为棘手的一类。女方采

用白花蛇舌草、败酱草、蟾皮解毒抗免疫反应,丹皮、地骨皮、生地凉血,当归、白芍、三棱、莪术、鳖甲活血通络,炒莱菔子、甘草理气和胃,达到解毒抗敏、滋阴活血通络之效。男士方用败酱草、半枝莲、黄连、蟾皮清热解毒,地骨皮、青蒿、鳖甲祛阴火,枸杞子、当归养血,酸枣仁安神,甘草、炒莱菔子理气和胃,达到清热解毒、滋阴活血之效。取得了较好疗效。

老年阳痿

某老夫,70 有余,因性事太频,心理不专,阳事不举,沮丧之至,找中医调理。舌质淡,舌苔白,脉虚。

诊断:阳痿,心肾两虚。

治疗:炙麻黄6g,桂枝10g,白芍30g,菟丝子15g,酸枣仁30g,石菖蒲15g,鹿茸(冲服)2g,甘草10g,生姜3片,大枣3枚。机器煎药煮打包,分早晚饭后半小时各服1包。服1周后性事再起。

[按语] 本例用麻黄、桂枝温肾散寒,鹿茸、菟丝子助肾,石菖蒲开窍,酸枣仁安神,甘草、姜枣诸药和合,用之有效。

五、杂症

创伤耐药菌感染

2007年12月20日初诊。吴夫人,25岁南方打工时,遭遇车祸,臀部、会阴部均受到严重损伤,经外科造瘘、抗感染、支持等综合治疗,脱离危险。近期转回当地治疗,高热20多天,最好的抗生素也不能控制感染,生命又一次受到了威胁,需要到上海购买一种特需的抗生素,但远水不解近渴,病情不等人!某医院外科大夫找我,想了解中医有没有办法。我介绍了外用中药,治疗疮疡,另口服汤药控制感染的计划。舌淡苔黄厚,脉虚弦。

治疗:久经消耗,气血两虚,毒邪独盛,当以扶正解毒为法,方用黄芪六君子汤加味。黄芪30g,党参15g,白术15g,茯苓15g,甘草10g,柴胡30g,黄芩15g,苦参20g,败酱草30g,炒莱菔子10g,当归15g,砂仁15g,白芥子10g,蒲公英30g,紫花地丁30g,生姜3片,大枣3枚,7剂。用法用量:机器煎药打包,分早晚饭后半小时服用。

2007年12月27日复诊:服中药当天,体温开始下降,3天后体温正常,分泌物明显减少。外科植皮术。没有去上海购药。

2008年1月2日:植皮术后,中度发热,再服汤药前方7剂,用法同前。

2009年1月12日:主管大夫介绍:病情继续好转,植皮生长良好。半月后临床治愈出院,两年后又生一女。

[**按语**] 本例用黄芪、党参补气,柴胡、黄芩、苦参、败酱草、蒲公英、紫花地丁解毒退热,当归活血,白术、白芥子、茯苓、砂仁健脾化湿,甘草、姜枣和胃,达到益气健脾、解毒退热之效。

尿道结石症

2006年11月1日初诊,李先生,65岁,近期排尿时自觉尿道疼痛,尿流很细,时有中断。超声检查报告提示尿道结石。舌质红,舌苔黄,脉滑数。

诊断:尿道结石,湿热证。

治疗:清热利湿,理气排石。自拟方:白花蛇舌草30g,败酱草30g,苍术15g,黄柏15g,重楼20g,甘草10g,香附子15g,炒莱菔子15g,白芍30g,滑石15g,通草6g,鳖甲30g。7剂。

用法用量:每日1剂,水煎两遍,分早晚饭后半小时服用。多多饮水,适度跳跃,以利于结石下降。

12月3日复诊:夜尿多。上方去通草,加益智仁15g。7剂。用法用量同前。

2007年11月8日来诊:近日感冒,咳嗽,吐黄痰,另方处理(方药略)。问及去年年底的尿道结石病情时,李先生说:"当第二次中药服完3剂的夜间,急于排尿,疼痛加重,尿憋难出,突然间,自觉有物排出,敲响了小便器,尿路通畅,一气排完。这是我一月多来最畅的一次排尿。此后,一切正常,吃喝拉撒无碍。"

[**按语**] 本病例用白花蛇舌草、败酱草、重楼、黄柏清热燥湿,滑石、通草、鳖甲利湿散结,香附子、白芍理肝气止痛,苍术、甘草健脾,达到清热利湿、理气化石之效。

压疮

周老夫人,80岁有余,脑卒中后遗症,长期卧床,继发褥疮,用下方治愈。

制乳香、制没药各20g,研细末备用。先用生理盐水清洗创面,再稀薄撒药面于创面。很快,创面干燥。

第5天复诊:打开纱布一看,疮面隆起,表面形成了一层厚痂,打开疮痂,有很多积脓,看来是上药太多,疮面不透气造成的积脓。彻底清创,薄撒药面,包扎。1周后复查,褥疮已经治愈。告诉病人家属,注意翻身,防止再发褥疮。

[**按语**] 本病例气血瘀滞,肉腐成脓,用海浮散原方薄撒,取效可信。

第三节 妇科验案

一、经带

闭经

田某,女,29岁,婚后6年不孕,近期停经9月未孕,转诊中医科。面色无华,腰酸乏力,舌淡苔白,脉虚。超声检查:子宫、附件发育正常,子宫内膜3mm。

诊断:闭经,属于脾肾两虚,冲任不调。

治疗:健脾益肾,调理冲任,自拟调经养膜汤加减:黄芪30g,党参、白术、茯苓、当归、仙茅、枸杞子各15g,白芍、淫羊藿、熟地各30g,香附20g,炒莱菔子各10g,桑寄生30g,10剂,水煎服,日1剂,分早晚饭后半小时温服。

复测经阴道超声:子宫内膜7mm。子宫内膜明显生长,续服5剂。

三诊:再行经阴道妇科B超检查,子宫内膜达10mm,达到行经标准,第2天上午8点打来电话告知:昨晚9点月经已来潮。后第2个月怀孕,特来告知。

[按语] 本例用黄芪、党参补气,当归、白芍、熟地养血,仙茅、淫羊藿、枸杞子、桑寄生补肾,香附子理血中之气,白术、茯苓、炒莱菔子健脾,达到健脾益肾,调理冲任,促进子宫内膜发育的作用,疗效比较理想。

月经延迟

陈女士,28岁,2007年8月20日初诊。

病情简介:停经70天,经多名中西医妇科专家诊疗,月经仍不行,舌质暗红,脉涩。B超报告:子宫、附件发育未见异常;子宫内膜10mm。

初步诊断:月经延迟,气滞血瘀证。

治疗:活血解毒通经。自拟破膜汤加减:桃仁10g,红花15g,当归15g,赤芍30g,川芎15g,生地15g,三棱15g,莪术15g,水蛭15g,川牛膝15g,穿山甲(冲服)5g,皂角刺15g,败酱草30g,白花蛇舌草30g,香附15g。5剂。用法用量:每日1剂,水煎2遍,分早晚饭后半小时服用。

8月27日复诊:月经仍不行,首方减白花蛇舌草,加黄芪30g、天花粉15g,5剂,用法同上。

9月1日复诊:服药2剂,月经即行,现在仍在行经期。处理:月经已行,不必再用药。

[按语] 本病例用桃仁、红花、三棱、莪术、水蛭、穿山甲、皂角刺破膜通经,

当归、赤芍、川芎、生地、川牛膝活血通经,白花蛇舌草、败酱草解毒抗炎,香附子理血通经,共达活血解毒、破膜通经之效,月经自行。

二、胎孕

不孕症(双侧输卵管不通)

周女士,28 岁,2007 年 3 月 30 日下午初诊。

病情简介:婚后 3 年未孕。上午到省妇幼医院妇科检查:双侧输卵管不通。现症:腹胀,舌质暗,舌苔白,脉弦细。

诊断:不孕症,双侧输卵管不通,痰血瘀阻证。

治疗:活瘀化痰通络。自拟通管开窍汤加减:当归 10g,川芎 15g,赤芍 15g,京三棱 15g,莪术 15g,香附子 15g,王不留行 30g,炮穿山甲 10g,皂角刺 15g,白芥子 10g,橘核仁 15g,甘草 10g。7 剂。病家自有中药房,自取自煎。

5 月 21 日来诊:这一次是诊疗痛经(方药略)。问及输卵管不通病情,她说:"连续服汤药半月,到省妇幼医院妇科检查,双侧输卵管已经通畅。"

11 月 7 日,周女士的邻居由周女士介绍前来治疗月经病,顺便告诉我,周女士已经怀孕四个多月了。

[按语] 本病例用当归、川芎、赤芍活血通管,京三棱、莪术、穿山甲、皂角刺破瘀血通管,香附子、王不留行、白芥子、橘核仁化痰通络,甘草和药,达到活瘀化痰通管之效,解除输卵管粘连,疗效可见。

高泌乳素血症

2010 年 9 月 1 日初诊:刘女士,27 岁,婚后 2 年不孕,经妇科检查确诊为高泌乳素血症。舌红苔厚,脉弦滑,属于湿热证。

诊断:高泌乳素血症,湿热证。

治疗:清肝解毒。自拟方:土茯苓 30g,栀子 15g,夏枯草 15g,甘草 10g,蒲公英 30g,瓜蒌 15g,苍术 15g,黄柏 15g,炒莱菔子 10g,焦三仙各 15g,鸡内金 15g,薏苡仁 30g,鳖甲 30g,金银花 15g,姜枣引,7 剂,机器煎药打包,分早晚饭后半小时各服 1 包。

于 9 月 7 日、9 月 15 日各复诊 1 次,服药后无明显不适。再守前方 7 剂。

9 月 30 日复诊:前后共服药 4 周,本月月经未行,已经延后 10 天,查尿妊娠试验(+),经 B 超检查证实怀孕。

[按语] 本病例用土茯苓、栀子、蒲公英、瓜蒌、金银花清肝解毒;夏枯草、鳖甲解毒散结;苍术、黄柏、薏苡仁清利湿热,甘草、焦三仙、鸡内金消食健脾,热毒去,熏蒸消,泌乳素恢复正常水平。

尿潴留（转胞）

2011 年 10 月 19 日初诊：某女，24 岁，孕 2 月，憋尿做彩超后发生尿潴留，行导尿术后缓解，随后，尿液点滴不出，住院治疗，家属一脸的怒气。

膀胱、尿道括约肌痉挛症，排尿困难，中医认为属于膀胱气化不利。

诊断：尿潴留，膀胱气化不利。

治疗：清热解痉，气化水湿，固肾安胎。自拟方：金银花 30g，连翘 15g，车前草 15g，甘草 10g，砂仁 15g，石菖蒲 15g，酸枣仁 30g，白术 15g，桑寄生 30g，炒白芍 15g，姜枣引，机器煎药，分早晚饭后半小时各服 1 次。

结果：服药 1 次尿自流，拔除导尿管，观察 2 天，康复出院。

[按语] 本病例用金银花、连翘、车前草、甘草清热利尿，石菖蒲、白芍开窍解痉，白术、桑寄生健脾助气化，酸枣仁安神，合力清热解痉，气化水液，固肾安胎，其尿自流。

前置胎盘

2012 年 5 月，刘护士，省医妇产科工作，孕期检查发现前置胎盘，出血，疲劳，短气，眩晕，妇科大夫建议清宫。由家人带来看中医。舌质淡，舌苔白，脉滑。

诊断：前置胎盘，气血不足，气虚下陷。

治疗：益气养血，升举安胎。自拟方：金银花 15g，连翘 15g，天麻 15g，杜仲 15g，川续断 30g，桑寄生 30g，砂仁 15g，黄芪 30g，仙鹤草 30g，甘草 10g，白术 15g，覆盆子 30g，姜枣引，7 剂，机器煎药打包，分早晚饭后半小时各服 1 包。注意生活调理。

复诊：出血减少，气力增加，守方 2 周，停药。

7 月 4 日下午，患者妹妹来告诉我，她的姐姐近日复查彩超，一切正常。

后足月生产一男。

[按语] 本病例气血两虚，托举无力，用黄芪、白术益气，杜仲、桑寄生、覆盆子、砂仁固肾安胎，天麻治头晕，仙鹤草止血，甘草和药，有出血，易于感染，特别加金银花、连翘预防感染，合力实现升举安胎之功。2017 年，刘女士再孕，仍前置胎盘，再次治疗，生女。

三、杂病

产后缺乳

2007 年 6 月 9 日初诊：李女士，26 岁，新产后 1 周，两乳胀痛，乳房半软半硬,奶汁稀少,致赤子哭闹不休。舌红少津,脉细数。

诊断:缺乳症(新产后),肝郁气滞证。

治疗:疏肝解郁通乳。自拟方:黄连 10g,生地 15g,蒲公英 30g,延胡索 15g,路路通 10g,白术 15g,王不留行 30g,炮山甲(冲服)6g,沙参 15g,细辛 3g,酸枣仁 30g,炒莱菔子 15g。5 剂。用法用量:每日 1 剂,水煎 2 遍,分早晚饭后服用。

7 月 2 日复诊:两乳饱满,不痛,奶水如涌泉,不必用药。但产妇心有顾虑,怕停药后奶水减少,要求再服 5 剂。顾虑药寒伤胃,减黄连为 5g,5 剂。

2007 年 9 月 4 日:今日来看感冒。顺便提到 7 月调奶之事,说:从那时起至今,奶水一直充裕。

[按语] 产后缺乳临床常见,在辨证施治基础上,分清乳房是软,还是硬。软者多虚,硬者多滞。软者应补,硬者宜疏。凡用此法,基本上会收到较好疗效。本病例用黄连、生地、蒲公英清肝解郁,穿山甲、王不留行、路路通疏通奶络,沙参、细辛养阴通络,延胡索活血通络,酸枣仁安神,白术、炒莱菔子理气健脾,达到疏肝解郁通乳之效,奶水自通。

产后抑郁症

郭女士,自产后焦虑,失眠,不愿见人,家人百般照顾,也不满意,常常悲伤哭泣,性情大变。她在清醒的时候说,发病时自己的情绪不能自控。经人带来看中医。舌质暗红,舌苔黄,脉滑数。

诊断:产后抑郁症,属于湿热内蕴,败血内瘀所致。

治疗:清利湿热,活血祛瘀。自拟湿热汤加味:苍术 30g,黄柏 15g,黄连 10g,白蔻仁 15g,砂仁 15g,川牛膝 15g,桃仁 10g,红花 15g,莪术 15g,防己 30g,薏苡仁 30g,酸枣仁 30g,生姜 3 片,大枣 3 枚。5 剂,机器煎药打包,分早晚饭后半小时各服 1 包。连续来诊 3 次,逐渐好转,共服 20 剂药后,精神情志恢复正常。

[按语] 本病例用黄连、黄柏清热燥湿,防己、薏苡仁利湿,桃仁、红花、莪术、川牛膝活血祛瘀,酸枣仁安神定志,白蔻仁、砂仁理气燥湿,达到清热利湿、活血解郁的作用,其病可愈,也不影响母乳喂养。

在治疗新产后精神疾病时,不能局限于产后多虚的传统理论的约束,要坚持辨证施治,其实,临床所见这类疾病的发生,多数属实、属瘀,应当先攻其实,再调其虚,不难治愈。

更年期综合征

2010 年 3 月 15 日初诊:某女士,46 岁,面部红白互变,像放幻灯一样,一分钟内也有3次变化,红时面如血灌,白时面色苍白,性情急躁,月经正常。舌淡红,苔薄白,脉弦细。属于肝郁肺虚,木火刑金。

诊断:更年期综合征,肝郁肺虚,营卫失和。

治疗:四逆散合桂枝汤加减。柴胡15g,山药30g,枳实10g,甘草15g,炒莱菔子15g,桂枝10g,白芍15g,小麦30g,香附子15g,地骨皮30g,酸枣仁30g,生龙牡各30g,姜枣引,5剂,机器煎药打包,分早晚饭后半小时各服1包。

复诊:面红略减,守方5剂。

再复诊:面部红白偶有发作,再5剂。

5月17日来检查血脂血糖,正常。论及往日面部红白之事,她说:第3次药服后,一切恢复平静。

[按语] 本例用柴胡、枳实、白芍、香附子疏肝升发阳气,桂枝、白芍调和营卫,酸枣仁、浮小麦、生龙牡敛汗,地骨皮清虚热,山药益肺肾,达到疏肝敛肺、调和营卫之效。

狐乳(乳头内陷症)

2017年12月24日初诊:邢女士,右乳头内陷半年,偶尔可以伸出复位。舌质淡,有齿痕,舌苔白,脉虚细。

诊断:狐乳(乳头内陷症),气血两虚,气血下陷。

治疗:益气养血,升提复位。方用黄芪六君子汤加味:黄芪30g,党参15g,白术15g,茯苓15g,甘草10g,砂仁10g,当归15g,川芎15g,熟地30g,柴胡10g,白芍30g,王不留行30g,蒲公英30g,生姜、大枣引。7剂,水煎服,日1剂,早晚饭后半小时口服。

复诊:乳头伸出,但不固定,时出时入,如狐狸之出入不定,属于肝寒,首方加吴茱萸3g,乌药15g,7剂,用法同前。

复诊:1周后奶头再次内陷,属肝阳不足。方药:小茴香5g,吴茱萸3g,乌药15g,仙茅、淫羊藿各15g,桂枝10g,白芍30g,甘草10g,7剂,用法同前。

复诊:至今未再发生乳头内陷。

[按语] 狐乳者,乳头内陷,时出时入不定,本病不常见,书籍没有记载,根据病情表现,我给命名为狐乳。本病例属气血两虚,气虚下陷,乳头属肝经,乳房属胃,所以必用益气养血、暖肝护胃之品治疗,方中用黄芪、党参、白术、茯苓益气健脾,柴胡疏肝,王不留行、蒲公英疏通奶络,当归、川芎、熟地、白芍养血柔肝,初见成效。复诊加吴茱萸、乌药暖肝散寒,合力举乳,疗效理想。

急性乳腺炎

2007年10月18日初诊:胡女士,23岁,新产后33天,近两天左侧乳房胀痛,奶水少。检查局部:左乳的右侧有一直径约 3cm 的肿块,有压痛。舌红苔白,脉弦。

诊断:急性乳腺炎,肝郁气滞,毒血结聚。

治疗:解毒通络。自拟方:瓜蒌 15g,王不留行 30g,细辛 3g,蒲公英 30g,沙参 15g,柴胡 10g,当归 15g,路路通 10g,赤芍 15g,鹿角霜 10g,炒莱菔子 10g,白芷 15g。5 剂。用法用量:机器煎药,包装,每日早晚饭后半小时各服 1 包。

2007 年 10 月 25 日复诊:左乳局部肿块消失,不红、不肿、不痛,奶汁通。临床治愈,不必再药。

[按语] 本例用柴胡疏肝,当归、赤芍、王不留行活血通络,瓜蒌、蒲公英解毒散结,白芷、鹿角霜、路路通、细辛疏通奶络,沙参养阴,炒莱菔子理气,合力清热解毒,疏肝通络,疗效较好。

卵巢囊肿

2006 年 5 月 6 日初诊:王女士,33 岁,美容业主,近 3 月以来小腹胀满,隐痛,白带色黄量增多,月经前后不定期。超声检查:子宫发育正常,内膜 4mm,右侧附件有一 65mm×52mm 液性回声光团;左侧附件有一 30mm×24mm 液性回声光团。舌质红,舌苔黄,脉滑。

诊断:双侧卵巢囊肿。辨证:湿热下注,聚湿成囊,痰结为膜。

治疗:清热利湿,化膜消囊。方用自拟囊肿消汤加减:白花蛇舌草 30g,败酱草 30g,车前草 30g,浙贝母 10g,薏苡仁 30g,白芥子 10g,当归 15g,香附子 15g,炒莱菔子 10g,白术 15g,炮山甲(冲服)5g,猪苓 30g,生姜 3 片,大枣 3 枚,7 剂。用法用量:机器煎药,每剂药打 2 包,分早晚饭后半小时服用。

5 月 13 日复诊:服药期间无明显不适,白带不黄,量不多,前方加鸡内金 15g,增强破膜、化积之力,7 剂,用法用量同前。

5 月 20 日复诊:右附件囊肿 23mm×18mm,左附件囊肿消失,信心大增,仍守原方 10 剂,用法用量同前。

6 月 2 日复诊:无明显不适,白带正常。超声检查:子宫附件正常。

[按语] 本病例用白花蛇舌草、败酱草解毒,穿山甲、白芥子、浙贝母解毒化膜,车前子、薏苡仁、猪苓利湿消水,香附子、当归理血气,白术、炒莱菔子理气健脾,达到清热利湿、化膜消囊的作用。

奶漏

2018 年 1 月 30 日初诊:万女士,29 岁,产后 2 个月,奶质稀水少,奶水漏出不断,乳房软。舌质淡,舌苔白,脉细。

诊断:奶漏,气血两虚,气虚下陷。

治疗:气血双补,升陷止漏。自拟黄芪六君子汤加减:黄芪30g,党参15g,白术15g,茯苓15g,甘草10g,砂仁10g,当归15g,川芎15g,鹿角霜15g,升麻10g,五味子15g,蒲公英30g,生姜、大枣引,7剂。水煎服,早晚饭后半小时口服。

2月6日复诊:奶水增多,较前饱胀,不再漏出奶水,守方加青皮10g,7剂巩固治疗。

[按语] 奶漏比较常见,本病例多数属于气血两虚,气血下陷。自拟方黄芪、党参补气,加当归、川芎养血,升麻、鹿角霜、五味子益肾固涩,白术、茯苓、砂仁、甘草健脾,蒲公英防温补生热,达到气血双补、升陷止漏之力。鹿角霜生奶力强,五味子止漏力宏,为必用之品。另有一例,加用青皮后,奶漏止,但奶水少,停用青皮后,奶水增多,奶漏停止。看来体质差异,变在细微处。

盆腔积液

2007年8月8日初诊:王夫人,26岁,近半年来,月经前后不定期,或多或少,或前或后,经期伴有小腹作痛,月经色黑,曾经多位名医诊治,病情不减。本月已经40天,月经未行。B超检查:子宫内膜12mm,盆腔积液40mm×32mm。舌质红苔厚,脉滑数。

诊断:月经不调;盆腔积液,湿热下注证。

治疗:清热活血利湿。自拟盆腔利湿方:苍术15g,黄柏15g,白芥子15g,车前草30g,泽泻30g,白茅根30g,桃仁10g,红花15g,赤芍30g,黄芪15g,天花粉15g,酸枣仁30g。5剂。用法用量:机器煎药,每剂药煎取2包,每日早晚饭后半小时各服1包。

8月17日复诊:月经已行,量极少,血色暗,但仍有腹痛。有瘀血,改方:当归15g,川芎15g,白芍15g,熟地30g,丹皮15g,香附子15g,砂仁15g,白术15g,延胡索15g,酸枣仁30g,制首乌15g,甘草10g,白芷15g。

10月15日来诊:9月月经正常。B超报告:子宫内膜7mm,盆腔无积液。

[按语] 本病例用黄芪益气,苍术、黄柏清热燥湿,车前子、泽泻、白茅根利湿,桃仁、红花、赤芍行血化水,天花粉、白芥子化痰利湿,酸枣仁安神,合力健脾利水,活血调经,竭盆腔之病水,复无序之月经。

人乳头瘤病毒感染

2017年9月26日初诊:苏女士,50岁,人乳头瘤病毒(HPV)感染,西医要求口服抗病毒药物,畏惧毒副作用,没有服用。来看中医。舌质偏红,脉弦细。

诊断:人乳头瘤病毒(HPV)感染,湿热郁蒸证。

治疗:清热燥湿解毒。自拟洁阴杀毒洗方:大黄30g,芒硝30g,地榆30g,

三七5g,白矾6g,苦参15g,苍耳子15g,7剂,水煎取300ml,冲洗阴道,每日2次。复诊:自觉冲洗后舒适,无不良反应。守方3周。

10月30日复诊:在省医复查正常。说明人乳头瘤病毒被彻底消除。未再用药。

[按语] 本病例属于湿热郁蒸,缠绵不愈。用洁阴杀毒洗方,大黄、芒硝、地榆清热解毒,消肿复膜,三七活血养血,白矾、苦参、苍耳子解毒燥湿,合力达到清热燥湿解毒之目的。这个洗方有一定临床疗效,后续有不少成功案例,需要继续观察,可以为女性防癌提供帮助。

子宫脱垂

2017年12月26日初诊:常女士,60岁,子宫全脱10余年,行走、咳嗽,子宫全脱,需要用手还纳。多家医院大夫均建议行子宫切除术治疗,没有同意。舌质淡,舌苔白,脉细无力。

诊断:子宫脱垂(三度),气虚下陷。

治疗:大黄30g,芒硝30g,地榆30g,三七参5g,白矾6g,枳壳15g,水煎取药液300ml,冲洗阴道,日2次。

复诊:其丈夫说,原来子宫脱垂像个气球,走路、咳嗽时脱出,用手推上去,还滑下来。用本方药冲洗4周,现在气球明显缩小,用手一推即可复位,守方7剂,用法同前。

2018年2月7日复诊:基本不脱,但生气、劳累时会复发。巩固治疗,改枳壳30g,加香附子15g,14剂,继续观察治疗。

[按语] 本例用大黄、芒硝、地榆祛瘀护膜,三七活血养血,白矾燥湿收涩,枳壳增加子宫平滑肌收缩,有上举之功,合力祛瘀养膜,升举子宫。一老太太80余,患病子宫脱垂20多年,内服黄芪六君子汤合四物汤加枳壳,外洗方同上,4周治愈。

第四节 儿科验案

急性病毒性咽喉炎

2007年8月10日初诊:韩之婴,男,2岁,由父母、奶奶陪诊。其母代诉:低热、口腔溃疡10天,省内数家医院儿科诊疗,服药、输液,病不减,口烂加重,不能吃喝。经人介绍,特来就诊。

检查所见:精神不振,口腔黏膜溃烂,咽喉部红疹,充血,糜烂,腹胀,指纹青紫,体温偏高,属于热毒上攻。

诊断:急性病毒性咽喉炎,风热型。

治疗:自拟方上感六合汤加减。金银花 10g,连翘 5g,桔梗 3g,鱼腥草 10g,甘草 5g,陈皮 3g,半夏 3g,板蓝根 10g,生地 6g,丹皮 5g,青蒿 5g,鳖甲 10g,地骨皮 5g,柴胡 5g。5 剂。用法用量:每日 1 剂,水煎 1 遍,煮取 100ml 左右药液,分 5 次服完。

2007 年 8 月 15 日复诊:其母代诉,服药 2 天,热退能食;4 天,口腔不烂。药已经服完。

再查一切如常,不需用药,注意护理。

[按语] 本病例用金银花、连翘、鱼腥草、板蓝根清热解毒,清解肺胃,陈皮、半夏、甘草护其胃气,生地、丹皮、柴胡、青蒿、鳖甲、地骨皮清退虚热,桔梗载药上行,合力清热解毒泻火,热退身凉,溃烂愈合。

儿童多动症

董学童,8 岁,近半年多来不自主伸腰、伸臂,两臂后翻,僵硬痛苦,欲罢不能,在儿童医院诊为儿童多动症,治疗 3 月,病情进展,今天,由其父带来看中医。

检查:外观消瘦,发育落后,自述不自主伸腰翻臂,坐在课堂上也犯病,有老师告诉家长后才引起重视。便秘,舌质偏红,苔白,脉浮躁,属于肺热胃积,胃不和,体不安。

诊断:儿童多动症,中医谓之痌证,肺胃郁热,心神不宁。

治疗:清肺胃,安心神。自拟方:金银花 15g,连翘 5g,桔梗 5g,甘草 5g,焦三仙各 5g,鳖甲、龟甲、穿山甲各 3g,炒莱菔子 5g,制大黄 6g,砂仁 5g,生姜 3 片,大枣 3 枚。机器煎药打包,分早晚饭后半小时各服 1 包。10 剂,每天 1 剂。

复诊:抽动减少,再上方 20 剂,用法同前。

2008 年 7 月 14 日复诊,已经不再抽动,活动自如,暑假班也能安心听课。再服 10 剂善后。

[按语] 儿童多动症临床多见,有真有假,有的孩子调皮、爱动,不是多动,更不是多动症。真正的多动症是身不由己的被迫的反常活动,换句话说,多动症有强迫症内涵,必须鉴别。既不要放过疾病治疗时机,又不能扼杀了儿童的天真好动。本病例用金银花、连翘、桔梗、大黄清泻肺胃,三甲散消积镇潜,砂仁、焦三仙、炒莱菔子、姜枣理气和胃,达到清肺胃、安心神的目的,随证守方,疗效较好。

儿童脱肛

2009 年 10 月 10 日初诊：吴女士带她的成年女儿来治疗乳腺不发育症，方药开过之后，提起了她 5 岁的小儿子。

当时，她的小儿子 2 岁，大便时肛门有大肠头脱出，已经半年，多家医院治疗，无好转，建议找中医试试。

诊断：小儿脱肛。

处方：大黄 10g，地榆 10g，芒硝 10g，石榴皮 10g，白矾 5g，水煎坐浴，每日 2 次，每次 20 分钟。由于小儿不会练习提肛动作，要求他的家人用棉签刺激小儿肛门，引起肛门收缩，恢复肛门括约肌功能，每天保证刺激 5 次以上。

前后经过 1 个多月治疗，小儿的脱肛病已经不再发生。

[按语] 本例采用坐浴法，大黄、芒硝、地榆清热护膜，石榴皮、白矾收涩固脱，外加棉签刺激法，病家易于接受，竟也收到了好的疗效。

小儿喘息性支气管炎

2009 年 10 月 16 日：邵姓患儿，9 岁半，咳喘不宁 1 天，不发热，素有咳喘病史，属于急性喘息性支气管炎。舌质红，舌苔白，脉数。

诊断：急性喘息性支气管炎，肺经风热。

治疗：清肺平喘，自拟上感六合汤合三拗汤加减：金银花 20g，连翘 10g，桔梗 10g，甘草 10g，鱼腥草 20g，炒莱菔子 10g，炙麻黄 8g，前胡 10g，射干 10g，金荞麦 20g，杏仁 6g，浙贝母 6g，砂仁 6g，7 剂，姜枣引，水煎服，日 3~4 次。

10 月 23 日复诊：喘咳平息，调理肺脾中药善后。

[按语] 本病例用金银花、连翘、桔梗、鱼腥草、金荞麦清肺解热，加麻黄、杏仁、浙贝母、前胡、射干宣肺止咳平喘，砂仁护胃，炒莱菔子、砂仁理气和胃，合力清热宣肺，止咳平喘，疗效比较理想。

新生儿黄疸

2008 年 5 月 15 日初诊：朱姓新生儿黄疸，住某医院，照蓝光等治疗，黄疸消退不明显。带新生儿来中医科就诊。舌质红，舌苔白，指纹紫红。

诊断：新生儿黄疸，湿热型。

治疗：清肝利湿退黄。方用茵陈蒿汤合连苏饮加减：茵陈 10g，栀子 3g，黄连 2g，苏叶 3g，生姜 1 片，大枣 1 枚，7 剂。每日 1 剂，水煎，随意于 1 日内服完。

7 日后复诊，黄疸明显减退。再进 7 日，复诊：黄疸消退至正常范围。

[按语] 本病例属于湿热蕴黄，用茵陈蒿汤清热利湿退黄，黄连、苏叶清热

安胃,频频茶饮,不伤正气,黄退即止。

<h1 style="text-align:center">第五节 五官科验案</h1>

<h3 style="text-align:center">一、眼</h3>

飞蚊症(玻璃体混浊)

2011年8月23日初诊:杨先生,50岁,眼前如蚊虫飞舞1周,有高血压病史,采用抗玻璃体混浊西药治疗不效,来中医门诊,舌质暗红,舌苔薄白,脉弦细。

诊断:飞蚊症,肝经郁热,气滞血瘀。

治疗:化瘀清肝明目。自拟方:当归15g,赤芍15g,川芎15g,丹参15g,鳖甲30g,密蒙花15g,决明子10g,地龙15g,水蛭10g,炒莱菔子10g,薏苡仁30g,菊花15g,7剂,姜枣引,机器煎药,分早晚饭后半小时各服1包。

8月30日复诊:飞蚊变小,前方药再取7剂。

11月26日,杨先生患支气管炎来诊,病历上有飞蚊症记录,问他当时治疗结果如何,他回答,治疗2周飞蚊症就消除了,所以没有再来复诊,至今没有复发。

[按语] 本病例用当归、川芎、赤芍、丹参活血化瘀,密蒙花、决明子、菊花清肝明目,鳖甲、地龙、水蛭祛瘀化浊,炒莱菔子、薏苡仁理气健脾,合力达到化瘀清肝、降浊明目之目的。

视瞻昏渺

2008年8月29日初诊:丁老先生,83岁,老眼昏花,视力减退,眼科检查确诊为黄斑变性,建议到中医科治疗。有高血压、冠心病病史,舌质暗红,舌苔厚,脉细数。

诊断:视瞻昏渺(黄斑变性),肝阳上亢,肾气不足,兼有血瘀。

治疗:清肝益肾,活血明目。自拟方:夏枯草30g,苍术15g,黄柏15g,炒莱菔子6g,桃仁10g,红花30g,黄芪30g,丹参15g,车前子15g,枸杞15g,川贝母10g,鳖甲25g,决明子10g,焦三仙各15g,生姜3片,大枣3枚,10剂,机器煎药打包,分早晚饭后半小时各服1包。

后记:老先生按此方先后服药2月,视物较前清晰,血压比较稳定,情绪稳定,食欲增加,现仍在康复治疗中。

[按语] 本病例用黄芪益气,夏枯草、黄柏、车前子清肝平肝,桃仁、红花、

丹参活血祛瘀,决明子、鳖甲、枸杞子潜肝益肾,川贝母化痰通络,炒莱菔子、焦三仙理气消食和胃,合力达到清肝潜阳、益肾活血明目之效。

甲状腺功能减退并视野缺损

2009年8月5日初诊:牛先生,74岁,患甲状腺功能亢进,治疗后又转为甲状腺功能减退,并发视野缺损,经几家医院确诊为甲状腺功能减退并视野缺损,用激素治疗1月,病情加重,要求采用中药治疗。舌质淡,边尖红,舌苔白,脉弦细。

诊断:甲状腺功能减退并视野缺损,属于中医的视瞻昏渺之脾肾两虚证。

治疗:补益气血,清滋肝肾。方用黄芪六君子汤加味:黄芪150g,党参40g,白术40g,茯苓30g,薏苡仁50g,夏枯草30g,枸杞子40g,菊花30g,熟地30g,谷精草30g,茺蔚子60g,砂仁15g,刀豆子15g,仙茅15g,淫羊藿15g,川芎15g,10剂,每剂药机器煎药,打3包,分早、中、晚饭后半小时各服1包。仍加用激素疗法。

连续用药2周,复查视野恢复正常,出院带药巩固治疗。

[按语] 本病例用黄芪、党参补气,夏枯草、菊花、谷精草、茺蔚子清肝明目,仙茅、淫羊藿、熟地养肝肾,川芎活血,白术、茯苓、薏苡仁、砂仁、刀豆子理气健脾,达到补益气血、清滋肝肾、开阔视野的目的。起初牛先生服一天的药量没有明显起效,于是他就自己改为1天服了2天的药量,他觉着眼睛更亮些,结果1周的药半周就服完了,视野明显扩大。把首方药量增加一半,改为每日服药3次,一直坚持用了半月,视野完全恢复正常。我们也看到了一个用药量超大的新方剂,是从实践中摸索出来的。

慢性结膜炎

2008年1月11日初诊,朱老夫人,70岁,眼痒、涩1年余,几经专家诊疗,不见好转,找中医治疗试试。检查:眼结膜充血,轻度水肿,心情急躁,大便燥结,舌红苔厚,脉弦数。

诊断:慢性结膜炎,肺胃郁热证。

治疗:清肺胃,明眼目。方用银翘散加减:黄连10g,木贼草15g,金银花30g,连翘15g,蒲公英30g,谷精草15g,决明子20g,枸杞子15g,地榆15g,酸枣仁30g,炒莱菔子10g,川芎15g,生地15g,生姜3片,大枣3枚,5剂。用法用量:机器煎药打包,分早晚饭后半小时各服1包。护理:忌食辛辣,汤煮毛巾,多休息眼睛。

1月16日复诊:眼痒减轻,大便顺畅。处理:守上方5剂。

1月21日复诊:眼结膜充血、水肿消退,不痒,视力提高,内热已退,精神振奋。处理:上方改决明子10g,5剂。

1月26日复诊:无明显不适,改服石斛夜光丸调理。

[按语] 本病例用黄连、金银花、连翘、木贼草、蒲公英、谷精草、决明子清热解毒,枸杞子、川芎养血活血明目,地榆护膜,酸枣仁安神,炒莱菔子、姜枣和胃,合力达到清肺胃、益肝肾、明目之效。

中医有"久病不愈,活瘀一法"之学说;而今我再添一条:"久病不愈,解毒一法",二者结合,具有较好的疗效。

视歧症

一例住院治疗的吉兰-巴雷综合征导致的视歧患者,睁一只眼闭一只眼才能走路、视物,全身疲软无力。中医会诊治疗,舌质红,舌苔白,脉弦细。

诊断:吉兰-巴雷综合征并发视歧症,肝经风热。

治疗:清肝明目。自拟解毒抗敏汤加减:金银花30g,连翘15g,土茯苓15g,秦皮15g,鱼腥草30g,炒莱菔子10g,夏枯草30g,菊花15g,钩藤15g,天麻15g,生龙牡各30g,小麦30g,瓜蒌20g,苍术15g,三七15g,姜枣引。机器煎药打包,分早晚饭后半小时各服药1包。

复诊:第1周无明显变化,第2周明显改善,能睁开双眼走路。再服1周巩固治疗。

[按语] 本病例用金银花、连翘、鱼腥草、土茯苓、秦皮清肺解毒,天麻、钩藤除风,加夏枯草、菊花、瓜蒌、生龙牡镇肝息风明目,三七活血养血,苍术、炒莱菔子理气健脾,合力共达清肝疏风、活瘀明目之效,守方治愈。

视网膜脱离术后

2007年12月20日初诊,田先生,35岁,双目视力急剧下降,在多家医院眼科诊疗,确诊视网膜脱离,行视网膜悬挂术治疗,病情得到控制,但视力很低,对面人的面部都看不清,历经治疗一年多,无明显改善,经朋友带来就诊。舌边尖红,舌苔薄黄。

诊断:视网膜脱离术后,肝经郁热证。

治疗:清肝利胆,解毒明目。自拟方:柴胡15g,薄荷10g,黄芩15g,栀子15g,金银花30g,连翘15g,决明子20g,谷精草15g,木贼草15g,菊花15g,党参15g,生姜3片,大枣3枚,7剂。

用法用量:机器煎药打包,分早晚饭后半小时服用。护理:忌食辛辣,避免情绪激动。

2007年12月29日复诊:无明显变化,便溏。处理:改决明子10g,7剂。用法同前。

2008 年 1 月 2 日复诊:视物较前清晰,大便正常。处理:守上方 7 剂。用法同前。

2008 年 1 月 8 日复诊:视力继续提高,100 米开外的人的面孔也能看清,信心大增。处理:继续上方 7 剂。用法同前。

[按语] 本病例用柴胡、黄芩、薄荷、菊花、谷精草、木贼草清利肝胆,栀子、金银花、连翘清热解毒,决明子明目通便,党参扶正,甘草、姜枣和胃,共奏清肝利胆、解毒明目之效。

二、耳

急性神经性耳聋

2008 年 2 月 5 日初诊,胡先生,64 岁,发热、咳嗽 10 天,经治疗热退咳减,突然耳聋,必大声于耳前才勉强听到声音,心急不安。某医院耳鼻喉科诊断为急性神经性耳聋,治疗无进展。舌红、便秘。

诊断:急性神经性耳聋,肝胃积热证。

治疗:清肝胃,通耳窍。自拟方:瓜蒌 20g,枳实 15g,白芍 30g,甘草 10g,石菖蒲 10g,郁金 10g,当归 16g,猪苓 20g,泽泻 20g,三七 10g,川芎 15g,生地 30g,生姜 3 片,大枣 3 枚,7 剂。用法用量:机器煎药打包,分早晚饭后半小时各服 1 包。护理:忌食辛辣,注意休息。

2 月 13 日复诊:耳聪目明,听音清亮,避免复发,再进 7 剂。

[按语] 本例用瓜蒌、枳实清泻里热,当归、白芍、川芎、三七、生地养血活血,石菖蒲、郁金开窍,加猪苓、泽泻分利湿热,甘草、姜枣和胃,共奏清肝胃郁热、活瘀利湿通窍之效,使耳神经得到充足的血液供养,听力渐复,实乃治本之举。

梅尼埃病(眩晕症)

庆女士,35 岁,头晕脑旋两天,服西药不止,2009 年 3 月 16 日来服中药。舌质红,舌苔黄厚。属于湿热证。

诊断:梅尼埃病,湿热型。

治疗:清热利湿,醒脑止眩。自拟方:黄连 10g,黄柏 15g,苍术 30g,白蔻仁 15g,砂仁 15g,川牛膝 15g,刀豆子 15g,竹茹 15g,甘草 10g,酸枣仁 30g,车前子 30g,夜交藤 30g,生姜 3 片,大枣 3 枚。机器煎药打包,分早晚饭后半小时各服 1 包。

3 月 23 日复诊:精神饱满。自述口服上次 2 剂药就好了。

[按语] 本病例用黄连、黄柏清热燥湿,竹茹、生姜、苍术、砂仁、白蔻仁、刀

豆子和胃止呕,车前子、夜交藤利湿安神,共奏清热燥湿和胃、安神止眩之功。

〜〜 三、鼻 〜〜

过敏性鼻炎

2011 年 4 月 1 日:刘女士,近日鼻痒流涕,外耳道痒,系过敏性鼻炎,服西药不适应,舌质红,舌苔薄黄。

诊断:过敏性鼻炎,肺经风热。

治疗:疏风清热,宣肺温窍。方用自拟上感六合汤合苍耳子散加减:金银花 20g,连翘 15g,桔梗 10g,甘草 10g,鱼腥草 30g,炒莱菔子 10g,蛇床子 30g,地肤子 30g,白鲜皮 15g,苍耳子 15g,紫草 15g,香附子 15g,姜枣引,水煎服,每日 1 剂,7 剂。

复诊:自述服药 2 日后一切恢复正常,无明显不适,再服 7 剂,稳定治疗效果。

[**按语**] 过敏性鼻炎发病突然,鼻痒,鼻酸,喷嚏,清涕如水,没有鼻塞及寒热交错。本病例属于肺经风热,用上感六合汤清热疏风,宣肺温窍,用苍耳子散辛香走窜,除湿止痒,共奏清宣肺热、温化清涕之效。寒气重者,合麻黄附子细辛汤,能提高疗效。

慢性鼻炎

2006 年 3 月 10 日初诊,男性患儿,12 岁,鼻塞,流涕,时黄时清,不闻香臭,反复发作 2 年,伴头痛、眼痛,几经多家医院耳鼻喉科诊治,时轻时重,来看中医。舌质偏红,舌苔薄白。

诊断:慢性鼻炎,慢性鼻窦炎,肝郁肺热证。

治疗:疏肝清肺,理气通窍。方用苍耳子散合小柴胡汤加减:柴胡 10g,黄芩 15g,细辛 5g,白芷 15g,苍耳子 10g,香附子 10g,白花蛇舌草 30g,败酱草 30g,甘草 10g,当归 10g,石菖蒲 15g,生姜 3 片,大枣 3 枚。5 剂。用法用量:机器煎药打包,分早晚饭后半小时各服 1 包。护理:忌食辛辣,预防感冒,清理鼻腔。

3 月 15 日复诊:鼻通气好,鼻涕减少,色清。继续前药 5 剂。

3 月 20 日复诊:一切恢复正常。停药。注意预防感冒。

2007 年 7 月 27 日:鼻炎病复发,前方 5 剂,用法用量同前。

8 月 10 日复诊:一切恢复正常,停药。

2008 年春节见面,健康。

[**按语**] 慢性鼻炎、慢性鼻窦炎很常见,有过敏性的,有感染性的,感染性

的最常见,特点是反复发作或时轻时重。本病例属于肝郁肺热,用小柴胡汤疏肝解郁,用苍耳子散通鼻窍,白花蛇舌草、败酱草解毒消肿,修复鼻黏膜,共奏疏肝清肺、理气通窍之效,恢复鼻的功能。预防感冒也很重要。

❧ 四、口腔 ❧

复发性口腔溃疡

2007年12月3日初诊,王女士,29岁,2个多月来,口腔黏膜反复溃烂,时轻时重,用过不少中西药,无效。近日来看中医。口腔黏膜和舌体均有溃疡面,舌红,苔厚,脉弦。

诊断:复发性口腔溃疡,湿热证。

治疗:解毒敛疮。方用清胃散加减:黄连10g,石膏30g,升麻10g,生地30g,甘草10g,白花蛇舌草30g,紫花地丁30g,白芷15g,细辛5g,酸枣仁30g,瓜蒌15g,炒莱菔子10g,竹叶6g,白茅根15g,大枣3枚,生姜3片。5剂。用法用量:机器煎药打包,分早晚饭后半小时各服1包。护理:忌食辛辣,淡盐水漱口。

12月8日复诊:口腔溃疡已愈,感觉良好,要求上方再5剂巩固。

[按语] 本病例用黄连、生地、升麻、瓜蒌、石膏清泻肝胃,白花蛇舌草、紫花地丁清热解毒,白芷、细辛祛腐生新,竹叶、白茅根清利心火,酸枣仁安神,炒莱菔子、姜枣和胃,合力清泻肝胃,祛腐生新。

咽喉黏膜萎缩综合征

2008年9月1日初诊:李先生,72岁,肺癌术后8个月,其间进行了放疗、化疗。近日咽喉不适,口腔及咽喉干燥,语音沙哑,查咽喉部黏膜萎缩。舌质红,少津,脉细数。

诊断:肺癌术后,咽喉黏膜萎缩综合征(可能与放化疗有关),辨证属于喉痹,气阴两虚证。

治疗:益气养阴,化痰复膜。方用生脉饮加味:太子参15g,麦冬15g,五味子10g,黄芪30g,当归15g,射干15g,白芍15g,地骨皮30g,甘草10g,浙贝母10g,砂仁15g,酸枣仁30g,壁虎10g,生姜3片,大枣3枚,7剂,机器煎药打包,分早晚饭后半小时各服1包。忌食辛辣。

9月8日复诊:口咽喉部渐觉湿润,发声较清,再进7剂。

9月15日复诊:不觉干燥,语言清亮,咽喉部黏膜生成,肺癌康复治疗,方药略。

[按语] 本病例用太子参、麦冬、五味子益气养阴,黄芪、当归益气活血,加

壁虎、浙贝母、射干抗癌复膜,白芍、地骨皮养阴滋水,酸枣仁安神,砂仁、姜枣和胃,共奏益气养阴、润喉复膜之功。

咬舌症

2010年8月9日初诊:马女士,38岁,自述患咬舌症10年。自觉舌痛,尤其是舌两边痛,为了减少舌痛,有意识咬舌两边,有时候咬得舌面出血,虽经多方医疗不愈,还有口腔黏膜专家要求切除她舌两边组织,但她恐惧手术,未能实施手术治疗。所以一直持续了10年,今日找中医治疗。舌质淡,舌苔白,脉细。

诊断:咬舌症,舌痛症,属于气虚血瘀证。

治疗:健脾益气,利窍安神。自拟黄芪六君子汤加减:黄芪30g,党参15g,白术15g,茯苓15g,甘草10g,炒莱菔子15g,焦三仙各15g,鸡内金15g,酸枣仁30g,远志10g,石菖蒲15g,郁金15g,地骨皮30g,当归10g,薏苡仁30g,姜枣引,7剂,机器煎药打包,分早晚饭后半小时各服1包。

8月16日复诊:服药后口腔黏膜已经修复完整,自服药第2天起就不再咬舌。守方7剂,巩固治疗。

[按语] 本病例用黄芪、党参益气,白术、茯苓、炒莱菔子、焦三仙、薏苡仁、鸡内金健脾化湿,加石菖蒲、郁金利窍,当归活血,酸枣仁、远志安神定志,地骨皮修复黏膜,共奏健脾益气、利窍安神之效。

第六节 皮科验案

一、过敏及免疫

干燥症

张老先生,83岁,口、眼、鼻干燥半年,确诊为干燥症,要求服中药治疗。舌质黯红少津,脉虚细。

诊断:干燥症,属于气阴两虚,兼有血瘀。

治疗:益气养阴,活瘀行津。方用生脉饮加减:太子参15g,麦冬15g,五味子10g,天花粉15g,生地15g,炒莱菔子10g,丹参15g,川芎15g,鳖甲30g,地骨皮30g,甘草10g,制首乌10g,姜枣引,水煎服,7剂。

复诊:老先生说,服药后大便稀,一日3次,口、眼、鼻不干燥。未再服药。

[按语] 本病例用太子参、麦冬、五味子益气养阴,加丹参、川芎活血行瘀,加天花粉、生地、鳖甲、地骨皮、制首乌滋阴坚阴,甘草、炒莱菔子、姜枣和胃,达到益气养阴、活血润燥的目的。方药中的天花粉、鳖甲有显著的调节免疫

作用。

过敏性皮炎

朱女士,36 岁,2007 年 11 月 28 日初诊。

病情简介:全身皮肤瘙痒,红疹 2 月余,曾到皮肤科就诊,或说是疥疮,或说是湿疹,用药不愈。友人带中医科就诊。舌质红,舌苔厚,脉滑数。

诊断:过敏性皮炎,湿热证。

治疗:清热凉血,祛风止痒。自拟方:当归 15g,生地 15g,丹皮 15g,苍术 30g,黄柏 15g,板蓝根 30g,乌梅 6g,甘草 10g,土茯苓 30g,蛇床子 30g,地肤子 30g,白鲜皮 15g,酸枣仁 30g,全蝎(冲服)5g,蜈蚣(冲服)2 条,生姜 3 片,大枣 3 枚,5 剂。用法用量:机器煎药打包,分早晚饭后半小时服用。护理:忌食辛辣。

2007 年 12 月 10 日:复诊,4 剂药后,一切恢复正常。

[按语] 本病例用当归、生地、丹皮、乌梅滋阴凉血,土茯苓、板蓝根、苍术、黄柏清热燥湿,加全蝎、蜈蚣助力解毒抗敏,蛇床子、地肤子、白鲜皮祛风止痒,共奏清热燥湿、解毒止痒之效。中药治疗,起效迅速。

狐惑病(白塞综合征)

2009 年 10 月 14 日初诊:徐女士,48 岁,患狐惑病 8 年,西医确诊为白塞综合征,治疗无效,近日病情加剧,口烂、眼涩、会阴溃烂,影响正常生活,来中医科诊疗。舌质红,舌苔白,脉细。

诊断:狐惑病(白塞综合征),属于气虚毒盛。

治疗:益气解毒。自拟方:土茯苓 60g,秦皮 30g,地骨皮 30g,生甘草 30g,炒莱菔子 10g,党参 15g,白术 15g,茯苓 15g,砂仁 15g,酸枣仁 30g,鳖甲 15g,肉桂 3g,生姜 3 片,大枣 3 枚,5 剂,机器煎药打包,分早晚饭后半小时各服 1 包。忌食辛辣。

10 月 18 日复诊:口腔溃疡减轻,精神转佳。前方 5 剂。

10 月 24 日复诊:口腔、会阴溃疡痊愈,前方 5 剂,继续巩固治疗。

连续治疗半年临床治愈。

[按语] 本病例用党参、白术、茯苓、砂仁健脾益气,土茯苓、秦皮、甘草利湿解毒,酸枣仁安神,鳖甲、地骨皮坚阴,肉桂引火归原,炒莱菔子、姜枣和胃,达到益气补虚、解毒复膜之效。

皮肌炎

胡小姐,25 岁,右侧乳突下方有一结节,伴有红肿、发热、无力、呼吸困难、吞咽困难,曾于 7 月 19 日到某三甲医院皮肤科就医,确诊为皮肌炎,住院治疗

2周,病情好转后出院带药(主要是醋酸泼尼松)。出院5天后病情加重,吞咽困难、呼吸困难、身软无力,发热,不能食。于8月17日经朋友介绍来看中医。详细翻阅了她的住院病历,舌质红,舌苔白,脉弦细。

诊断:皮肌炎,肺胃热毒,阻遏经络。

治疗:解毒除风和胃。方用解毒抗敏汤加减:金银花30g,连翘15g,土茯苓30g,秦皮15g,柴胡10g,当归15g,僵蚕15g,羌活15g,白芷15g,焦三仙各15g,砂仁15g,炒莱菔子10g,姜枣引,水煎分早晚各服1次。

8月22日:患者父亲转述,孩子的病情有很大好转,精神好,热退,饮食正常,可以正常讲话。照前方再开5剂。

8月25日:患者复诊,面带笑容,精神如常,口腔糜烂,药还没有服完。在前方中加入地骨皮30g,7剂,加强对于激素副作用的调控。

[按语] 本病例用金银花、连翘、土茯苓、秦皮解毒清热,当归、僵蚕活血化痰通络,柴胡、羌活、白芷引邪达表,砂仁、焦三仙、炒莱菔子理气护胃,达到清热解毒、活血化痰通络的目的。守方随证加减,疗效较好。

该病例已经10年,患者已结婚生子。

荨麻疹

2007年9月25日初诊:宋先生,58岁,全身起扁平疙瘩两个半月,到几家医院皮肤科,经专家诊疗,轻轻重重,瘙痒烦心,昼夜不宁,至今不愈。要求中医中药治疗。检查:全身皮肤潮红,扁平疙瘩遍布,多处挠痕,甚至见血,舌质红,脉数,属于风热湿毒证。

诊断:荨麻疹,风热湿毒证。

治疗:清热除风,祛湿解毒。自拟解毒抗敏汤加减:金银花30g,连翘15g,地肤子30g,蛇床子30g,白鲜皮15g,土茯苓30g,秦皮15g,甘草10g,蜈蚣4条研末冲服,全蝎6g研末冲服,酸枣仁30g,炙鳖甲30g,炒莱菔子15g。5剂。煎服方法:机器煎药,每次1包,1日2次,饭后半小时服用。忌食辛辣。避免冷风刺激。

9月30日复诊:身不痒,夜眠香,偶有小片风团,随起随消,上方续5剂。用法同前。

10月13日:患者皮肤恢复正常。

[按语] 该病例用金银花、连翘、土茯苓、秦皮解毒除风,地肤子、蛇床子、白鲜皮除风止痒,全蝎、蜈蚣搜风解毒,酸枣仁、鳖甲镇潜安神,甘草和药,达到清热除风、祛湿解毒之效。

婴幼儿湿疹

30年前,孩子患新生儿湿疹,多方医治,但疗效很不理想,瘙痒、溃烂、渗液,哭闹不安,按照基层医生赵全有老先生的治法,湿疹很快治愈。处方:芝麻油 100ml,紫草 5g,黄蜡 10g,油炸紫草,去掉紫草,去火,加黄蜡,待凝成膏前,加冰片,搅匀,静止,成膏备用。擦患处,适量,日 1~2 次,治愈为止。

肛肠科肛裂病人,反复发作,久治不能彻底治愈;还有肛肠病术后的病人,创口难愈,使用这种治疗湿疹的药膏加冰片,疗效满意。

中医药真是奇妙无穷,一种治疗湿疹的药膏,还能治愈肛裂、痔疮、阴道炎,最后还治愈了多年不愈的慢性唇炎。

硬皮病

患儿孙某,女,6 岁,外地病人,2008 年 11 月发现下肢皮肤改变,四处求医无效,省医皮肤科专家确诊为硬皮病,但治疗仍无效,外用的药物刺激皮肤,病情还在发展。

2010 年 8 月 26 日经朋友介绍来就医,参考省医病历,见双下肢、腹部皮肤硬化、明亮、不见毛孔。小腿变细,骨瘦如柴。舌质淡苔白,脉细。

诊断:硬皮病,毒瘀邪积,肌肤不荣。

治疗:解毒活瘀,濡养肌肤。方用解毒抗敏汤合四物汤加减:金银花 10g,连翘 5g,土茯苓 15g,秦皮 10g,当归 6g,熟地 10g,白芍 10g,川牛膝 6g,鸡血藤 15g,枸杞子 10g,补骨脂 6g,甘草 10g,炒莱菔子 5g,姜枣引,15 剂,水煎分早晚饭后半小时各服 1 次。后按照此方在当地取药,继续服用,从不间断。

2010 年 10 月 1 日复诊:患儿精神饱满,病变皮肤有 1/3 变软,没有变软的区域有散在的软化斑,有皮屑剥脱。

四诊之余,根据孩子爱吃零食的特点,在前方中加用鸡内金 5g,再取药 1 月,继续服用。再次复诊:皮肤柔润,愈。

[**按语**] 该病例用金银花、连翘、土茯苓、秦皮清热解毒,当归、熟地、白芍、川牛膝、鸡血藤养血散结,枸杞子、补骨脂补益肝肾,润肤生肌,炒莱菔子、甘草、姜枣理气和胃,共奏解毒活瘀散结、濡养肌肤之效。

掌跖脓疱病

2011 年 12 月初诊:哈先生,46 岁,双手掌脓疱,此起彼伏,省内皮肤科专家确诊为掌跖脓疱病,久治不愈。舌质红,舌苔白,脉细数。

诊断:掌跖脓疱病,阴虚毒盛。

治疗:清热解毒,养阴护肤。自拟解毒抗敏汤加减:金银花 30g,连翘 15g,土茯苓 30g,秦皮 15g,黄芪 30g,地骨皮 30g,生地 15g,当归 15g,蒲公英 30g,薏苡仁 30g,浙贝母 10g,皂角刺 15g,砂仁 15g,姜枣引,7 剂,水煎服,日 1 剂。

复诊:没有新发脓疱,守方 7 剂。

复诊:代诉,脓疱减少,守方 7 剂。

复诊:前后服药 2 月,病愈。

结果:半年后,双手掌恢复正常。

[按语] 本病例用金银花、连翘、土茯苓、蒲公英、秦皮解毒抗敏,地骨皮、生地、当归滋阴养血,浙贝母、薏苡仁、皂角刺化痰散结,加黄芪益气固本,砂仁和胃,共奏清热解毒、养阴护肤之功。本病治疗益气养血扶正为本,气血得养,脓疱自消。

❧ 二、炎症 ❧

带状疱疹

贾母,63 岁,风湿性心脏病患者,长期治疗。近 3 月来,患带状疱疹,多方治疗不效。来我科诊疗,舌质红黯,舌苔薄黄,脉浮数。

诊断:急性带状疱疹,属于肝火浸淫。

治疗:清肝泻火解毒。自拟上感六合汤加减:金银花 30g,连翘 15g,土茯苓 30g,甘草 10g,鱼腥草 30g,板蓝根 30g,生地 15g,丹皮 15g,白芍 30g,酸枣仁 30g,川楝子 10g,延胡索 15g,制川乌 6g,焦三仙各 15g,生姜 3 片,大枣 3 枚,机器煎药打包,早晚饭后半小时服用。

结果:1 剂见效,连服 1 月,愈。

[按语] 本病例用金银花、连翘、土茯苓、鱼腥草、板蓝根清热解毒,生地、丹皮、白芍滋阴活血解毒,酸枣仁安神,加制川乌、川楝子、延胡索理气止痛,焦三仙、甘草、姜枣和胃,合力达到清肝泻火解毒、理气止痛之效。

带状疱疹后遗神经痛

何老太太,61 岁,患带状疱疹神经痛 4 年半,面部及腿部作痛,有时候昼夜不宁,极度烦恼。经朋友介绍来看中医。病情明确,是带状疱疹遗留的神经痛。舌质红,舌苔白,脉弦细。

诊断:带状疱疹后遗神经痛,余毒壅盛。

治疗:清热解毒,活血止痛。方用自拟解毒抗敏汤加减:金银花 20g,连翘 15g,土茯苓 30g,秦皮 15g,当归 15g,白术 15g,延胡索 30g,制川乌 6g(先煎煮 1 小时),炒莱菔子 10g,焦三仙各 10g,酸枣仁 30g,夜交藤 30g,蜈蚣 2 条冲服。姜枣引,水煎服,每日 1 剂。忌食辛辣。

结果:连服 3 周,病情控制,基本上无不适感,再 7 剂,完善疗程。

[按语] 本病例用金银花、连翘、土茯苓、秦皮清热解毒,当归、延胡索、制川乌、蜈蚣活血解毒止痛,酸枣仁、夜交藤养心安神,白术、炒莱菔子、焦三仙健

脾和胃,共奏清热解毒、健脾和胃、活血止痛之功。

我治疗过的带状疱疹神经痛最长的有8年病史,解毒活血止痛为基本治法,蜈蚣为解毒止痛佳品,基本上连续治疗4~8周可以治愈。

天疱疮

某老太,79岁,因口腔及口唇糜烂、疱疹、出血而不能饮食,加之冠心病,只能靠输液治疗,经某院皮肤科确诊为天疱疮,舌质红少津,脉细数。

诊断:天疱疮,热毒型。

治疗:清热凉血解毒。方用自拟银花解毒汤加减:金银花30g,连翘15g,蒲公英30g,紫花地丁30g,薏苡仁30g,炒莱菔子10g,白芷15g,紫草15g,焦三仙各15g,白术15g,三七6g,甘草10g,生地15g,酸枣仁30g,姜枣引,7剂,机器煎药打包,分早晚饭后半小时各服1包。

复诊:疱疹消退,可以进食,再7剂。

复诊:基本治愈,饮食如常,再7剂以善其后。

[按语] 本病例用金银花、连翘、蒲公英、紫花地丁,解毒凉血为先,加紫草、生地、三七凉血活血解毒,加白芷去腐生肌,酸枣仁安神,白术、甘草、焦三仙健脾和胃,共奏清热解毒、祛腐生肌之效,切中病机,疗效确切。

寻常疣

2007年8月3日首诊:李某,女,36岁,脖颈、手背多发寻常疣1年,多方治疗不愈,今日来诊。舌质暗红,舌苔薄白,脉滑。

诊断:寻常疣,湿毒兼瘀。

治疗:除湿解毒活瘀。自拟方:板蓝根30g,薏苡仁30g,木贼草15g,香附子15g,桃仁10g,红花15g,5剂。用法用量:上药水煎3遍,第一煎和第二煎分早晚各服1次,第三煎药汁外敷病变部位,每次半小时。

8月8日复诊:疣体全部消失。再用上方3剂巩固。

[按语] 本例用板蓝根、薏苡仁、木贼草解毒利湿,加香附子、桃仁、红花活血解毒消疣,共奏除湿解毒、活血消疣之效。本方有很好的抗病毒作用,疗效确切,方便实用,费用低廉。本方也可治疗扁平疣、尖锐湿疣等属于病毒感染所引起的皮肤疾病。

❦❧ 三、杂症 ❦❧

瘢痕

2018年1月11日初诊:于先生,男,63岁,心脏搭桥术后13年,术后瘢痕如红蟹,痒痛不休。舌质淡,舌苔白,属于气血两虚。

诊断:胸壁瘢痕,气血两虚。

治疗:化痰散结,消瘢痕。自拟消瘢痕方:地龙 10g,三七 5g,乌梅 5g,大黄 10g,研粉末,黄酒调糊,适量外敷瘢痕表面,保鲜膜覆盖,一日一换药。

2 月 7 日复诊:瘢痕几乎消除干净。

[**按语**] 本方地龙、三七、大黄活血消瘢,溶解纤维组织,乌梅收缩皮肤,减少瘢痕血流供应,一消解,一断粮,瘢痕可以被化解。

白甲症

2006 年 8 月 10 日初诊:张青年,男,17 岁,1 年来,双手十指甲壳全部变白,没有一点血色,虽不痛苦,但不美观。来诊可见十个指甲全白,手不温,精神焦虑,舌淡苔白,脉虚。

诊断:白甲症,气血虚寒证。

治疗:温通气血。方用黄芪桂枝五物汤加味:黄芪 30g,当归 15g,桂枝 10g,细辛 3g,白芍 30g,白茯苓 15g,甘草 10g,丹参 15g,白术 15g,熟地 15g,山萸肉 15g,制首乌 15g,炒莱菔子 15g。10 剂。用法用量:机器煎药,早晚饭后半小时各 1 包,温服。

8 月 20 日复诊:甲根部有血色。继续用药治疗。取药 20 剂,用法用量同前。

2007 年春节复诊,双手十个手指甲全部红润光泽。

10 月 10 日:其亲戚来代诊,说:"有七个手指甲根部开始变白,旧病复发。"处理:仍用前方治疗。

11 月 6 日,其亲戚来说:"服药 20 剂,指甲盖全部变得红润光泽。"

白甲症,文献上有病名,无治法。我认为是寒凝血瘀,引起指端微血管痉挛,影响了甲床的血液循环,减少了甲床的营养,所以才导致指甲变白,看上去就像是涂了一层白膏一样。本症有复发的倾向存在,可能与疗程长短有关。

[**按语**] 本病例用黄芪益气,当归、白芍、丹参养血活血,桂枝、细辛温阳散寒通络,熟地、山萸肉、制首乌以滋肾,白术、茯苓、甘草、炒莱菔子健脾和胃,共奏益气温经通络之功。

冻伤

2007 年 11 月 20 日初诊:王女士,25 岁,入冬以来,双手被冻伤,连续 5 年,年年如此,治疗效果不好。

检查:双手手背部多处红肿,冻伤疙瘩。

诊断:冻伤。

治疗:蜜辣膏。蜂蜜100ml,煮开,加辣椒粉1g,混匀,储备。用法:取药膏适量,擦手,搓热。每日2次。护理:注意局部保暖,及时擦干水分,经常搓手。

2008年1月7日:双手冻疮已愈,皮肤恢复正常。

[按语]　该方药其来源有二:①蜂蜜外用滋润皮肤,使之细润光滑,无毒无臭,不刺激皮肤。②辣椒根煎水,泡脚、泡手,可治冻疮,辣椒杆不好找,但辣椒面随处都有。辣椒面要调和在蜂蜜里,就可涂冻疮了。加热消毒,更加卫生,也便于储放,一举两得。

肥胖症

2007年9月5日初诊:王护士,24岁,近期食欲增加,体重增加过快,略显超重,自觉不满意,要求中药调理。排除甲状腺功能亢进、甲状腺功能减退。舌质偏红,舌苔白。

诊断:肥胖症。肝胃郁热。

治疗:自拟方,阿魏50g,雷丸100g,生山楂100g,酸枣仁100g。用法用量:上药研末,分早晚各服3g,温开水送服。护理:注意合理饮食,生活规律,注重体育锻炼。

结果:服用2月,体重下降5kg。食欲正常,体重绝对不超标。

[按语]　本病例体质壮,肝胃热,多食消谷,用阿魏倒胃口,泻胃实;加雷丸、生山楂化蛋白,消脂肪;加酸枣仁减轻饥饿感,共奏清热泻胃、化浊降脂之效。切切不可暴下减肥。

红斑型银屑病

和夫人,60岁,患银屑病多年,近期加重,全身皮肤多处出现红斑、皮屑,确诊为红斑型银屑病。舌质红,少津,脉细数。

诊断:红斑型银屑病,阴虚血热。

治疗:养阴清热,解毒凉血。自拟解毒抗敏汤加减:金银花15g,连翘15g,土茯苓30g,秦皮15g,当归15g,生地50g,水牛角30g,丹皮15g,石膏50g,菝葜30g,薏苡仁30g,炒莱菔子10g,姜枣引,7剂,机器煎药打包,分早晚饭后各服1包,忌食辛辣。

复诊:红斑色淡,连续服药5周。

复诊:红斑消退,但仍有新生小红斑出现,再服前方加白术15g,和胃。

2010年7月日复诊:已经基本治愈,需巩固治疗1月。

[按语]　本病例用金银花、连翘、土茯苓、秦皮解毒抗敏,生地、石膏、水牛角、凉血滋阴,当归、丹皮凉血活血,薏苡仁、炒莱菔子利湿护胃,菝葜为银屑病必用之品,合力达到滋阴凉血解毒之功。滋阴凉血润燥法治疗,易于收效,可

资借鉴。

黄褐斑

黄小姐,22岁,颜面部黄褐斑,看中医,辨证属于湿热证,黄褐斑。

诊断:黄褐斑,湿热证。

治疗:解毒祛风。自拟方:黄连10g,黄芩15g,金银花30g,连翘15g,羌活15g,白芷15g,薏苡仁30g,僵蚕20g,蝉蜕20g,甘草10g,生姜3片,大枣3枚,机器煎药打包,分早晚饭后半小时服用。加减变化,连续3周,颜面部黄褐斑消退,换来了喜悦和自信。

[按语] 本病例用黄连、黄芩、金银花、连翘清热解毒,羌活、白芷、僵蚕、蝉蜕除风,薏苡仁、蝉蜕去旧生新,甘草、姜枣和药,合力达到清热燥湿、祛腐生新之功。

脚气脚汗

小李大夫,脚气,烂脚丫,脚汗多,鞋袜常湿漉漉。

我出一方,3剂,洗浴7日,脚汗不出,脚气修复,药方如下。

大黄30g,芒硝30g,地榆30g,白矾10g,三七15g,水煎加食醋100ml,泡脚,每次1小时,每日1次,连洗1周,可望治愈。

[按语] 该方药用大黄、芒硝、地榆凉血解毒,白矾燥湿敛汗,三七活血养血,共奏凉血解毒敛汗之功。该病易于复发,要保持脚的干燥环境,洗完澡后,要及时更换鞋袜,不要穿湿拖鞋。

老年斑

2007年5月16日初诊,梅老先生,83岁,脸上、手背上长了许多黑斑,自觉不美观,想用中药祛斑,舌暗红,苔薄白。

诊断:老年斑,气虚血瘀证。

治疗:益肾活血祛斑。自拟方:丹参30g,山楂15g,仙茅15g,木贼草15g,浙贝母10g,昆布30g,甘草10g,薏苡仁30g,生首乌15g,水蛭10g,三七10g,鹿角胶30g,10剂。

用法用量:粗末,每日10g,水煎服,当茶饮。

12月28日复诊:老年斑消除大半,精神矍铄,面带红光。再续10剂。

[按语] 据临床观察,老年斑多沿着皮肤静脉血管分布,与代谢关系密切。本病例属于气虚血瘀证,用山楂、丹参、三七、水蛭活血化瘀,木贼草、浙贝母、昆布、薏苡仁化痰散结消斑块,加仙茅、生首乌滋养肝肾,以培其本,合力益气活瘀,益肾化痰消斑。该方药活血化瘀,软化血管,清除脂质垃圾,改善皮肤代

谢,调节人体免疫,提高生命活力,对于中老年人来说,是一种较好的新陈代谢调节剂,还有一定的祛斑作用。

毛囊角化症

2010 年 7 月 1 日初诊:毛姑娘,23 岁,患毛囊角化症 10 年,经西药治疗无效,找中医试试。舌质红,舌苔白,脉细数。

诊断:毛囊角化症,肺热津伤,痰血瘀结。

治疗:清肺解毒,活血散结。方用自拟解毒抗敏汤加减:金银花 15g,连翘 15g,土茯苓 30g,秦皮 15g,白芥子 10g,薏苡仁 30g,赤芍 30g,焦三仙各 15g,羌活 15g,防风 15g,浙贝母 10g,皂角刺 15g,7 剂。姜枣引,机器煎药打包,分早晚饭后半小时各服 1 包。

复诊:连服 3 周,皮损改观,约有 2/3 角化毛囊消退。

初见收效,这也算是对于一种疑难病症的医疗探索。

[**按语**] 本病例用金银花、连翘、土茯苓、秦皮清肺解毒,羌活、防风透毛窍,白芥子、浙贝母、皂角刺、薏苡仁化痰散结,赤芍凉血解毒,焦三仙、姜枣和胃,共奏清肺解毒、活血化痰散结之功。

皮肤红斑性角化症

邹男,17 岁,面部红斑,伴有皮质角化,经多家治疗无效。1 周前来中医科治疗,舌质红,舌苔白,脉数。

诊断:皮肤红斑性角化症,风热袭表,肌肤燥结。

治疗:疏风解表,润肤散结。自拟方:金银花 15g,连翘 15g,蒲公英 30g,紫花地丁 30g,炒莱菔子 10g,当归 10g,柴胡 15g,何首乌 30g,浙贝母 10g,玄参 15g,鳖甲 30g,生龙牡各 30g,焦三仙各 10g,白芥子 10g,姜枣引,7 剂,机器煎药打包,分早晚饭后半小时各服 1 包。

2010 年 3 月 13 日复诊:红斑消退 1/3,有鳞屑脱落,见到疗效,信心加倍。前方加蝉蜕 20g,用法同前。

3 月 20 日复诊:继续好转,再 7 剂。

[**按语**] 本病例用金银花、连翘、蒲公英、紫花地丁、柴胡疏风解毒透表,加当归、首乌养血滋阴,加浙贝母、玄参、鳖甲凉血坚阴,龙骨、牡蛎、白芥子软坚散结,焦三仙、姜枣和胃,共奏疏风解表、润肤软坚散结之功。

皮下脂肪瘤

2009 年 7 月 25 日初诊:向先生,65 岁,上肢及腹壁多发皮下脂肪瘤,直径约有 10cm,已经发病近 30 年未曾治疗。舌质淡,舌苔白,脉滑。

诊断:皮下脂肪瘤,痰湿郁结证。

治疗:健脾利湿,化痰散结。自拟方:黄芪 30g,党参 15g,白术 15g,莪术 15g,三棱 15g,白芥子 10g,浙贝母 10g,焦三仙各 15g,鸡内金 15g,薏苡仁 30g,玄参 15g,鳖甲 30g,陈皮 15g,羌活 15g,生姜 3 片,大枣 3 枚,水煎分早晚饭后各服 1 次,连续服药 1 月。

8 月 27 日复诊:皮下脂肪瘤明显缩小,变软,直径大约 5cm。首方去三棱,加苍术 15g 保护胃气,再服 1 月。

复诊:连续治疗 4 个月,脂肪瘤尽消。低脂饮食,注意预防复发。

[按语] 本病例用黄芪、党参补气,三棱、莪术、白芥子、浙贝母、薏苡仁化痰散结,羌活、玄参、鳖甲透达表里,软坚散结,陈皮、白术、焦三仙、鸡内金、姜枣健脾化湿,共奏健脾利湿、化痰散结之效。中药治疗,但用时长,需要数月。

眉毛脱落

2017 年 12 月 21 日初诊:陈青年,30 岁,腹痛、腹泻 1 年,眉毛脱落,在他处诊治不愈,转看中医。舌质淡,舌苔白,脉虚细。

诊断:慢性结肠炎、脱眉症,脾肾两虚,血不生眉。

治疗:第一方,自拟黄芪六君子汤加减。黄芪 30g,党参 15g,白术 15g,茯苓 15g,甘草 10g,砂仁 10g,陈皮 15g,炒白扁豆 15g,鸡内金 15g,焦三仙各 15g,赤石脂 15g,滑石 15g,石榴皮 15g,三七 9g,生姜大枣引,7 剂,水煎,早晚饭后半小时口服。第二方,自拟生眉擦剂。旱莲草颗粒剂 1 包,姜半夏颗粒剂 1 包,干姜颗粒剂 1 包,7 剂。研末,黄酒调糊剂外擦眉部,一日 3 次。

复诊:大便日 1 次,继续守方 7 剂。

复诊:大便日 1 次,眉毛毛茸茸长出。守方 7 剂。

再诊:大便正常,眉毛全面生长。

[按语] 本病例,慢性结肠炎病程长,脾肾两虚,气血不足,不能生眉。方用黄芪六君子汤补脾益肾,外用旱莲草、半夏、干姜刺激毛囊,促进眉毛生长。

蹠疣

2009 年 12 月 19 日:王女士,34 岁,长年开车,脚手并用,患蹠疣多年,脚底疼痛,多方治疗不效,来看中医。舌质偏红,舌苔薄白,脉弦细。

诊断:蹠疣,湿热下注,痰瘀互结。

治疗:解毒活瘀,化痰散结。自拟方:板蓝根 30g,大黄 30g,芒硝 30g,地榆 30g,木贼 30g,香附子 30g,薏苡仁 30g,桃仁 15g,水煎后倒出药液,在药液中加入白酒和食醋各100ml。泡脚,每次30分钟左右,经历3月余。

　　结果:蹠疣消失。

　　[**按语**] 中药外洗治疗蹠疣,用板蓝根、木贼解毒,桃仁、红花、香附子活瘀,大黄、芒硝、地榆、薏苡仁祛瘀软坚散结,酒、醋助药力渗透病灶,合力达到解毒活瘀、化痰软坚散结之效。坚持数月,一定收效。

第五章　创新思维

产科病的变迁

随着时代的发展,孕产科疾病经历了几个阶段。

1. 民国以前,战争、饥饿、瘟疫、土匪,民不聊生,生灵涂炭,加上医疗水平不高,对于大多数人来说,生孩子更是经历一种生死难关。读那时的医案,治疗大多以补为主。

2. 中华人民共和国成立初期,社会比较稳定,但人们的生活水平还很低,产科病的治疗仍旧以补为主。

3. 现阶段医疗水平高。现在的孕产妇基本上都是肥胖,营养过剩,妊娠合并高血压、妊娠合并糖尿病的比例不少。据我观察,现在孕期、产褥期疾病有新的变化,营养过剩,特大儿比例升高,难产者增多,现在的剖宫产比例,大大提升,为母婴安全提供了有力保障。现在的产后奶水不足,不是营养不足,而是营养过剩,治疗应以疏通奶络为主;现在的产后感染少多了,一旦就医,要以清热解毒为主,不一定需要补气补血;现在的产后发热,大多是风热证,治疗以清热解表为主,不一定要补气补血。现在的产后恶露,不是营养不良,而是湿热下注者多,人体肥胖,影响子宫修复,大多为子宫修复不良,治疗应以清热利湿为主,不一定要大补气血。

催芽汤

组方:黄芪 30g,党参 15g,白术 15g,茯苓 15g,甘草 10g,砂仁 10g,当归 15g,白芍 30,仙茅 15g,淫羊藿 15g,枸杞子 15g,阿胶(烊化)6g,桂枝 6g,艾叶 5g,生姜 3 片,大枣 3 枚为引。

用法用量:水煎服,日 1 剂,分早晚饭后半小时口服。

功效:益气养血,温肾生肝,催芽助胎。

主治:早孕期胎芽、心血管发育迟缓者。

方解:黄芪六君子益气;当归、芍药、阿胶养血;仙茅、淫羊藿、枸杞子温肾助养;桂枝、艾叶生发肝气,有阳气则生,助肝气生发;加姜枣健脾和胃。全方合奏益气养血、温肾生肝、催芽助胎之效。

举例:2006年9月19日初诊,杨女士,30岁,早孕50天,无胎芽,无心血管搏动,几家医院都要求清宫,转看中医。舌质淡,舌苔白,大齿痕,脉虚细无力。

诊断:早孕胚胎发育迟缓,脾肾阳虚,气血不足。

治疗:温脾肾,养气血,生发肝气,助养胚胎。自拟催芽汤7剂,姜枣引,水煎服,分早晚饭后半小时口服。

复诊:彩超显示,有胎芽和原始血管搏动。

[按语] 早孕胚胎发育迟缓者并不少见,一般采用人工清宫手术处理。我认为:早孕,如同同时播下的种子,有早发芽者、有晚发芽者、有不发芽者。只要发芽,说明有生命力,有生命力就会发育,只要改善胚胎生长条件,就会促进胚胎发育,发芽、原始血管搏动就会相继发生,绝不可一刀切,以时间限制,一流了之,那样会损坏多少生命。中医认为,孕妇脾肾两虚、气血不足,肝阳不能生发,影响胎儿发育。用催芽汤温脾肾,补气血,生发肝气,胚胎如草木得春暖之气而生发,胎芽、胎心就会相继出现。用中医拯救胚胎,解放孕妇免受人工流产之苦,不亦善哉!

寸口脉部位探源

根据临床观察所见:绝大多数的脉象,关尺脉强,寸脉部位无脉,这和桡动脉的解剖学走向有密切关系。因为桡动脉在行至关脉部位(即桡骨茎突)时分出两支,一支开始斜向尺侧和屈腕肌腱方向延伸,在手舟骨部位最为明显,而另一分支则斜向拇指背侧延伸,这样一来,寸脉部位就形成了一片没有动脉穿过的三角地带,所以,在传统寸脉部位一般是摸不到脉搏的,也就没有寸脉可言。

那么怎样才能摸到寸脉呢? 那就是把食指指目向尺侧前移0.5cm左右,在腕部桡侧屈腕肌腱与腕横纹交叉点,可摸到寸脉,实际上这时的寸脉不在桡动脉上,而是在桡动脉的分支掌浅支动脉上。寸脉为掌浅支动脉,关、尺脉则为桡动脉。由于关部脉下面是桡骨茎突,脉搏震荡有力,所以关脉搏动最有力。尺脉位于桡动脉的上游,血管压力最大,所以尺脉也比较有力。由于寸脉是桡动脉的细小分支掌浅支动脉的一部分,这里血流量明显减小,血压明显降低,所以,寸脉搏动力量最弱。寸、关、尺的脉力由小到大的排列顺序是:寸、尺、关。这与传统切脉理论有很大差异,我的这些认识主要是根据解剖学知识和临床实践的结果而得来的。

传统中医学有关寸口脉的理论具有卓越的指导性,一直沿用至今。而现代脉学研究新理论,一直未能满意诠释脉学的真谛。根据现代解剖学理论比照,传统脉学理论也存在不足之处,特别明显的是寸脉的定位问题和相应的三指诊脉,中指定关的指法问题。而寸脉的准确位置应该在传统寸脉部位再向尺侧前移0.5cm左右位置,以利于触摸到寸脉的搏动。传统的三指对齐的指法也应改为食指向尺侧前移0.5cm左右处定位,以利于触摸到寸脉的搏动。建议采用藏医学中的寸口脉诊脉部位,更为合理实用。

更年期综合征之我见

更年期综合征颇为常见,基本上发生在绝经期前后,以女性为最多。临床表现不一,但大多数病例有急躁、烘热、阵阵汗出、心悸等精神异常表现,有的并发高血压、糖尿病、冠心病,更甚者住精神病医院治疗。

根据本病临床观察,我认为更年期综合征发病的基础是肾阳虚,在此基础上发生机体阴阳的偏盛偏衰。

我治疗更年期综合征抓住阳虚之本,从阳中求阴,平衡阴阳气血,取得了较好的治疗效果。

基本方药:远志10g,酸枣仁30g,夜交藤30g,制香附子15g,仙茅15g,淫羊藿30g,枸杞子15g,当归15g,熟地30g,生龙牡各30g,小麦30g,胎盘粉(冲服)5g。高血压加天麻15g,钩藤15g,菊花15g;阴虚明显者,加知母15g,生地15g,女贞子30g;失眠者加黄连6g,栀子15g,徐长卿15g;汗出恶风者加防风15g,制附片6g;高血糖者加鬼箭羽30g,地骨皮30g;胸痛者加瓜蒌15g,川芎15g,延胡索15g。随病情变化,灵活加减。

宫缩与安胎新认识

不足月的孕妇子宫收缩,简称宫缩。西医学治疗宫缩,用抑制子宫运动的药物治疗,有一定疗效,但比起中医治疗效果来,还是不尽人意。

我认为,宫缩是由于子宫疲劳,不能胜任孕育胎儿的重任而发生的震颤,俗话叫打哆嗦,譬如,跑过百米后,极度疲劳,两腿打哆嗦;低血糖时劳动,两腿打哆嗦,这些都好理解。再譬如,心脏疲劳时,发生房颤和室颤,心律失常,其实也叫打哆嗦,只是说这个哆嗦发生在心脏。同理,子宫疲劳,就会发生打哆嗦,这个哆嗦叫作宫缩,对胎儿极为不利,可能会造成早产。

道理明白了,治疗宫缩的原则也就出来了,补气养血安胎,加强子宫营养,增强子宫活力,子宫营养改善了,能够胜任孕育胎儿了,宫缩自然就会被消除,孕育的胎儿也就安然无恙了。

治疗的方药,可以参考泰山磐石散、胶艾四物汤、补中益气汤、升陷汤、当归芍药散等,中医在这方面的经验很丰富。曾治疗一例宫缩,服药1周复诊,宫缩消失了,气色红润了,自述有胎体上升的感觉,也不下坠了,睡眠安静了。这与西医学静卧、抑制子宫收缩的被动方法相比有很多优势。

凡事都有一定的道理,悟透了道理,治疗的问题也就会迎刃而解。治疗宫缩,需要升举,加强营养,而不是一味地抑制子宫运动。

十二皮部理论是"有诸内必形诸外"的根据

十二皮部是十二经脉的功能活动反映于体表的相应部位,也是经脉之气散布的区域,或叫体表投影,与所属脏腑、五体有着密切的关系。《素问·皮部论》:"凡十二经络脉者,皮之部也。"经脉为线性分布,络脉为网状分布,皮部则为面的分布。现代解剖学理论有助于对十二皮部理论的理解。神经系统,内敛脏腑,外络肢节、皮肤,功能活动协调统一。譬如心脏缺血、急性心肌梗死,会出现心前区痛,左肩部痛,左上肢内侧痛连手小指;肝胆疾病右胁痛,并且向右肩胛部放射。这些临床表现,与经络理论,尤其是十二皮部理论关系更为密切。

前臂外侧皮神经就是臂丛神经外侧束的神经纤维在肘关节稍下方,从肱二头肌下端外侧穿出深筋膜,分布于前臂外侧份的皮肤。所以,十二皮部有解剖学的基础构成和生理学的体现,不是空中楼阁。

孙络是人体新陈代谢的重要场所

十五络脉:十二经与任、督脉各自别出一络,加脾之大络,总成十五络脉。其作用是沟通阴阳表里,加强十二经的循环传注。《灵枢·经脉》:"诸脉之浮而常见者,皆络脉也。"所以络脉又细分出孙络,可视见者为浮络,络脉与络脉之间可发生吻合,如《灵枢·经脉》:"复合与皮中,其会,皆见于外。"孙络具有西医学的微循环功能,是人体功能新陈代谢的重要场所。

经筋是人体的神经系统

十二经筋:联属于十二经脉,行于体表,不入内脏。主要作用是联结筋肉、骨骼,保持人体正常的运动功能,相当于人体的运动系统和神经系统。《素问·痿论》:"宗筋主束骨,而利机关也。"经筋的分布,同十二经脉在体表的循行部位基本一致,但其循行走向不尽相同。经筋包括了神经、肌肉、骨骼、关节、肌腱等与运动功能相关的组织器官,主要包括神经系统,如神经干、神经纤维、神经网及运动系统的骨、肉、肌腱、关节等。

《灵枢·经筋》:"手太阳之筋,起于小指之上,结于腕,上循臂内廉,结于肘内锐骨之后,弹之应小指之上,入结于腋下……"实验所得,手指滚揉手太阳经的锐骨之后,即肘关节的尺骨鹰嘴后面凹陷处,是尺神经的循行部位,有麻麻的感觉,即神经传导现象,向下一直达到小指指端,感觉强烈。由此可以证明:经筋就是神经,经筋理论就是神经理论。神经系统的组成和功能在人体具有举足轻重的作用,绝不是传统的肌腱概念,它是独立的神经系统,分布十分广泛,功能十分重要。经络传感之谜在经筋,即神经的传导性决定的。以此解开千年经筋理论,即神经系统理论的千古之谜!

经水实质是人体体液代谢体系

人体十二经水是客观存在的,如《灵枢·海论》:"人亦有四海,十二经水。经水者,皆注于海……人有髓海、有血海、有气海、有水谷之海。凡此四者,以应四海也。"说明十二经水客观存在,而且其经水皆注入人体四海之中。

十二经水与十二经脉、五脏六腑相连属,并且有生理结构存在。如《灵枢·经水》:"经脉十二者,外合于十二经水,而内属于五脏六腑。夫十二经水者,其有大小、深浅、广狭、远近各不同;五脏六腑之高下、大小、受谷之多少亦不等。"十二经水外合于十二经脉,与十二经脉并行,内属于五脏六腑,与五脏六腑相连属,不是孤立的十二经水系统。现代生理学揭示:人体每天产生400~500ml脑脊液,脑脊液是人体经水系统的一个缩影。又如胆汁,成年人每日分泌胆汁800~1 000ml,胆汁的生成量和蛋白质的摄入量有关,高蛋白食物可生成较多的胆汁。再如唾液,正常人唾液的 pH 值为 6~7。唾液是无色、无味、无嗅的液体,比重约为 1.004~1.009,偏酸性,黏度比水大 18~35 倍。成人每日分泌唾液量 1 升半,唾液腺是唾液分泌的源泉。口腔里终日不干燥,保持湿润就是由于有唾液腺经常分泌唾液。中医把唾液称颂为"金津玉液"。十二经水有别于十二经脉。经脉之源在血海,即血府。经水之源在水谷之海,即胃府,经脉系统运行血液,经水系统运行体液,共同完成体内的血液和体液新陈代谢,既有分工,又有合作。

十二经水是人体生理功能的重要组成部分:经脉、经水、五脏、六腑共同完成人体的生理功能和新陈代谢。如《灵枢·经水》:"夫经水者,受水而行之;五脏者,合神气魂魄而藏之;六腑者,受谷而行之,受气而扬之;经脉者,受血而营之,合而以治奈何?"在这里,经水、五脏、六腑、经脉四者有各自的结构、功能,又互相联属,共同完成人体生理功能的治理使命,四者缺一不可。

十二经水有解剖学理论基础

人体十二经水外合于古中国自然界的十二条河、海、水系,在内有解剖学基础,如《灵枢·经水》:"若夫八尺之士,皮肉在此,外可度量,切循而得之;其死可解剖而视之……十二经之多血少气,与其少血多气,与其皆多血气,与其皆少血气,皆有大数。"这里泛指十二经,其中就包括了经水在内。

十二经水与五脏六腑关系:十二经水与五脏六腑关系密切,如环无端,循行不息。如《灵枢·经水》:"凡此五脏六腑,十二经水者,外有源泉,而内有所禀,此皆内外相贯,如环无端,人经亦然。"

十二经水的阴阳盛衰可与古中国的十二条水系相类比:如《灵枢·经水》:"足太阳外合清水,内属膀胱,而通水道焉。"经水故通水道,是水液代谢的通道。手足三阳经为阳水,手足三阴经为阴水;手三阳经为阳中之阳水,手三阴经为阳中之阴水;足三阳经为阴中之阳水,足三阴经为阴中之阴水。如《灵枢·经水》:"故天为阳,地为阴;腰以上为天,腰以下为地。"所以说手经为阳,足经为阴。

十二经水功能失调可以致病:如膀胱经水气化失调,可致水道不利,如尿闭。

十二经水调理是治疗疾病的方法之一:如膀胱经水气化失调而致水道不利,可用针灸治疗而愈。如《灵枢·经水》:"其治以针艾,各调其经气。"用针灸调节经气,经气包括经脉之气、经筋之气、经水之气。

十二经水与十二经脉和十二经筋的关系

十二经水是受水而行之的体液代谢系统,十二经脉是受血而营之的血液循环系统,而十二经筋则属于神经系统及运动系统的联合功能。血、气、水,一源而三歧,人体各种生理活动都需要气、血、水滋养维护,所以说十二经水、十二经脉、十二经筋共同维护着人体的生理功能和生命运动功能。生理上相互协作,病理上相互影响,治疗上可以协同调治。

十二经水的实质探讨:十二经水包括人体除血液以外的所有体液,如:脑脊液、心包液、关节液、内分泌液、外分泌液、精液、白带、胆汁,细胞内液、细胞外液、淋巴液等。这些液体含有水分、蛋白质、电解质、激素、酶、组织细胞、微循环、血管活性物质、免疫调节物质,等等。

从而可以看出,十二经水是人体内的一个庞大的体液调节系统,涉及人体的各个脏腑组织器官,无处不存,无处不在。

十二经水系统是人体生理结构的重要组成部分,是人体生命活动的重要组成部分和调节机制之一,是人体经络系统的重要成员之一,因此,经络学说的内容要增添新成员,经络功能及实质的研究增添新领域,使经络研究从单一的经络传感向多视角、立体式、全方位研究推进。

经络的实质在经气,经气的实质是全方位的,而不仅仅在于经气传感这一狭小范围,譬如临床针灸治疗病人,没有针感,但有疗效。针感对于止疼来说,比较重要,针感强则止疼效果好,但对于调节人体功能而言,针感的强弱不能反映真实的疗效。

十二经水与十二经脉不可混淆

经脉、经别、经水、经筋是经络系统的重要组成部分。为什么后世舍弃经水,独遵经脉呢?源于《黄帝内经》相关经水与经脉的论述的多面性,容易引起误解。如《灵枢·邪客》:"地有十二经水,人有十二经脉。"这里就把自然界的十二经水用来比喻人体之十二经脉,按照此理,十二经脉就是人体的十二经水,所以后世医家都以此为论据,凡见十二经水之论,皆以十二经脉代之,从而忽略了人体十二经水的真实存在,一直沿用至今而不改。

经水与经脉合论,易于产生异议。《灵枢·经水》:"夫经水之应经脉也,其远近、浅深、水血之多少,各不同。"经水与经脉内运行的都是液体,但经水中受水而行之,运行的是水液,而经脉受血而营之,运行的是血液,水路、血路二者有相似之处,所以称经水之应经脉也。由于人们的惯性思维,凡提到经水或者水,必然联系到古中国的自然界中的十二经水,而忽略了真实存在于人体的十二经水和经水紧密相连的四海。由于上述原因,十二经水循行系统被排斥于经络之外。所以说十二经脉和十二经水是经络系统的不同的重要组成部分,经脉运行血液,经水运行体液,各自分工合作,互不排斥。

经络系统研究新思维

以广义经络系统——经脉血液运行系统,十二经筋神经运动系统,十二经水体液调节濡养系统,十二经别侧支循环系统,十二皮部局部功能区域系统,五脏六腑系统,四海储调系统,五体效应器系统等——为依据,多方位、多角度、立体式进行经络实质的研究,走出经络传感的狭小圈子,必将带来21世纪医学的一场革命。

滑动诊脉法

在临床,常常遇到一些头晕、头痛、高血压、上呼吸道感染等病例,按照中医传统脉论,寸脉当弦、当浮、当滑、当紧,细品之既久,另有心得。

一日,脉诊,手指一滑,食指侧缘触及与寸部相邻之掌根,有脉动搏击感,此患者眩晕已半年,近日更甚。寸脉弦浮突出,符合传统脉论。

此后,凡遇此症,必按寸、关、尺三脉,指下沿脉滑动至掌根(手指不离开皮肤,犹如拉小提琴的滑动音指法),凡眩晕者,寸脉与掌根部多有脉动搏击感应验,严重者,脉搏可以延伸到大鱼际。

再后来,凡诊脉,有意识加上滑动诊脉法(自定义),发现有食指侧脉搏动冲击感者,问其是否头晕、头疼、焦虑、失眠,多有应验。于是,我把两者归纳:

此诊脉方法为滑动诊脉法,此脉部位在寸脉与掌根连接处,此脉为弦长脉,主头痛、头晕、失眠、易怒、高血压、上呼吸道感染、血管性头痛等。

自此理论初步形成之后,验之再三,应验者多,有一定临床意义,书之,与同道商榷。

急性血栓性外痔注射疗法

急性血栓性外痔,发病突然,肛门肿痛,检查可以触及血栓性痔核。一般采用血栓性外痔剥离术,因为有手术创伤,疼痛、水肿、愈合慢、易于合并感染等,病人比较痛苦。

我采用急性血栓性外痔注射术,痛苦小,恢复快,花费少。

具体方法:局部消毒,用 2ml 注射器抽取川芎嗪注射液 1 支(40mg/支),抽取等量注射用水,适量注入血栓痔痔核内,针眼部加压,10 分钟后,松开针眼,慢慢挤压痔核,暗红色血水不断流出,痔核随之消除。局部涂红霉素膏,包扎。1 次治愈。

脉诊与听诊器听诊同步诊断法

在临床实践中,经常遇到心律失常病人,他们的脉搏和心脏跳动并不一致,心脏的节律失常,脉象结代,这是一致的,但结代的严重程度有很大不同,有时候心电图也不能准确提示,由于房颤、室颤等的节律紊乱、无序性,导致心电图的不准确性。失常的心搏,经过血管的传导,有的可以传导到寸口脉部,而有一部分在传导的途中消失,并没有准确到达寸口脉部位,所以脉搏的结代,并不能完全反映心律失常的真实状态,对于心脏疾病严重程度的正确诊断造成一定影响和误差。

因此,我在临床实践中,采用一边切脉、一边同时利用听诊器听诊,这样比较单一的切脉来讲,能够获得更加客观、全面的疾病信息,对于正确诊断、合理用药,提供了有力证据。现在,每当遇到心律失常患者就诊,我就把切脉和听诊器听诊同时同步联合使用,明显提高临床诊疗效果。这一方法应当提倡,积极研究,合理利用。

因此,我提出设想:研制脉诊、听诊、心电图三合诊断仪,同步进行,多方位搜集临床资料,可以提高心血管疾病的正确诊断率,为治疗打下良好基础。

慢性结肠炎的创新疗法

2009 年 5 月 5 日,门诊来了一位患慢性结肠炎的外地病人,60 多岁,比较消瘦。询问病史,9 年前,我为他实施了结肠内红外线治疗,病愈 9 年。

近期饮食不慎,旧病复发 2 个月。原来,红外线痔疮治疗仪是专门治疗痔疮用的,后来我把它用于慢性结肠炎治疗,在结肠病变黏膜处,进行点状红外线照射,只可轻照,不可过度,轻照模仿火灸,过度照射可导致肠壁穿孔。这种疗法相当于传统中医的火灸疗法原理,但又有不同,传统火灸疗法是在患者皮肤表面实施的治疗,而我的火灸疗法是在肠内黏膜上进行的,半月 1 次,连续治疗 2 次病愈。

新组方原则

方剂学讲究君、臣、佐、使组方原则,而今我用新的组方原则:

主症——主症方,简要治疗主症药物组合,如疼痛、咳嗽治疗组合。

辨证——主证方,如气血、阴阳、寒、热、虚、实。

中医言病——即病人的一种病理状态:症+证,证属于体质,症属于主要痛苦,就是要解决的问题。

西医言值——客观检查指标。

归纳:症+证+值＝状态+数值,诊断更准确,治疗更到位,疗效更满意。

中医归零治疗原则

听说有一位老中医,身怀绝技,疗效不凡,几位同学前去拜见。到了老先生诊室,只见先生正在为病人诊脉,还有几位助手,同学们站在一旁观摩。

老先生四诊详备,一丝不苟,把四诊资料,分别阴阳,用正、负数表示,寒证、虚证为阴,用负数表示;热证、实证为阳,用正数表示。再根据寒、热、虚、实的不同程度,分值也不尽相同,首先,把正数和负数分别相加,得出正数的和与负数的和。然后,把正数的和与负数的和相加,得出最后结论。正数者,为阳证;负数者,为阴证。这样,就确定了疾病的阴阳属性。再看看正数多少,负数多少,以此来判断寒热虚实错杂的程度,也就是寒热虚实的个性特点。于是,根据所得数值判断疾病的阴阳属性,确定治疗大法,再结合寒热虚实的分值,确定需要处理的兼证。主证大法确定了,治疗的原则就不会有误。需要处理兼证,组方用药要做相应的加减变化,使治疗方法与病情环环相扣,疗效是可以预见的,也是很有把握的。

在复诊的病人中,老先生也用归零法判断疾病的康复程度,四诊积分值越接近于零,说明病情在好转,否则,病情在加重。这就是老先生的治疗绝技。不同于计算机模式之处,在于分值的灵活性,不是一成不变的。

中医讲究阴阳辨证,"善诊者,察色按脉,先别阴阳","谨查阴阳之所在而调之,以平为期"。中医讲究标本缓急,急则治其标,缓则指其本,标本兼治等治疗原则。

现代科技利用数学原理,利用数值判断事物的轻重缓急,现在最通行的方法就是加权计分法。

从以上分析可以看出,老先生的诊病方法,既符合中医的诊疗原则,又有机地结合了现代科技手段,在前人的基础上,又有了新的发展。所以,老先生的疗效非凡,高人一筹。

此医者,罗先生是也。

宗筋解结疗法

临床实践中,探索出了宗筋解结手法,用于治疗关节疾病,如肩周炎、颈椎病、下肢痿证等的疼痛、运动障碍,有立竿见影之效,几点体会如下。

（一）宗筋

筋为五体之一,是构成人体的重要组织之一。肝主筋膜,与关节相关,如《素问·五脏生成篇》:"诸筋者,皆属于节。"宗筋的作用,《素问·痿论篇》:"宗筋主束骨,而利机关也。"由此可以得出宗筋的作用有二:一是束骨,即连属关节,络缀形体;二是主导关节运动,即"利机关"。构成关节连属组织包括皮肤、皮下浅深筋膜、肌肉、肌腱、腱鞘、韧带、关节囊、滑膜囊、椎间盘、周围神经及血管等软组织。肌腱、筋膜、韧带连属关节,而神经主导关节运动,血管主导关节组织的营养代谢。可以明确,宗筋,主要是指肌腱、韧带、筋膜、神经纤维、血管等组织。

（二）宗筋滋养

《素问·痿论篇》:"阳明者,五脏六腑之海,主润宗筋。宗筋主束骨而利机关也。冲脉者,经脉之海也,主渗灌溪谷,与阳明合于宗筋,阳明揔宗筋之会,会于气街,而阳明为之长,皆属于带脉,而络于督脉,故阳明虚则宗筋纵,带脉不行,故足痿不用也。"说明宗筋与冲脉、阳明脉、督脉、带脉均有密切关系,在病理上互相影响。

（三）宗筋疾病

《素问·痿论篇》:"故阳明虚则宗筋纵,带脉不行,故足痿不用也。"宗筋纵,可发足痿。又说:"宗筋弛纵,发为筋痿,及为白淫……筋痿生于肝,使内也。"说明肝失所养,可致宗筋弛纵,发为筋痿和白淫。《素问·厥论篇》:"前阴者,宗筋之所聚,太阴阳明之所合也。"前阴指太阴阳明经所循行之处,为宗筋之所聚会,是太阴阳明脉会合场所,不是指会阴,这里的宗筋不是指阴茎,而是经脉的总称。

（四）宗筋病变治则

《素问·调经论篇》:"病在筋,调之筋。"宗筋之病,当从筋论治,肝主筋,故筋病注重调肝。《灵枢·营卫生会》:"病生于筋,治之以熨引。"一是药熨,二是导引,温通经络,导引气血,筋得濡养而有功用。

（五）宗筋病变治疗手法

宗筋所病多为劳伤，风寒痰瘀结聚，临床上可在病变局部扪到肿硬结节，附着于宗筋，连及筋络，跌仆损伤者较为常见。《医宗金鉴·正骨心法要旨》："以手扪之，自悉其情。""摸者，用手细细摸其所伤之处……筋强、筋柔、筋歪、筋正、筋断、筋走。"手法在筋骨损伤和治疗中，有着极其重要的作用。理筋手法有舒筋通络、调理气血、宣通散结、松解粘连、解除痉挛、纠正错位、通利关节等作用。

组织损伤，发生炎症，可使局部组织充血、水肿、渗出，在修复过程中，如果纤维化，病变局部或病变组织与邻近的器官组织发生粘连，就会影响机体的功能，痉挛、粘连会影响关节运动。用按、摩、揉、拿、分离手法，能将紧张的肌纤维充分拉长，而解除痉挛，改善局部气血运行，促进散结，有利于机体功能恢复。

凡局部疼痛和功能障碍性疾病，在病变区域可触及炎性结节粘连，用宗筋解结法，可以达到立竿见影之效。具体手法：轻柔，用手指扪按，找到结节所在部位，判断其大小、硬度，用抓筋、提筋手法，提起结节，并用五指分离解结。如此反复操作，可以使结聚组织松软，宗筋拉长，关节活动度增加，关节功能得到改善。每次治疗初始，手抓摇动筋脉时，肌张力高，有一种如弹簧颤动之感，当宗筋被伸拉、松弛之后，手抓颤动之感犹如豆腐之微颤，肌张力降低，病人备感舒适。十次为一疗程，其结可解，名曰宗筋解结疗法。手法治疗关节病，尤其是疼痛和功能障碍者的效果立现，是药物治疗和理疗所不能替代的。多法合用，疗效更优。

（六）病案举例

颈椎病：凡颈椎病，必有颈部、肩部等相关部位宗筋结聚、粘连、挛缩。找到结节，按照宗筋解结手法，按摩，提压，分解粘连，立刻产生疗效。如崔女士，1次治疗，头颈可以摇动。

肩周炎：凡肩周疼痛，上肢难举动者，在疼痛区域可以找到痛性结节，多呈现条索状结块或结束（棘状结块）等，采用宗筋解结法，揉、按、提、拿等，收效快捷。如陈女士，肩周炎，左上肢不能抬举，用宗筋解结法治疗，当场可以举手摸头。

某患，腰椎间盘突出症术后，双下肢不能运动，药物、理疗等治疗1年余，基本可以行走，但右腿无力，脚尖下垂，采用宗筋解结手法，在三阴交处触及结节，提、按、揉等手法合用，10分钟后，脚尖可以抬起，大为震惊。

宗筋解结法，的确很有特色，为疼痛和运动功能障碍提供了有效的独特疗法，值得深入研究。

指甲望诊是望诊的重要组成部分

近年来,指甲(趾甲)望诊得到了很大的发展,内容越来越丰富,成为中医诊断学不可或缺的组成部分。最早的甲诊,可以追溯到《灵枢·论疾诊尺》:"爪甲上黄,黄疸也。"指甲望诊包括指甲望诊和趾甲望诊,由于指甲暴露在外,易于观察,所以往往临床以指甲望诊为首选。

指甲的生长部位及其生理

指甲由甲板、甲床和甲周三部分构成。甲板是甲基质、近端甲皱襞和甲床上皮细胞角化代谢的产物,为致密坚硬的角质蛋白板。前面暴露部分称甲体或甲板,甲体的远端称游离缘。甲体近端被皮肤覆盖的部分为甲根,靠近甲根处有一个白色的月牙状弧影,称为半月状弧影或甲半月,弧影后方的角质皮称甲小皮。指甲生长有着自己的规律。尚在母腹中的胎儿,其指甲在 3 个月时开始生长,到胎儿 5 个月后已经成形。新甲从甲根部生长到完全正常形成约需 100 天,拇趾甲则约需 180 天。然而不同病因引起的甲病,往往使指甲变得浑浊,增厚或菲薄、蛀空等,均能影响甲板正常生长。甲床位于甲板下面。甲床上聚集着丰富的毛细血管,透过甲板可看到正常甲床是粉红色的。血管球就是甲床的特殊结构之一。甲周的表皮有其自身特征,从远端指节到甲板远端皮肤缺乏毛囊,偶尔可见汗腺,皮肤较薄,是炎症、皲裂、损伤及变态反应刺激的入口,如甲沟炎等。指甲可分为上、中、下三段,分属于三焦,甲端 1/3 属于上焦,甲中段 1/3 属于中焦,甲根部 1/3 属于下焦。上以候上,中以候中,下以候下。

指甲与五脏六腑的关系

指甲与五脏有密切的关系。与肺脏的关系,指甲位于人体之表,四肢末端,我认为指甲属于特殊的体表组织,可以包括在广义的皮肤系统内。肺主皮毛也就自然而然地包含了全身的皮毛和指甲,换句话来说,肺气主宰着指甲的新陈代谢。从经络分布方面来看,肺经直接分布于拇指和食指,占手指甲的十分之四。与脾脏的关系:指甲分布于四肢末端,脾主四肢,指甲的长养,必须依赖脾脏提供营养才能得到保障。与肝脏的关系:肝主藏血,其华在爪,指甲的润泽与否,与肝脏有着直接的关系。与心脏的关系:心主身之血脉,指甲的红润饱满,必须依赖心脉的充盈灌溉。与肾脏的关系:肾主藏精,精血互化,精血足,指甲才能正常生长。我认为:肝主藏血,其华在爪;肾主藏精,精血互化,发荣甲润。

指甲与六腑的关系,五脏与六腑有表里络属关系,指甲与六腑的关系可以包含在指甲与五脏的关系里面,但要特别强调的是,从经络系统可以看出,指甲与胃和胆的关系更加密切。

指甲与经络的关系

指甲与手三阴经、手三阳经联系密切。趾甲与足三阴经、足三阳经关系密切。十二正经与指甲和趾甲都有紧密联系。如《灵枢·经脉》:"胆足少阳之脉……其支者,别跗上,入大趾之间,循大趾歧骨内,出其端,还贯爪甲。"

手太阴肺经出拇指的桡侧端少商穴,从列缺穴处的分支,一直走向食指桡侧端,与手阳明大肠经相连接。手阳明大肠经起于食指桡侧端商阳穴。手厥阴心包经沿着中指到指尖中冲穴。手少阴心经沿着小指内侧至末端少冲穴,与手太阳小肠经相连接。手太阳小肠经起于手小指尺侧端。手少阳三焦经起于无名指尺侧端关冲穴。

可以看出:拇指属于手太阴肺经,食指属于手太阴肺经和手阳明大肠经,中指属于手厥阴心包经,无名指属于手少阳三焦经,小指属于手少阴心经和手太阳小肠经。在这里需要明确的是:从脏腑方面来说,唯独肺经分布于拇指和食指。从指甲方面来讲,食指由手太阴肺经和手阳明大肠经分布,小指由手少阴心经和手阳明大肠经分布。对于指甲而言,肺经最重要,食指、小指很特殊。

足少阳胆经,锁骨上窝部直行的经脉,沿着足跗部,进入第四趾外侧端足窍阴穴,足跗部支脉,沿着第一、二跖骨间,到足大趾外侧,与足厥阴经相连接。足阳明胃经的胃下口支脉进入第二趾外侧端厉兑穴,胫部支脉进入足中趾外侧,足跗部支脉进入足大趾内侧端,与足太阴经连接。足太阳膀胱经至足小趾外侧端至阴穴,与足少阴肾经相连。足太阴脾经起于姆趾末端内侧隐白穴。足厥阴肝经起于姆趾外侧大敦穴。足少阴肾经起于足小趾下方至阴穴。

特别指出的是:足姆趾属于足厥阴肝经、足太阴脾经和足少阳胆经、足阳明胃经四经分布,第二趾属于足阳明胃经分布,第三趾属于足阳明胃经分布,第四趾属于足少阳胆经,足小趾属于足太阳膀胱经和足少阴肾经分布。这里需要明确的是:从脏腑方面来说,胆经分布于姆趾和第四趾,胃经分布于足姆趾、第二趾、第三趾,显现出胃经和胆经很重要。从趾甲方面来说,足姆趾有肝、脾、胃、胆四经分布,最为重要,其次是足小趾,有肾和膀胱经分布。

指甲与微循环的关系

甲皱是指覆盖在指甲根部的皮肤皱褶,其表面被鳞状上皮覆盖,其中有真皮突形成的乳头,每个乳头内有一支到几支毛细血管,血管呈袢状,又称为毛细血管袢或微血管袢。在甲皱部的毛细血管袢形成了指甲部位的微循环。微循环是人体血液中的一个重要环节,其基本功能是实现血液与组织细胞间的物质交换,调节血量。微循环对于缺血缺氧极为敏感,微循环障碍会导致血瘀证,改善微循环血瘀状态,是治疗各种疾病的基础。也就是说,微循环系统的功能正常与否,对于指甲的生长代谢有着举足轻重的作用。指甲属于半透明的蛋白质组织,指甲部位的循环都是微循环,只要微循环发生变化,就会首先在指甲部位表现出来,甲皱微循环状态是指甲望诊的生理病理基础。

正常指甲形态和色泽

正常指甲色泽红润,充盈饱满,光洁润滑如玉,无竖纹或纵沟。月牙规整,白润透光。我认为:月牙的生长与桡动脉走向有关,指甲最接近桡动脉的次序依次是:大拇指最接近,其次是食指、中指、无名指,小指。所以拇指月牙发生率最高,其次是食指和中指,无名指和小指月牙发生率最低。由于大多数人习惯用右手劳动,所以一部分人的右手月牙数较左手月牙数多。月牙代表人体之气,指甲饱满度代表人体之血。月牙的形态学改变,反映人体气的虚实;指甲饱满度的变化,提示人体血的盛衰。

指甲异常表现与提示疾病

(一) 形态改变

指甲萎缩:指甲扁平,或者反凹,竖纹满布,如虚线,甲沟增大变深,多为血虚或气血两虚病证,如冠心病、慢性肾病、糖尿病、贫血、月经不调、崩漏等。指甲脆裂,易于断劈,伴见甲皱毛刺,多为阴虚或血虚,阴虚火旺,譬如肺燥咳嗽、慢性咽炎、神经衰弱、干燥综合征等,秋冬干燥季节更为常见。指甲上端萎缩内收,多为上焦心肺病变,尤其是慢性肺部疾病,如慢性支气管炎、肺心病、肺气肿、硅沉着病等。指甲中部凸起明显,多为中焦病变,如慢性胃炎、慢性肝炎、慢性胆囊炎等。指甲根部萎缩,多为下焦病变,如慢性前列腺炎、慢性结肠炎等。如果出现两焦以上改变,说明病情复杂或同时患有多种慢性疾病。另外,还有百合形、扇形、圆形、碗形、断层等异常表现,需要综合分析。

指甲表面不够光滑,出现一条条的直纹,呈梳齿状排列,有的稀疏,有的密集,稀疏的见于青壮年,密集的多见于老年人。短时间出现,提示神经衰弱,亚健康;长期存在,提示慢性疾病,气血不足,血流不畅等。譬如慢性闭塞性动脉疾病时,指甲生长缓慢,脆而有色素沉着,或增厚,并有平行嵴形成。在血管痉挛性疾病,如雷诺综合征、战壕足综合征等,最常见的改变为靠近甲皱襞的指甲变薄,并潜入表皮,表皮显著变宽,形成翼状胬肉。肢体循环明显障碍时,指背汗毛消失。横沟:指甲上的横沟是对曾经发生的病变的记录。横纹越多,说明发病的频率越高。譬如女性的痛经,慢性胃炎的发作期,尤其是恶性肿瘤的化疗、放疗期,都会有横沟留下。横沟有深浅长短之别。竖纹和横沟错综凌乱,交织在一起,多为寒热虚实错杂类疾病,譬如慢性胃炎和慢性胆囊炎,或兼有高血压、冠心病、糖尿病等慢性疾病。斑点:指甲上有少量斑点,有白点、黄点、黑点的不同。白点数量比较多,可能是神经衰弱的征兆;而指甲上出现黄色细点,则可能患上了消化系统的疾病;如果指甲上出现黑色斑点,可能属于中风、肿瘤疾病的信号。黑丝:指甲上的暗黑色竖纹;黑丝带:指甲上的暗黑色色带。黑丝和黑丝带都表示有瘀血现象存在。

(二) 色泽变化

健康人的指甲红润光滑润泽,如半透明的美玉,否则就是不健康的客观信号。甲亮,多见于甲状腺功能亢进、糖尿病患者。光泽不均或失去光泽,提示体内存在某些慢性损害和炎症,或患有慢性消耗性疾病。甲白,多见于营养不良、贫血、白甲症;指甲突然变白,则常见失血、休克等急症。甲红为有热或阴虚火旺,孕妇指甲红润光泽;深红色或红紫,多为风热毒盛。指黄,多由湿热熏蒸所致,常见于急慢性黄疸、胡萝卜素血症、肾病综合征等。甲青黑则多为寒证、痛证、血瘀证,见于指甲外伤瘀血,急性中毒,脱疽,肿瘤患者化疗期等。

一般来说,月牙有 5 个以上,月牙面积占指甲的 1/5,且边缘清晰,呈乳白色,就是正常的,说明身体健康。2 个及以下月牙,有的没有月牙,有的月牙极小,有的月牙边缘如锯齿状,有的月牙色暗红,这些都是气血不足或血瘀的表现,处于亚健康状态;或患有心脑血管疾病、糖尿病、高血压等。月牙紫黯,说明血瘀或阳虚血瘀,见于慢性心衰、慢性肝炎并肝硬化等。

甲皱苍白为气血两虚;甲皱阵发苍白多为雷诺病;甲皱紫黯为瘀血,见于心血管疾病、休克、缺氧。甲皱暗黑,属于脾肾阳虚之心衰、肾衰等。

(三) 指甲饱满度

指甲饱满度的变化,反映人体血的盈亏。常见指甲扁平、凹陷或翻翘(匙状甲),或劈裂,或剥层,大多属于虚证,并且属于慢性疾病。如慢性胃肠道疾病,慢性营养代谢性疾病,慢性心脑血管疾病、糖尿病、高血压,多见于老年人。指甲增厚色淡、过度饱满,多见于慢性支气管炎、肺气肿、肺心病、风湿性心脏病等缺氧性疾病。

正常甲沟匀称,不深不浅,与指甲联系密切。甲沟变深,指甲萎缩,表示气血不足,时间较久,多为慢性病;甲沟红肿多为急症、热症;甲沟蜕皮、起刺,多为阴虚血燥,肌肤失养;甲沟红肿为热毒。

从指甲的客观反映指导养生、防病治病

指甲是人体健康的窗口,对于指甲的异常变化,以指甲与所属经络和五脏六腑的关系为纲,既要分看,又要合参,进行有效的预防和治疗。具体来讲,指甲色泽异常要注意调肝调肾调心,因为肝之华在甲,肾之精在甲,心主身之血

脉,血脉主濡润。指甲的生长出现问题,要注意调理肺脾,肺主皮毛(指甲),脾主濡养。指甲的饱满度不足,要注意调理肝心脾肺,肝藏血,脾生血,心主血,肺主气,气血充足,指甲得到有效血液灌溉,微循环正常,指甲也就饱满红润光泽。改善甲床血液循环的重要手段,包括益气化瘀、养血化瘀、散寒化瘀、行气化瘀等。指甲望诊对于疾病诊断、治疗、疗效判断和预后都有重要的参考意义。我认为:指甲月牙的消长与甲床供血有关,因为月牙少者和月牙小者脉搏偏弱;竖纹的多少与甲床血瘀有关,因为竖纹多者多见于指背部静脉迂曲,以及老年人血管硬化和慢性病者。指甲是健康的晴雨表,有一定的临床价值。月牙代表气的虚实,饱满度和光洁度代表血的盈亏,竖纹代表血虚,横沟提示阶段性疾病,横沟与竖纹交错凌乱,说明疾病寒热虚实错杂。在具体问题上,甲诊要与其他四诊相结合,进行综合分析,才能得到符合病情的客观诊断,不要把甲诊神秘化、扩大化。

关于新冠肺炎的思考

2019 年末至 2020 初春,以武汉为中心的新冠肺炎产生速度之快,传播范围之广是历史罕见的。中西医结合积极治疗,取得了可喜的成就。一般认为:风寒、风热证多属于病毒感染。风温证多属于病毒感染,部分合并细菌感染。而这次的新冠肺炎有寒疫和瘟疫两大类,武汉多雨寒冷潮湿,多为寒疫,其他地方气温偏高,多为瘟疫。"冬伤于寒,春必病温。"说明疫病与寒邪和温邪有关,发病与冬春相连。治疗大法:寒者温之,热者清之。以阴阳为纲,辨证施治。寒疫以太阳病辨证施治为主,瘟疫以阳明病和温病学辨证施治为要。

我认为:由于历史、地理、自然环境、疫病特性、医生实践经验等多重因素影响,形成了以汉代张仲景及明代吴又可等为代表的疫病治疗学派。细读《伤寒论》和《温疫论》《温热论》《温病条辨》等疫病学著作,不难看出:《伤寒论》是疫病治疗的根源,温病学诸著作是疫病治疗的发展,尤其是阳明病基本概括了温病学的卫气营血辨证和三焦辨证。或者说:《伤寒论》适合于一切疫病的治疗,温病学是《伤寒论》阳明经病辨证施治的补充和发展。《伤寒论》以五运六气为基本理论,把六气、六经、脏腑一线贯通,把疫病的发病类型、发病演变过程用六经辨证施治统揽。疫病的起始,可以是六经的任何一经,而不是必须从太阳经开始,譬如直中三阴,譬如发即阳明,等等。所以说,《伤寒论》是根,温病学是羽翼,二者有很深的渊源关系,相辅相成,互相补充,更符合疫病的现代治疗学理念,二者互参互补互用,不可或缺。

形成上感解表汤的思维过程

上呼吸道感染为外感风寒热邪所致,属于风寒、风热两大类,病在太阳,可内传阳明和少阳。用一个方子,解表邪,防传变。①麻黄汤:治疗风寒表证。②小柴胡汤:和解半表半里。③银翘散:疏散风热。④桑菊饮:宣肺止咳。⑤二陈汤:燥湿化痰。⑥甘桔汤:化痰排痰。提炼——解表、疏散、宣肺、化痰、排痰。从小柴胡汤选用柴胡、黄芩;从麻黄汤选取麻黄、杏仁;从桑菊饮中选用桑叶、菊花;从二陈汤中选用陈皮、半夏;选用甘草桔梗汤;从银翘散中选用金银花、连翘,共有 12 味药组成:麻黄、杏仁、金银花、连翘、桔梗、甘草、桑叶、菊花、柴胡、黄芩、陈皮、半夏。功效:清热解毒,化痰止咳平喘。主治:上呼吸道感染及相关疾病。上感解表汤的临床应用:

气虚感冒:加黄芪、白术、防风。

血虚:加黄芪、白术、当归。

阴虚:加沙参、麦冬、升麻。

阳虚:加附片、桂枝、黄芪。

湿热:加藿香、佩兰、薏苡仁。

黄痰:加竹茹、黄芩、桑叶。

清痰:加陈皮、半夏、羌活。

便秘:加瓜蒌、制大黄、槐角。

干咳:加沙参、麦冬、桑白皮。

发热:加柴胡、黄芩、葛根。

咳喘:加炙麻黄、白果、地龙。

咽痛:加玄参、生地、石膏。

咽痒:加钩藤、僵蚕、乌梅。

高热不退:加羚羊粉、石膏、柴胡。

清涕:加羌活、白芷、苍耳子。

浊涕:加苍耳子、黄芩、香附子。

喷嚏:加羌活、细辛、乌梅。

鼻塞:加羌活、辛夷、细辛。

暗哑:加石菖蒲、射干、郁金。

头痛:加川芎、蔓荆子、羌活。

孕妇:去莱菔子,加砂仁、桑寄生、白术。

新产妇:加王不留行、柴胡、益母草。

月经期:加当归、红花、乌药。

哺乳期:加王不留行、蒲公英。

小儿:加白术、三仙、制大黄。

急性病毒性咽炎:加山豆根、制大黄、羌活。

急性病毒性喉炎:加蝉蜕、僵蚕、石菖蒲。

急性疱疹性咽峡炎:加生地、竹叶、紫草。

咽结膜炎:加桑白皮、黄芩、薄荷。

细菌性咽扁桃体炎:加玄参、生地、升麻。

过敏性鼻炎:加苍耳子、乌梅、香附子。

流行性感冒:加板蓝根、川芎、菊花。

麻疹:加荆芥、浮萍、紫草。

颌下淋巴结炎:加柴胡、黄芩、蜈蚣。

化脓性痤疮:加蒲公英、紫花地丁、皂角刺。

肺炎:加黄芩、炙麻黄、石膏。

急性气管-支气管炎:加竹茹、黄芩、桑叶。

手足口病:加紫草、薏苡仁、板蓝根。

气机升降是消化系统疾病治疗的关键

消化系统疾病治疗要点,以阴阳为纲,调理肝胆脾胃寒热虚实,升降出入失调,只要找到一个能够解决肝胆脾胃升降功能失调的方案,就能够统领消化系统疾病的治疗需求。抓住肝(胆)、脾、胃,调理气机升降出入,脾气宜升、胃气宜降、肝气宜疏、胆气宜利。鉴于此,自拟疏肝和胃升降汤,验于临床,有一定疗效。

组成:黄连6g,蒲公英30g,吴茱萸3g,乌贼骨30g,柴胡6g,升麻10g,枳实15g,厚朴15g,陈皮15g,半夏10g,生姜3片,大枣3个。

疏肝和胃升降汤治疗消化系统常见病症应用

1. 呕吐:寒呕去黄连、蒲公英,加白蔻、砂仁;热呕去乌贼骨,加竹茹、黄芩。

2. 腹痛:寒痛去黄连、蒲公英、乌贼骨,加附子、干姜、甘松、延胡索。热痛加白芍、麦冬。瘀痛加制乳香、没药、甘松。

3. 痞满腹胀:实证加川朴、制大黄;虚证去黄连、蒲公英,加黄芪、党参、大腹皮、桂枝。

4. 黄疸:湿热加茵陈、龙胆草;寒湿去蒲公英,加茵陈、白术、附子。

5. 泄泻:湿热泻去乌贼骨,加葛根、黄芩、白芍;虚寒泄去黄连、蒲公英,加附子、干姜、石榴皮;滑泄去黄连、蒲公英、枳实,加附子、干姜、补骨脂、肉豆蔻。

6. 呃逆:实热者,去乌贼骨,加竹茹、苏叶;虚证者去黄连、蒲公英,加刀豆子、生姜、白术、黄芪、党参。

7. 鼓胀:实证去乌贼骨,加泽泻、车前子、玉米须、鳖甲;虚证去黄连、蒲公英,加黄芪、白术、桂枝、猪苓、茯苓、鳖甲。

8. 头痛:肝热者去乌贼骨、柿蒂,加天麻、钩藤、蔓荆子、龙胆草;肝虚者去黄连、蒲公英,加黄芪、党参、白术、细辛、桂枝、茯苓。肝郁者去黄连、乌贼骨,加川芎、延胡索、蔓荆子;痰湿者去黄连、蒲公英,加白术、天麻、羌活。

根据镜下报告应用疏肝和胃升降汤对症加减应用

1. 水肿:实证加泽泻、薏苡仁,虚证加薏苡仁、白术。

2. 红斑:加地榆、白术。

3. 脆性:脆性增加,加白术、薏苡仁;脆性降低,加白及、沙参、石斛。

4. 结节:瘢痕型,加制大黄、浙贝母、薏苡仁。

5. 渗出:加桂枝、羌活、苍术。

6. 扁平糜烂:加乳香、没药。

7. 隆起糜烂:加浙贝母、薏苡仁、皂角刺、穿山甲。

8. 皱襞肥大:加泽泻、薏苡仁、浙贝母、苍术。

9. 皱襞萎缩:加沙参、玉竹、石斛;缺酸,加乌梅、山楂。

10. 血管透见:加沙参、麦冬、石斛、桂枝、白花蛇舌草。

11. 食管反流:加刀豆子、川朴、木香、香附子。

12. 胆汁反流:加柴胡、郁金、白芍、白术、香附子。

13. 出血:新鲜出血,加白及、地榆、仙鹤草;陈旧性出血,加茜草、浙贝母、制大黄。

14. 瘀血:加花蕊石、茜草、桃仁、红花。

15. 溃疡:加代赭石、滑石、地榆、制乳香、制没药。

16. 肠化:加白花蛇舌草、浙贝母、鳖甲、穿山甲。

17. 癌胚抗原偏高:加猫爪草、蛇舌草。

第六章 药学实践

第一节 名医验方

丙肝降酶验方

有一位老先生,85 岁,丙肝,转氨酶升高很多,找中医治疗,效果很好,2 个月肝功能恢复正常。

处方:丹皮 15g,栀子 10g,炒当归 6g,炒白芍 15g,柴胡 6g,白术 15g,薄荷 10g,郁金 15g,地骨皮 15g,五味子 15g,垂盆草 15g,拳参 15g,乌贼骨 15g,焦三仙各 15g,女贞子 15g,钩藤 10g,菊花 15g,水煎服,日 1 剂,分早晚服。

（河南中医药大学第一附属医院消化科赵文霞教授提供）

痤疮(粉刺)验方

痤疮发病率比较高,尤其是青年人。

薏苡仁 30g,白术 15g,蒲公英 18g,败酱草 18g,皂角刺 15g,白芷 15g,制南星 10g,黄芩 15g,枇杷叶 15g,香附子 10g,野菊花 18g,甘草 6g,丹参 18g。水煎服,日 2 次。一位陈姓女士来我这里换药方,第一次 6 剂。

1 周后复诊,面部的痤疮基本全消,仅剩几块暗斑。

（河南中医药大学第三附属医院赵成鼎教授提供）

溃疡性结肠炎

溃疡性结肠炎比较常见,常表现为腹痛、腹泻、便血、消瘦,长期不愈,反复发作。常与饮食、情绪、生活方式等诸多因素有关。

西医学认为,溃疡性结肠炎与免疫和遗传有很大关系,治疗比较棘手。我院消化科治疗溃疡性结肠炎灌肠验方,仅供参考。

黄柏 15g,黄连 15g,白头翁 15g,茜草 15g,诃子 6g,罂粟壳 3g,仙鹤草 10g,

紫草 15g，白及 10g，青黛 10g（化入药液）。水煎取 100ml，每日 2 次，保留灌肠，连续 1~4 周。

（河南省直第三人民医院消化科李鸿彬主任提供）

慢性胃炎方

慢性胃炎是一种消化系统常见病、多发病，稍有不慎，极易复发。有一位病人给我介绍国医大师张磊老师的验方，治疗木郁土壅（肝郁脾滞）型慢性胃炎有一定疗效，可资借鉴，她自己用后疗效很好。

处方：川芎 6g，炒苍术 10g，炒神曲 15g，制香附 10g，栀子 10g，清半夏 10g，茯苓 15g，陈皮 10g，黄连 3g，煅瓦楞子 30g，水煎服，日 1 剂。可连续服用 20~30 剂。

（河南中医药大学教授、国医大师张磊提供）

梅尼埃病

章老夫人，76 岁，患眩晕症（梅尼埃病），多次发作，曾经多方治疗。根据旧处方开药 5 剂。

方药如下：药方中的旧制改成了新制，由钱换算成克。砂仁（2 钱）6g，白芷（3 钱）10g，半夏（3 钱）10g，陈皮（3 钱）10g，茯苓（3 钱）10g，黄连（1 钱 5 分）5g，枳实（2 钱）6g，苍术（3 钱）10g，木香（1 钱）3g，藿香（3 钱）10g，机器煎药打包，分早晚饭后半小时各服 1 包。

复诊：精神好，头不晕，饮食如常，又续 5 剂，巩固疗效。

此验方经多人次检验有效，可资参考。

（54 军干休所离休老干部章钦提供）

面神经麻痹

面神经麻痹又称歪嘴风、面风，多由于面神经受风寒侵袭，经络不畅所致，中医认为歪嘴风归属于外中风，一定要与中枢性疾病鉴别，譬如脑出血、脑梗死、脑肿瘤等。

我院付风林主任家传验方，经他本人亲自验证，我做了记录。处方：防风 12g，桂枝 5g，蝉蜕 12g，僵蚕 13g，乌蛇 20g，全蝎 8g，川芎 20g，白芷 10g，甘草 3g，当归 10g，水煎服，日 1 剂。一般 2 周治愈。

（河南省直第三人民医院泌尿科付风林主任提供）

银屑病

银屑病实在顽固，病程长、疗效慢、容易复发，与生活习惯、饮食、情绪、免疫、遗传有关。一位闭经的小患者,曾经患银屑病5年,经孟大夫治疗一段时日,病情基本治愈,我看了她拿来的原始病历,选一张处方做一简介,前后加减,变化不大,可以参考。

处方:野菊花20g,蒲公英20g,黄柏10g,板蓝根30g,黄芩10g,土茯苓30g,白花蛇舌草30g,紫草15g,生地15g,赤芍15g,蜂房10g,白鲜皮10g,白茅根30g,水牛角20g,半枝莲15g,甘草10g,槐花20g,水煎服,日1剂。根据病情变化,做相应加减变化。

(河南中医药大学第一附属医院皮肤科孟丽主任提供)

三两三

吴长岭老先生80开外年纪,郑州电缆厂离休老中医,双膝关节患有老年性退行性关节炎。

老先生有一方药,名曰:三两三。治疗关节肿痛、乳腺炎、痛风、丹毒都有效,并且经过多年实践验证。

处方:黄芪30g,金银花30g,当归30g,甘草10g,蜈蚣2条,水煎服,日1剂。该方药由4味药物组成,前3味,各合旧制1两,甘草合旧制3钱,合称三两三。后来,在此基础上加蜈蚣解毒消肿止痛,力量更强。

(郑州电缆厂医院离休老中医吴长岭提供)

生发养发方

侧柏叶30g,当归30g。

脱发(包括脂溢性脱发)、发焦黄:上方水煎洗头,洗后自然晾干,不要用清水冲洗,2日1次,连用1月。

斑秃:用法同前,另外汤液擦斑秃局部,每日3~5次。

(河南省直第三人民医院中医科主任罗化云提供)

外阴白斑方

口服方:熟地黄、山药各25g,姜黄15g,泽泻、补骨脂、柴胡各15g,丹参、桑椹各25g,藁本、荆芥、防风各12g。水煎服,早晚各1次。

外洗方:生南星、生半夏、姜黄各15g,花椒、白矾各15g,苦参30g。水煎熏洗外阴,每次15分钟,每日2次,2天1剂。

外用油膏:姜黄、密陀僧、雄黄各等份,研极细末(过80目筛),香油调糊涂患处,每日2次。月经期停止治疗。

(河南中医药大学妇科教授、全国名老中医门成福老师提供)

腰痛散

王老先生有治疗腰痛的验方:腰痛散,据说是在西藏工作期间因腰痛而得到一位老中医的治疗,服药后腰痛好了,这个药方也就留下来了。10年前老先生腰痛再发,用此方1剂即愈。

方药:血竭36g,土鳖虫36g,当归36g,白花蛇4条,威灵仙72g,防风36g,透骨草36g。

作用:活血散瘀,通经止痛。

加工:诸药研细粉备用,防潮保存。

用法:每次3g,每日2次,温开水冲服。

(西藏退休老工人王炳勋提供)

经前期头痛

月经前期头痛多发生于青年女性,常反复发作。这里介绍河南中医药大学教授、国医大师张磊的一个医案。

2009年10月28日初诊:胡女士,28岁,患经前期头痛,张教授用平肝解郁法治之。方药:生地15g,生白芍20g,黄芩10g,柴胡6g,金银花15g,连翘10g,蔓荆子10g,夏枯草10g,谷精草30g,甘草6g,水煎服,日1剂,10剂。患者在我这里更换药方,也就做了备份。服药后头痛消除,疗效卓著。

(河南中医药大学教授、国医大师张磊提供)

小儿麻痹症方

女童6岁,患急性小儿麻痹症,高热,双下肢无力,用清燥救肺汤加减:金银花30g,连翘10g,天冬6g,麦冬10g,桑叶10g,甘草10g,鸡血藤10g,白术6g,羚羊粉2g,冲服,水煎服,日1剂,分早中晚3服。1周后病愈,未留下任何后遗症。

(湖北襄阳市中心医院中医科李挺亲属提供)

第二节 新创验方

癌痛酊

为了减少癌症患者的疼痛,我总结出一个止痛方。

余女士,患肺癌合并骨转移,疼痛难忍,用强止痛剂无效,用癌痛酊有效,开始一用痛止,到后来可以持续2小时,嘱患者用药打湿纱布敷在痛处,再外盖塑料膜包扎,保持一定的湿度,有利于药物吸收,并减少药物挥发。这样一来,止痛的时间明显延长。

处方:蜈蚣 5 条,制川、草乌各 10g,延胡索 30g,细辛 5g,高浓度白酒 500ml,将药泡在酒里,3 天后开始使用。

风湿性关节炎药酒

2009 年 6 月 6 日就诊:卞先生,46 岁,患风湿性关节炎 5 年,腰脊疼痛,口服汤药有效,但在高温季节有些不便,要求服药酒治疗。

方药:枸杞子 30g,杜仲 30g,延胡索 30g,当归 30g,加白酒 1 000ml,浸泡 3~7 天,就可启用,饮量可根据自身的酒量而定,但最多不超过 50ml,1 天不超过 100ml。卞先生连续服药酒 2 个月,身痛减轻,精力较前充沛。

黄连痱子水配方

处方:黄连素 1 片、薄荷冰 1g、酒精 5ml、白开水 200ml。

配制:黄连素片研末,薄荷冰加酒精溶解,全部加入白开水内晃动即可。

使用:棉签蘸药外擦痱子表面,每日 3~5 次。

这个药方应用 20 多年了,值得信赖。

急性鼻炎方

金银花 30g,连翘 15g,桔梗 10g,甘草 10g,鱼腥草 30g,炒莱菔子 10g,辛夷 15g,白芷 15g,细辛 5g,薏苡仁 30g,炒苍耳子 15g,香附子 10g,生姜 3 片,大枣 3 枚。

春季是鼻炎多发的季节,大多数属于过敏性鼻炎,主要表现是喷嚏、流涕,伴有头痛、咳嗽,或有发热,鼻黏膜充血水肿,鼻甲肥大。我常用上方,灵活加减,会收到较好的疗效。嘱患者忌食辛辣,多饮水,注意休息,大风时注意戴口罩防尘。

降蛋白尿验方

邓老先生,76 岁,患冠心病、糖尿病,后又出现蛋白尿,求助中医,平脉辨证,属热毒内扰、肾气不固。

处方:金银花 30g,连翘 15g,土茯苓 30g,秦皮 15g,五味子 10g,山萸肉 15g,金樱子 15g,山药 15g,前四味药清热解毒,后四味药补肾固涩,取姜、枣调和肠胃,水煎服,日 1 剂,用药 30 天,蛋白尿消除了。老先生是知识分子,比较严谨,化验检查一定要到省医,这次检验值 3mg/L,正常参考值为 0~30mg/L,老先生直夸中医的优势。

抗乙肝病毒验方

乙肝解毒汤：茵陈 30g，虎杖 15g，田基黄 15g，苦参 15g，枸杞子 15g，炒莱菔子 10g，鳖甲 30g，焦三仙各 15g，鸡内金 15g，桃仁 10g，白术 15g，党参 15g，五味子 15g。清热利湿解毒，有较好的抗乙肝病毒作用。

张先生，69 岁，患乙肝多年，近期肝功能异常，乙肝 DNA 定量：4.6×10^7。口服上方加减，6 周后，复检肝功能和乙肝 DNA 定量，均恢复到正常范围。

肛门瘙痒方

儿童用方：马齿苋 30g，白矾 3g，煎水洗外阴，每日 2 次，每次 10 分钟。某年秋季，3 岁女童肛门瘙痒，来看中医，诊为肛门湿疹。处以上方，1 周后病愈。

成人肛门瘙痒方：大黄 30g，芒硝 30g，白矾 10g，地肤子 30g，蛇床子 30g，地榆 30g。水煎外洗，每日 2 次，每次 20 分钟。7 天 1 疗程。该方药也治疗妇女阴道炎，疗效确切。这是我几乎每天都为病人使用的有效方剂之一。

关节炎、足跟痛洗方

大黄 30g，芒硝 30g，地榆 30g，三七 10g，制川乌 10g，木瓜 30g，水煎药液，加白酒 100ml、食醋 100ml，泡脚或热敷关节，每次 30 分钟，每日 2 次。可每日 1 剂或 3 日 1 剂，根据自己的爱好和经济情况而定，7~10 天 1 疗程。经济条件差的，可以去三七使用。

脚癣手癣洗方

白矾 10g，蛇床子 30g，地肤子 30g，苦参 10g，白鲜皮 15g，每日 1 剂，水煎液浸泡患脚、患手，每次 30 分钟，每日 2 次，注意保持手足干燥。连续 10 天 1 疗程。

湿疹洗方

三七 5g，大黄 30g，芒硝 30g，蛇床子 30g，地肤子 30g，白矾 10g，水煎药液，外敷湿疹病变部位，每次 30 分钟，每日 2 次，10 天 1 疗程。每日 1 剂，忌食辛辣和过敏性食物，去除环境过敏性因素。

下肢静脉曲张洗方

大黄 30g，芒硝 30g，地榆 30g，三七 5g，苍术 15g，木瓜 30g，水煎药液湿敷患部，每日 1 剂，每次 30 分钟，每日 2 次。

带下洗方

三七 5g,大黄 30g,芒硝 30g,白矾 6g,地榆 30g,马齿苋 30g,土茯苓 30g,水煎药液外洗会阴和阴道,每日 1 剂,每次 20 分钟,每日 2 次。

腱鞘炎洗方

大黄 30g,芒硝 30g,羌活 30g,薏苡仁 30g,三七 6g,加白酒 100ml、食醋 100ml,局部浸泡或热敷,每次 30 分钟,每日 2 次。可每 1~3 天 1 剂,7~10 天 1 疗程。

新加当归补血汤

黄芪 60g,当归 15g,砂仁 15g,生地 15g,姜枣引,水煎服。

当归补血汤是金元时期李东垣所创的益气补血方剂,由黄芪和当归两味药以 5∶1 比例组成的,具有益气生血功效,多用于治劳倦内伤,气血虚,阳浮于外之虚热证。当归补血汤具有促进造血、调节免疫功能、保护心脑血管等作用。

一位 85 岁老夫人,贫血,西医血液病专家给开了一张药方:当归 20g,黄芪 60g,水煎服,日 1 剂。老夫人服药后腹胀、厌食,乏力,口干,勉强服用 2 天就停药了。这是由于药物偏温、病人虚不受补。我把药方作了修改:黄芪 60g,当归 15g,砂仁 15g,生地 15g,姜枣引,水煎服。加砂仁使方药补而不滞,加生地使方药温而不燥,加姜、枣养血和胃。半月后,老夫人复诊:精神好,饮食佳,睡眠香,比较满意。新加味的当归补血汤治疗贫血,较当归补血汤更为合理,疗效也更加可靠。

胸水消汤

黄连 10g,黄柏 15g,苍术 30g,半枝莲 30g,半边莲 30g,白花蛇舌草 30g,薏苡仁 30g,猪苓 30g,泽泻 30g,红花 30g,白芥子 10g,白术 15g,炒莱菔子 10g,枳壳 15g,生姜 3 片,大枣 3 枚。

加减:瘀血重者,加赤芍 30g,延胡索 30g,以活血定痛;兼气滞者,加香附子 15g,柴胡 10g,以疏肝解郁;痰浊重者,加苍术 15g,薤白 10g,以燥湿化痰;寒邪重者,加桂枝 10g,干姜 10g,以暖中祛寒;气阴不足者,加太子参 15g,麦冬 15g,以益气养阴。随症加减,灵活变通。用法用量:每日 1 剂,分 2 次每日早晚饭后半小时服用。1 月为 1 个疗程,连续治疗 2 个疗程。治疗期间,应当注意饮食起居、心理等方面的调适,支持疗法不要间断。化疗等西药副作用较大者,可根据病情适当调整药物品种和用量。

肠通汤

大黄、赤芍、车前子各30g,芒硝(冲服)、枳实、川朴各15g,生姜3片,大枣3枚。

加减:腹胀重者加生莱菔子30g,宽肠理气;血瘀重者加红花30g,以活瘀消肿;腹痛重者加延胡索30g,以活瘀定痛。

用法用量:每剂药机器煎药装2包,每包100ml,每次鼻饲100ml,每隔8小时鼻饲1次,直到肠鸣腹泻发生。如果病人腹胀解除,大便清稀,便次较多,即可停药;如果病人排气排便较少,可减半量鼻饲,连续1~2天,一天2次。

清肺解毒汤

组成:金银花30g,连翘15g,土茯苓30g,秦皮15g,生地30g,丹皮15g,甘草20g,炒莱菔子10g,炒酸枣仁30g,生姜3片,大枣3枚。

经过适当加减,可用于多种皮肤病的治疗,如荨麻疹、湿疹、过敏性皮炎、带状疱疹等。每日1剂,一般连服5~10天。

方义:金银花、连翘清热解毒透表为主药;土茯苓、秦皮解毒利湿止痒,生地、丹皮凉血解毒消斑为辅药;炒莱菔子理气和中泄毒,炒酸枣仁养心安神以止痒为佐药;甘草和诸药而解百毒,生姜、大枣和表里而调阴阳,共为使药。全方解毒透表,凉血利湿。特别强调,方中的土茯苓"利湿祛热,能入络,搜剔湿热之蕴毒"。我认为土茯苓搜剔湿热蕴毒的功能可能有加速抗原抗体复合物的分解和促进抗原抗体复合物排出体外的作用。方中甘草抗炎抗敏,有肾上腺皮质激素样作用,所以方药中的土茯苓和甘草均采用了较大剂量,疗效比较理想。

囊肿(卵巢)消汤

白花蛇舌草30g,败酱草30g,车前草30g,浙贝母10g,薏苡仁30g,白芥子10g,皂角刺15g,当归15g,香附子15g,白术15g,炒莱菔子10g,酸枣仁30g,炮穿山甲(冲服)5g,生姜3片,大枣3枚。

加减:气滞者加莪术15g、枳壳15g,以行气导滞;血瘀者加赤芍15g、水蛭10g,以活血利水;痰湿者加苍术15g、半夏10g,以化痰燥湿;气血虚弱者加黄芪30g、党参15g、阿胶(化)15g,以补益气血。

用法:每日1剂,水煎2遍,分早晚饭后半小时各服1次。3周1疗程。服完1疗程后,超声检查,判断疗效。

抗霉止泻汤

黄连 10g,地榆 30g,蛇床子 30g,地肤子 30g,党参 15g,白术 15g,茯苓 30g,甘草 10g,陈皮 10g,焦三仙各 15g,酸枣仁 30g,干姜 10g,生姜 3 片,大枣 3 枚。

加减:气虚甚者加黄芪 30g,益气健脾;大便清稀者加车前子 30g,利湿厚肠;里急后重者加乌药 15g,温里解痉;腹痛重者加制附子 6g,散寒止痛。

用法用量:每日 1 剂,分 2 次早晚饭后半小时服用。15 天为 1 疗程。服药期间,忌食辛辣油腻生冷食物,避免腹部受凉。

主治:真菌性肠炎。

尿感清汤

白花蛇舌草 30g,败酱草 30g,苍术 25g,黄柏 15g,黄连 10g,重楼 20g,苦参 30g,当归 15g,黄芪 30g,砂仁 15g,酸枣仁 30g,炮山甲(冲服)5g,生姜 3 片,大枣 3 枚为引。

加减:尿中红细胞多,加白茅根 30g,地榆 30g,凉血止血;月经期小腹痛,加乌药 15g,小茴 5g,温经散寒;外阴瘙痒,加蛇床子 30g,地肤子 15g,祛风止痒。

用法用量:每日 1 剂,分 2 次于早晚饭后半小时服。

注意事项:忌食辛辣,多饮水,多排尿,已婚者禁房事。

强筋利节汤

独活 15g,桑寄生 30g,忍冬藤 50g,当归 15g,威灵仙 30g,秦艽 30g,白芍 15g,熟地 15g,鸡血藤 30g,制川乌 8g,延胡索 30g,砂仁 15g,酸枣仁 30g,乌梅 10g。主治痹证。

痛痹加制草乌 6g,制乳香 5g,制没药 5g,活血散寒止痛;行痹加羌活 15g,川芎 15g,祛风活血;着痹加薏苡仁 30g,防己 20g,祛湿通络;热痹加石膏 30g,改忍冬藤为 100g,解毒通络;虚痹加黄芪 30g,党参 15g,益气通络;骨关节僵硬强直加仙茅 15g,淫羊藿 30g,促进骨细胞修复;关节肿痛较甚者加土茯苓 30g,猪苓 30g,利湿解毒。

用法用量:水煎,早晚饭后半小时分 2 次服。1 月 1 疗程,连续 3 个疗程。治疗期间要避免劳累,避免受凉,适度运动,保持良好心态。

痛风汤

土茯苓 60g,秦皮 15g,车前草 30g,甘草 10g,苍术 15g,黄柏 15g,制川乌 6g,延胡索 30g,炒莱菔子 10g,生姜 3 片,大枣 3 枚。

加减:上肢重者加羌活 15g,威灵仙 30g,以祛风止痛;下肢重者加独活 15g,川牛膝 15g,以祛湿止痛;腰背关节痛重者加桑寄生 30g,川续断 15g,以温补肾阳;气血虚者加黄芪 30g,鸡血藤 30g,以益气养血通络;疼痛剧烈者加制草乌 6g,制乳没 5g,蜈蚣 4 条,以散寒活瘀定痛;灼热肿痛者加忍冬藤 100g,石膏 30g,以清热通络;关节肿大畸形者加桃仁 10g,白芥子 10g,以活血化痰散结。

用法用量:每日 1 剂,水煎 2 遍,分早晚饭后半小时服。1 月 1 疗程,连续治疗 3 个疗程。

注意生活护理,避免高蛋白食物摄入,避免肢体感受风寒湿邪。

养膜汤

黄芪 30g,党参 15g,白术 15g,云苓 15g,甘草 10g,当归 15g,白芍 30g,仙茅 15g,淫羊藿 30g,熟地 30g,枸杞子 15g,香附 20g,炒莱菔子 10g。

加减:肾阳虚加鹿茸 1g 冲服以温肾填精;小腹冷痛加小茴香 6g、肉桂 6g 以温经散寒;白带多加败酱草 30g、炒山药 30g 以清下固带;闭经超过半年者,加服紫河车粉 3g,日 2 次;卵泡不发育者加覆盆子 15g、蛇床子 15g 以温润滋长;不排卵者加水蛭 6g、白芥子 10g 以破膜促排;精神烦乱者加酸枣仁 30g、远志 10g 以安神定志。

用法:每日 1 剂,水煎 2 次,分 2 次温服,15 天 1 疗程。

据临床观察,每 10 剂药可使子宫内膜增生 4mm,15 剂药可使子宫内膜达 10mm,即可行月经。

第三节 养生方

美容茶

组成:蝉蜕、红花、百合各等份,每日各 5g,沏茶饮。
作用:祛斑亮肤,玉颜脂润。
时间:每日沏茶饮用,1 周见效,坚持使用,美颜如玉。
注意:经期量大可以减红花。

明目茶

组成:菊花、枸杞子各 5g。
作用:益肝肾,明眼目。
用法:热水泡茶饮。

注意:每日更新,不可隔夜饮用。

天平饮

组成:玉竹、枸杞子、女贞子、黄精各等份,每天各 5g,泡水饮用。

作用:调血糖、调血脂、调血压、调免疫、调分泌。

特点:高者抑之,低者扬之,双向调节,平衡代谢。

消脂瘦体饮

组成:荷叶、焦山楂、泽泻各等份。

作用:消脂肪,瘦身型,降血脂,美肌肤。

用法:每日各 5g,煮沸后当茶饮用,可以加水。

注意:胃酸者用焦山楂减半,便秘者去山楂,加决明子 2g。

第七章 医论医话

第一节 基础医学

反流性食管炎患者的最佳卧位

现在,反流性食管炎发病率很高,尽管治疗手段较多,但彻底治愈较难。一天,门诊的一位病人诉说病情:我有反流性食管炎,右侧位时,嗳气反酸加重,胃酸口苦得厉害;左侧卧位时,病情明显减轻。他的诉说对我很有启发。

于是,在后来的接诊过程中,凡是遇到患有反流性食管炎者,一定要问他的睡姿,是左侧卧位,还是右侧卧位,大部分患者回答的和第一位患者的诉说一致。我想,当患者左侧卧位时,胃底最低,贲门高于胃底,所以,胃内容物不易反流到食管;当患者右侧卧位时,胃底抬高,贲门位低,所以,食物易于反流到食管。从胃和食管的生理性和病理学方面,也能够得到满意的解释。经过长时间的研究,得出的结论是:反流性食管炎患者的最佳卧位,应该是左侧卧位。向病人学习,向实践学习,我们也会变得聪明一些。

舌诊伸舌要领

中医学有望、闻、问、切四诊,望诊中望舌很关键,眼睛是心灵的窗户,而舌则是内脏的窗口。

在中医学教材里,关于望舌质、舌型、舌色、舌苔等较为详尽,但关于如何伸舌就没有具体要求。没有统一伸舌标准,对于舌诊的判断,就有显著差异,在这个基础上进行辨证施治就会出偏差,不可能做到十全十美。

在临床实践中,我总是给病人示范伸舌,有时候要解释好多遍、重复很多遍,才能达到目的,一天下来,要伸舌上百遍。后来我就总结出一个简便的方法:望舌的时候,要求病人伸出舌头,把舌的前半部分轻轻地放在下部口唇上,这样既便于理解,又容易识别舌象寒、热、虚、实的真假,为正确辨证施治打下良好的基础。后来,打印一幅标准伸舌照片,摆在诊断桌上,病人一学就会。诊断正确了,施治有了准则,疗效自然也就提高了。

吐酸与吞酸辨析

吐酸和吞酸词义不同:吐酸的吐,是有酸水从口中吐出口外;吞酸的吞是指有酸水咽下腹中,一出一进不同。

临床表现不同:吐酸,是指有酸水从口中吐出。吐酸的酸水对于咽喉部刺激性小,有一股酸味。

吞酸,是指有酸水冲击咽喉部,没有进入口腔,随即又被咽下。吞酸时的酸水对于咽喉部刺激性大,有一股酸辣刺激感,所以吞酸多与嘈杂合称。

发病时间不同:吐酸病程较长,吞酸发病急促短暂。

实例验证:一天中午,吃肉馅饺子。下午忙着应诊,无暇喝水,但感到胃内灼热。接近六点钟,胃中一股酸辣水上逆,反入喉咽部,呛咳、流泪,辣辣的感觉,吞咽不适。赶紧喝水、漱口,一点也不管用,咳了十几分钟,稍有减轻。直到两天以后,咽喉部才感到舒适一些。这刺激是强酸,饺子里的油盐酱,加上浓浓的胃酸,合流上逆,上至咽喉而不出,随即被吞下,就这么一点时间,那刺激竟然持续了几日,害得我不轻。所以我才有资格来谈谈吐酸和吞酸的区别。

治疗不同:中医治疗吐酸,用半夏泻心汤;治疗吞酸,用左金丸合保和丸加味治疗。

第二节 临床医学

板蓝根有显著的降血沉作用

板蓝根在临床中有预防感冒、清热解毒、抗病毒、解毒凉血消斑作用,这是共知的事实。然而在临床实践中,我另有收获。

2010 年 9 月 3 日,治疗一例关节炎患者,王先生,64 岁,身痛,四肢关节疼痛,血沉 58mm/h,口服下列药方:金银花藤 30g,黄芪 30g,炒莱菔子 10g,独活 15g,桑寄生 30g,白术 15g,甘草 15g,制川乌 6g,地榆 30g,连翘 15g,土茯苓 30g,川牛膝 15g,苍术 15g,三七 5g,姜枣引,水煎服,日 1 剂。连服 21 剂药,虽然身痛、肢痛有所改观,但血沉没有丝毫下降,我也感到纳闷。我仔细琢磨,是否解毒的力量小了? 于是,我在前方药中加用板蓝根 30g,7 天后复查,血沉从 58mm/h 降到了 30mm/h,再服用 14 剂,血沉降到了正常范围。

根据这个病例,我得到了两点收获:①板蓝根有明显的降血沉作用;②清热解毒凉血法可以降低血沉。

奔豚气与消化系统功能紊乱

古典疾病"奔豚气",包括现在的结肠炎(气冲少腹)、慢性胃炎(气冲心下)、慢性反流性食管炎(气冲胸膈)、慢性反流性咽炎(气冲喉咽)。治疗验方应该首推左金丸类方,或者左金丸与奔豚汤适度加减。

便秘验方

少儿方:柴胡10g,枳实10g,瓜蒌10g,甘草10g(此方用量为5岁左右儿童1日用量)。每日1剂,水煎2遍,分早晚饭后半小时服。一般连服5~10剂即可。

我的小女2岁时,便秘,求省城多个知名儿科专家治疗,少效。见省中医杜老师,谈及此事,遂书一方,四逆散用之极效。后来,用于其他小儿,有效者,有不效者。经多年改进,洗练出上方,效较好。

青年方:柴胡15g,枳实15g,瓜蒌15g,炒莱菔子15g,白芍15g。每日1剂,水煎2遍,分早晚服。一般连服1~15剂。

老年性便秘:生白术90g,生地90g,升麻15g,炒莱菔子15g,瓜蒌15g。日1剂,水煎服。可根据便秘程度,调节服药量,效果更理想。此方系从前辈魏龙骧先生方药变化而来,学古而不泥古。

腹胀辨治要点

腹胀在临床非常常见,首辨虚实寒热,如果再加上辨部位用药,疗效会进一步提高,下面就是我的一点实践认识。

腹胀发于左上腹,大多是胃部病变,以急慢性胃炎最为常见,可以用木香、砂仁。如果兼有胸闷者,加用枳壳。

如果腹胀发生于右上腹部,要区别肝胆疾病,除此以外,就是大肠胀气,加用炒莱菔子、枳实、滑石有效。

如果是上腹心窝部胀满多是胃及十二指肠病变,可加地榆、川楝子、延胡索有效。

如果两胁胀满,说明有肝、胆、胃多脏器病变,要用香附子、郁金、白芍,会收到显效。

如果脐周胀满,应该是小肠胀气,药用砂仁、干姜治疗。

如果腹胀发生于小腹部,要及时排除慢性膀胱炎、慢性盆腔炎等,可加用小茴香、橘核仁,有一定疗效。

如果是两侧少腹胀满,要加用橘核仁、乌药。

如果是会阴、肛门坠胀,就要用升麻、地榆、石榴皮,收涩、升提,疗效满意。

还有很多情况混杂在一起,治疗起来可以交叉配伍,灵活变通,会有好的收效。

治疗的根本始终要不离辨证,不离调气。

关于提高中医药疗效的思考

中药治病疗疾是不争的事实,然而,要提高中药临床疗效,必须要有新的突破,这个突破,必须借鉴现代科技手段助推。

1. 辨病　首先要把病名定下来,譬如疟疾、痢疾。这些病名古代有之,但当时不知道疟原虫引起疟疾,不知道痢疾杆菌诱发痢疾。现在人们对此类疾病的认识已经有了质的飞跃。但还有很多疾病需要拨开迷雾,战而胜之。

2. 辨证　中医治病的核心技术关键在于辨证施治,病名唯一,但证型颇多,最起码要分出寒、热、虚、实,在气、在血。譬如感冒,细分风寒、风热,治疗迥异。再如慢性胃炎,有得热饮食缓解者,有饮凉饮而舒适者,治疗当然不同了。治病无辨证,何异于盲子夜行?

3. 治法　在辨病、辨证的基础上,选定治疗原则和方法。寒者热之,热者寒之,虚者补之,实者泻之,就是最直观的比喻。

4. 选方　根据病证和治疗原则,选择最符合要求的经方和时方、验方,并在此基础上适当加减,使之更符合病情治疗的需要。例如补气用四君子汤,补血用四物汤。

5. 修方　为了提高治疗效果,对药方还要做进一步修正,譬如气血两虚者,就要把四物汤与四君子汤联合使用。

6. 主方和主药　每一病必有一主方,例如芍药汤主治痢疾。每一病必有一主药,譬如黄连主治痢疾,青蒿主治疟疾,加上它们,疗效就必然提高。在这一点上,要学习中药现代研究成果,学好了,用活了,中药的疗效就会大大提高。

7. 关注个体差异　尽管辨病、辨证、选方、加减都很切合病情,有时候还会失误,其主要问题就在于病人的体质,譬如有一位关节炎病人,用了一个验方外洗,由于患者是过敏体质,在方中加用抗过敏药,但在使用过程中,仍发生了过敏反应。所以,不可不慎。

槐花有明显的止咳化痰作用

感冒2周了,咳嗽吐痰,没有服药。

昨晚,我吃了一盘炒槐花,一夜安静,不咳、不吐痰,意外惊喜。今天白天也只3次咳嗽,但不重。看来,槐花有明显的止咳化痰作用。

给一位老领导治疗咳嗽、痔疮,用槐花,咳嗽和痔疮一起治愈,一举两得。

药理学记载,槐花有清热通便、消肿止血作用,对于便血、尿血、咯血、痔疮、结肠炎有一定疗效,我意外地发现了槐花有显著的止咳化痰功效,写出来与大家交流。

久痛必瘀之验

中医认为,久痛必瘀。在这里,瘀指瘀血,即血脉运行障碍。

近期,一例肩周炎患者,患肩周炎半年了,胳膊疼痛,活动受限,肩部怕冷,手背部静脉扩张迂曲,与健康的左手比较有明显差异。近期,经过治疗,他的肩周炎好转了,手背部的静脉迂曲也明显减轻。通过此病例可以证明久痛必瘀理论的正确性。看来,在治疗久痛病症时,要注意活血化瘀药物的应用,中医活血止痛治疗大法,有一定的临床指导意义。至于活血化瘀、益气化瘀、清热化瘀等治法的加减,要根据病情合理应用。

三叉神经痛辨析

十天前,一位老妇人,年59,自述咽痛4年半,多数医家按照慢性咽炎治疗不效,转中医治疗。自诉咽痛时好时坏,每天发作几次,这是神经性疼痛的临床表现之一;仔细检查咽痛部位,发现咽痛部位不准确,并且伴有三叉神经分支的表现。将二者结合在一起分析判断,这位老妇人所患疾病是三叉神经痛,而不是慢性咽炎。舌红苔厚,脉象弦滑,属于中医的偏头痛,湿热型,符合西医学的三叉神经痛。疾病明确了,治法也就有了:清热化湿,解毒止痛。

自拟湿热汤加减:黄连10g,黄柏15g,白蔻仁15g,砂仁15g,川牛膝15g,苍术15g,制川乌8g,蜈蚣2条,甘草10g,白芍30g,酸枣仁30g,姜黄15g,姜枣引,水煎服,7剂。

1周后复诊:咽部舒适,面部疼痛次数明显减少,4年多来,第一次露出笑容。再取药10剂,巩固治疗成果。

复诊:愈。

[按语] 凡遇疑难病例,要仔细翻阅病历,倾听病人叙述,别出心裁思维,找到疾病实质,辨证施治,恰当用药,一定会收到理想的疗效。

王不留行有良好的治疗乳腺疼痛的作用

于女士,49岁,患慢性胃炎、乳腺增生,胃痛、胃酸、胃胀,乳房疼痛,舌质暗红,舌苔薄白,脉弦细,属于肝郁脾虚证。

诊断:乳腺增生症,肝郁脾虚。

治疗:疏肝解郁,和胃止痛。方用九味黄连汤加减:黄芪15g,生地15g,黄连10g,吴茱萸3g,乌贼骨30g,蒲公英30g,炒莱菔子10g,刀豆子15g,煅瓦楞

30g,焦三仙各 10g,鸡内金 15g,制鳖甲 30g,枳实 15g,白术 15g,党参 15g,姜枣引,水煎服,7 剂。

复诊:胃部病情减轻,但乳房疼痛依旧,前方药加王不留行 30g,7 剂,服药方法如前。

2011 年 5 月 18 日第三诊:服药第 3 天乳房疼痛消除。再继续服药 7 剂。乳房疼痛消除,从而可以看出,王不留行有良好的治疗乳腺疼痛作用。

[按语] 众所周知,王不留行有很好的通乳作用,其作用机制在于疏通肝经血脉。顺理推至,它还可以治疗冠心病、心绞痛、前列腺炎、睾丸炎、月经病等。我用王不留行治疗乳腺增生、乳腺纤维瘤、副乳等乳腺疾病有一定的疗效,尤其是在缓解乳腺疼痛方面,疗效突出。

杏仁止咳用量辨析

咳嗽、气喘,是急慢性支气管炎、哮喘等疾病的常见证候。中医讲杏仁有宣肺止咳作用,还有润肠通便、降低胆固醇等功效。

对于杏仁的具体用量,必须根据病情需要而定。在长期的临床实践中,我认为止咳时用杏仁 6g 为宜。当用到 10g 时,病人有胸闷、咳痰不爽的感觉;如果用到 5g 以下时,达不到有效的止咳效果;只有用到 6g 时止咳与化痰效果才能达到最佳程度。所以,在我的临床实践中,一般每日每剂药用杏仁 6g。从书本上也见到有人用到 15～25g,不知道是如何得来的经验。

杏仁的润肠通便作用很弱,不及火麻仁、肉苁蓉、何首乌、瓜蒌仁等,只有当患者既有咳嗽,又有便秘时使用一点杏仁还是可以的。

而肺癌患者的咳嗽,不是杏仁的适应证,理气化瘀排痰是为正治,越止咳病人越闷气,痰血难解,反而会加重病情。

至于说痉挛性咳嗽、神经源性咳嗽,不妨用杏仁 10g 治疗为宜。

杏仁也有止痛、催眠作用,虽然止痛不如延胡索,催眠不及酸枣仁,如果患者兼有肺气不宣,加用 6g 杏仁还是一举两得的好事。

杏仁降胆固醇、通利血脉的功效,是现代药理研究的成果,可以参考使用。

虚邪贼风致头痛

天近中午,太阳火辣,我身上出汗,挤上了公交,从天窗里吹过来阵阵凉风,我怕中了风邪,艰难地躲开了风口。晚上,我的左侧头炸裂一样的痛,是典型的虚邪贼风所致的头痛。拿来毛巾把头捂起来,只露出口鼻,头痛渐渐地缓解了,就这样睡了一夜。

我又一次完整地体会了虚邪贼风致病的全过程,同时,我也得到了启示:患病者,物之理也,疗疾者,物之理也。"知其要者,一言而终,不知其要,流散无穷",此之谓也。《内经》曰:虚邪贼风,避之有时,病安从来? 请事斯语。

燥咳

燥咳,是中医咳嗽疾病中的一个类型,一般常见的有秋燥,秋燥又分为凉燥和温燥。顾名思义,秋燥者发于秋季,初秋时节气温偏高,气候干燥,所以这时的咳嗽又叫作温燥;而秋末季节,气温偏低,加之秋燥之气,这时的咳嗽就被称为凉燥。

有一年,正值交九严寒季节,但实际气温偏高,冬至那天郑州气温高达17.2℃,连续2个多月没有降水,加之室内暖气,天气温暖干燥,当年的冬咳与秋季的凉燥相似。没有严寒,没有流行性感冒,散在的感冒和支气管炎大多痰液黏稠、难咳。针对这一类感冒和支气管炎的治疗,用解表润燥之法才为得体。自拟"上感六合汤"加减进行治疗收到了较好的疗效,一般用金银花、连翘、桔梗、甘草、鱼腥草、炒莱菔子、前胡、射干、杏仁、沙参、麦冬,或加桑叶、菊花、胆南星,疗效可靠。

有一部分医生,见咳即止咳,用一些强止咳剂,使病人的咳嗽加重,病程延长,或诱发肺炎。严格来说,这一阶段要谨慎使用强镇咳剂,只能因势利导,注意生津化痰止咳类药物的使用,使痰液变得清稀易于咳出,气管壁没有了黏痰附着刺激,不止咳而咳自止。

疾病有其自己的发展规律,必须有一个感染-抗争-自愈的过程,譬如感冒要有1周左右的自愈过程,可有些人总想1天内治愈,结果是大量输液、联合用药,加大剂量用药,病情缓解了,但抵抗力受到了严重破坏,为健康埋下了隐患。

第三节 理论探讨

百病所生

(一)百病生于气

《黄帝内经》言,百病生于气,指五运六气之气,以及人体之气的升降、出入、浮沉的运动形式发生紊乱,而造成的一类疾病,病种很多,范围很广,所以说百病生于气也。而情志致病所引起的肝郁,只是气病的一小部分。

(二)风为百病之长

风性善行数变,风为阳性,致病性强,变化多,发病急骤,易于复发,譬如流行性感冒、脑卒中等,所以有风为百病之长之说。

（三）百病皆由痰作祟

痰为病理产物,又可作为新的致病因素而产生新的疾病,实际上就是发生连锁反应。有形之痰和无形之痰,有形者可见,无形者不可见;有形者目标明确,易于治疗;无形者不可见,只是一种病理推断,难于治疗。根据现代病理学研究发现,病变组织的充血水肿、炎性渗出、结节、抗原抗体复合物,都可以用痰证来概括,尤其是在慢性疾病的发病过程中,存在着免疫反应,所以,在治疗慢性疾病时,更要想到治痰,百病皆由痰作祟故也。从临床实际来看,化痰疗法的确能够解决问题。

（四）百病无效,活瘀一法

在很多疾病的发病过程中普遍存在瘀血现象。急性疾病的充血水肿、瘀血、急性血栓形成等。慢性疾病的炎性病变区域,有毛细血管增生,微血栓形成,局部血管萎缩、变性,血管附壁血栓形成,等等,都是血瘀的病理表现。疮疡也是由于局部充血、瘀血,组织白细胞浸润、坏死,而成脓液,这个过程不仅有瘀血,而且有组织坏死。所以,不管急性病或慢性病,不管是感染性疾病或是慢性非感染性疾病,在病变发生、发展过程中,都不同程度地存在瘀血或缺血现象。西医学重视局部血液循环,中医学重视荣卫运行,是一个意思,即一个事物的两种表达形式,是中西医学结合治疗的切入点。所以,改善局部血液循环,对于疾病的治愈有着至关重要的作用。故而,中医学有"百病无效,活瘀一法"的治疗原则及系列方法。如王清任的诸活血汤,运用准确,无不效者。

补中益气汤新解

解决阴火的代表方法有甘温除热法。甘温除热法的代表方是补中益气汤。

组方:黄芪 15g,人参(党参)15g,白术 10g,炙甘草 15g,当归 10g,陈皮 6g,升麻 6g,柴胡 12g,生姜 9 片,大枣 6 枚。

主治:烦劳内伤,身热心烦,头痛恶寒,懒言恶食,脉洪大而虚。

方解:方中黄芪、人参、白术、陈皮、甘草甘温益气升阳;当归补血和营;升麻、柴胡、生姜、大枣疏理气机运行、达表达里,通上彻下。综合全方,气血得补,气机运行有力,阴阳交通,归于平衡,何虚之有? 何热之有? 在《方剂学》及有关补中益气汤的注解中,都注重了补气作用,而忽视了升麻、柴胡、生姜、大枣的调运气机作用。升麻、柴胡、生姜、大枣本身就有调理枢机、平衡阴阳作用,只是借助了黄芪、人参、白术、甘草、陈皮的益气鼓舞作用和当归的养血理血作用,倍增了疏理人体气机、平衡人体阴阳的功效,才使甘温除热的目标得以圆满实现。

甘温除热新解

阴火有广义和狭义之分。广义的阴火多为内伤发热,狭义的阴火属于气虚发热。

从《脾胃论》的观点出发,一身不过"气血"二字,二者又有着互生、互化的关系,补气即可生血,补血即可生气,气为血帅,血为气母。阳气为一身之重器,"阳气者,若天与日,失其所,则折寿而不彰。"所以,补气更为重要。你看,当归补血汤中,补气的黄芪用量始终要大于补血的当归,"芪多归少力方宏",由此可见其一斑。

于是,我们可以认为,广义的阴火,即内伤发热,可以用补气为主的方法和方药来进行有效的治疗。至于气虚发热,更应该使用补气除热法进行治疗。由于补气一类药物及其方药,大都药性偏于甘温,于是乎,甘温除热法也就应运而生,甘温除热方药也就不断地得到应用和完善。

更年期综合征与子宫全切的关系

临床观察发现,子宫全切的女性患更年期综合征的发病率,比未实施子宫全切手术者高,并且发病者临床表现比未子宫全切者严重。

近期治疗多例更年期综合征患者,临床表现比较严重,仔细询问,都有子宫全切术病史,有 8 年、4 年、3 年不等,根据这一现象推测,我认为:子宫全切术后,扰乱了内分泌代谢,破坏了内分泌器官的功能的稳定性,没有了效应器,调节功能障碍,加速了内分泌功能紊乱,瘀血不出,阴阳失调,遇冲任亏虚之更年期,病状突出,较未行子宫全切手术者病情严重。

治疗:调理冲任,平衡阴阳,补肾气,祛瘀血,实为正治。补肾气,助肾阳尤为重要,阳生阴长,达到新的平衡。子宫全切者,瘀血久久不去,不同程度有虚有瘀,治疗中应适当加入养血活血之品,能够提高临床疗效。

极光与阴火

地球有南北极光,绚丽美观;旷野有磷火,俗称"鬼火"。

南北极光是由太阳风暴与高纬度地区地球的高强度磁力线发生反应而产生能量释放,散射到大气中而出现的天象奇观,它发生于秋冬季,11 月至来年 2 月,夜间 10 点至凌晨 2 点,可持续 1 小时。

北极属寒、属阴,秋冬属寒,夜半属寒,这时,阴寒极盛的一丝亮光,就像阴火一样,属阴。

旷野的磷火,在夜晚发光,属阴,二者类似于人体的阴火。阴火是阳火的另一种存在形式,也是能量的另一种存在形式,阴阳是相互依存的。

太阳光是太阳系最大的阳火,极光是自然界最大的阴火。

老年斑与动脉硬化斑

面部有老年斑者,必有动脉硬化斑,二者有必然的联系。

脂质代谢障碍是疾病之本,中药可以调理老年斑和动脉硬化斑,大黄䗪虫丸为代表方。

老年斑与静脉血管的关系

老年斑发生于老年人,不管男人还是女人都有,只是轻重而异。

细看老年斑多发生于手背部和面部,沿着静脉的走向而延伸,分布于静脉沿线,有的就在静脉表面皮肤上。

从这一现象分析:中老年人新陈代谢能力降低,血液毒素排泄不彻底,静脉内血液毒素含量更高,静脉长期受静脉内的血液毒素侵蚀,于是,这些血管内毒素游离出静脉血管,跑到了静脉血管外的皮下,日积月累,于是乎,中老年人的老年斑就诞生了。

要想消除或者减少老年斑,就要采取相应措施:①改善人体新陈代谢,清除血液内毒素,保护静脉血管的功能。②中医学认为,血液内毒素属于痰湿瘀滞,所以要化痰祛湿活瘀。③注意养成良好的生活习惯,衰老不可抗拒,但可以延缓。④薏苡仁、茯苓、山药、灵芝、地龙等有一定的化湿消斑作用。

脑鸣与耳鸣

临床上有不少病人来看耳鸣的,也有来看脑鸣的,到底什么是耳鸣? 什么是脑鸣? 二者又有什么区别呢? 就这个话题谈谈我的看法。

耳鸣者,两耳鸣响如蝉鸣,声音来自头的两侧,以两耳为中心,用手压耳后,耳鸣会明显减轻或暂时停止。

脑鸣也叫头鸣,其响声如潮声,沉闷而不嘹亮,鸣声往往来自头顶,或来自脑后,或来自前额,但决不来自头侧。

二者的区别在于鸣的声音强弱和发生部位。

二者的共同点在于都有神经衰弱、高血压、脑动脉硬化或耳动脉栓塞等。在辨证上,耳鸣偏于肝肾阴虚,脑鸣偏于肝经湿热。在治疗上,耳鸣重在调理肝肾之阴血,以杞菊地黄丸、知柏地黄丸为主,而脑鸣则着重于清肝利湿、解郁活血为要,如龙胆泻肝丸、黄连上清丸为主。当然,二者还有交叉表现,需要认真辨证施治。

人体三火

临床实践中，很多疾病与火有关，为了讲得清楚，我给病人打了比喻。人体之火有三，即炭火、木柴火和麦秸火。

炭火：火旺而不四溢，无烟熏之苦，譬如人体的肾火，是人体新陈代谢的动力，也是人体的真阳之气，真阳一灭，人体如寒冰，新陈代谢就要停止，没有了新陈代谢，人的生命也就停止了。

木柴火：火旺而上升飘逸，稍有不慎，会引起火患，恰如人体火热偏胜，蒸腾为患，譬如肝火头痛、胃火牙痛、小肠火尿痛，这些都是失去控制之火，给人体健康造成一定影响。

麦秸火：火势不旺，轰然而起，没有耐力，没有强度，照顾不好，会烧了锅盖、燎伤蒸笼。譬如更年期的烘热汗出，虚火牙痛，口舌干燥，昏眼干涩。

人体三火各有特色，不难理解，形象生动，易于沟通。

舌为脏之象

舌为心之苗窍，苗是延伸的表现，窍是灵动性，即舌的表象可以反映心脏的本质，舌的灵动性可以反映心脏的功能状态。一是本质，二是功能状态，二者全面反映了心的生理和病理状态。

在临床中，中医四诊重视望诊，望诊中尤重舌诊。舌位于口中，感应体内的代谢信息；舌可以伸出口外，可把体内器官的代谢状态展现，从这个意义上讲，舌是内脏的苗窍。除了舌为心之苗窍无可争辩外，舌体可以分为五脏所属部位，所以我们可以类推：舌为肺之苗窍，舌为脾之苗窍，舌为肝之苗窍，舌为肾之苗窍。在生理上，五脏的功能状态可以在舌体上得到反映；在病理上，五脏的功能失衡状态，也可以在舌体上找到相应的变化。推而广之，六腑之生理病理状态，以及奇恒之腑的生理病理功能状态，也可以从舌体上找到答案。

因此，我提出了一个新的概念：舌为脏之象，既符合《内经》的观点，在舌为心之苗窍的基础之上，又扩而广之，发展了《内经》不言之秘。

西医学在影像医学、检验医学方面有了更深入的研究，借助了现代科技手段。中医学在没有任何损伤的状态下，通过舌诊揭示人体的生理病理状态，有一定的科学性和实用性，针对舌象，可以开展更深入的研究，为人类的健康事业提供更多有用的信息。

舌为脏之象，值得深入研究，进而形成新的理论体系，指导临床。

十二皮部病症探讨

十二皮部是指体表皮肤按照经络循行分布的划分方法。《素问·皮部论》："皮有分布""欲知皮部,以经脉为经"。由于正经有十二条,所以,体表皮肤相应划分为十二个部分,称之为十二皮部。皮部不仅是经脉的分区,也是别络的分区,与浮络关系更为密切。故《素问·皮部论》："凡十二经,络脉者,皮之部也。"也就是说,十二皮部是十二经脉在体表的运行与分区,是经气敷布之所。

十二皮部是机体的卫外屏障,病邪可以由表及里,还可以由里出表;也是经络脏腑疾病的外在表现部位,也可以通过皮部诊断和治疗疾病。

皮部疾病最常见的是皮肤疾病,如风疹、荨麻疹、过敏性皮炎、湿疹、银屑病等,尤其是带状疱疹有一定的体表分布规律。皮肤病的治疗,与皮部之间关联,与相应的脏腑相关,与季节也有关系。如春季过敏性皮炎发病率增加,夏季湿疹、虫咬性皮炎较多,秋冬季,银屑病发病率增高。所以,在治疗皮肤病方面,不仅要从皮部治疗,也要治疗相应经络、脏腑、气血、六淫,还要注意季节特点。春季宜疏表,夏季宜清热,秋季宜润燥,冬季宜防冻。有些内脏病可以影响到体表,如心衰病患者的面色青紫,肝硬化患者的腹壁静脉扩张,都要联系地看,系统地治疗,方能取得较好的疗效。

临床以表里为纲,在表者宜透表,达邪外出;邪伏少阳者,宜和解表里。具体情况,具体对待,不可墨守。皮部理论应当得到深入研究,发扬光大。

举例:

某女士,月经期乳头痛不能任衣,病在表,根在里,在肝郁,疏肝解郁的柴胡疏肝散治疗而愈。

某女士,自述臀部皮肤疼痛十余年,属皮部疾病,营卫不和,气血不调,用桂枝汤合小柴胡汤治愈。

某男士,患掌跖脓疱病,病在手掌,毒在血脉,用自拟解毒抗敏汤解毒润肤而愈。

谈谈肺与大肠相表里

肺与大肠相表里是中医学中的一个重要基础理论,是关于人体经络、生理、病理、治则、选药的重要依据之一。

我认为有一层新的解释更有意义:肺位居胸腔,中空而利于呼吸;大肠位于腹腔,食物残渣日夜出入;肺与大肠间以横膈膜相分离。在这里,横膈膜有重要的调控作用,它的上下运动起到了调节胸腔和腹腔容积改变的关键作用。

如果横膈膜的升降运动受到了干扰,那么,胸腔和腹腔的容积达不到生理需要的状态,就会发生胸闷气短和大便秘结、腹部胀满的疾病。如果说能够有效地调控横膈膜升降运动和胸腔、腹腔的生理病理状态,就可以有效地缓解症状、治愈疾病。

这就是说,通过调理肺容积,使膈膜上移,有利于治疗大肠疾病;通过调理大肠容积,可以达到治疗肺部疾病的目的。

从而可以看出:肺与大肠相表里有着丰富的科学内涵,其实质就是有效调控胸腔和腹腔的容积,使机体恢复到正常的生理状态,达到恢复健康的目的,它有着科学的内涵,而不是一句空话。

阴火新解

阴火,见于李东垣《脾胃论》,历代有不少解释,但仍觉得不尽明了,尤其是对于初学中医者来讲,更是雾里看花,而今,我有一点看法。

阴火与明火相对应,阴火也像暗火,用现在的话来说,病人觉得发热,但量不出高体温来。民间还有一种习惯,用手摸额头的方法来判断病人是否发热,如果手摸额头后,感到热者为发热,感到不热者为不发热。凡是病人感觉发热,但手摸额头不热,或用体温计测不到发热的,又叫作阴烧。

现在我们可以归纳:阴火类似于暗火、阴烧。从广义的角度来看,导致阴火的原因有很多,譬如血虚、血瘀、气虚、气滞、痰阻、阴虚、阳虚等类型,概括为内伤发热。从狭义的角度来讲,阴火的含义专指《脾胃论》中的气虚发热。

止惊息风话龟板

龟板是一味古老的中药,有上千年历史,《神农本草经》将其列为上品。代表方药是三甲散和三甲复脉汤。三甲散是治疗小儿疳积的良方,三甲复脉汤是治疗热病后期虚风内动的良方。

我用龟板治病始于一次偶然的机会。某军医院的一位老院长患病,左腿阵发性不自主地颤动,不用说他经历了多少名医诊疗,不见好转。一日来中医科诊疗,四诊过后,我想起了三甲复脉汤,想起了龟板,于是我就在补肾养肝方药中加用龟板30g,7剂药,疗效出现了,再用7剂,治愈。这是我第一次看到龟板有如此美妙的治疗震颤疗效。

后来遇到一位帕金森病患者,病程不长,我用桂枝加龙骨牡蛎汤再加龟板30g治疗,前后加减变化2月余,但龟板始终保留应用,这位患者康复了。

还有一位老干部,军分区的,80岁开外,患病时头部震颤,牙齿咯咯直响,脖颈不能屈伸,西药止颤无效,来中医科就诊,我给他用三甲复脉汤加减,龟板必用,据后来复诊时诉说,服药3小时候病情减轻,5小时候病患消失,为了巩固疗效,再进5剂。关于龟板止惊息风的例子就讲这些。

三甲散(龟甲、鳖甲、穿山甲、鸡内金)是治疗小儿疳积的代表方,我也自创了一个简单实用的治疗小儿疳积验方"新三甲散":焦三仙各5g,三甲(龟板、鳖甲、穿山甲)各3g,鸡内金5g,炒莱菔子5g,制大黄3g,9味药组成,相当于5

岁左右孩子的 1 日用量,很多患儿家长反映疗效可靠。但由于近年来龟板和穿山甲价格太高,多数病家不能承受,我把穿山甲、龟板去掉,只用鳖甲,价钱锐减,疗效不打折扣,更加受到患儿家长的欢迎。更改后的新三甲散就叫"更新三甲散"吧。方药也要随着时代的步伐前进,才能传承不衰,否则就会因于某个时期的某个因素制约而夭折。

炙麻黄有良好的提高心率作用

鲁老太,85 岁,窦性心动过缓、冠心病、高血压,心率最低 40 次每分钟,疲劳,心悸。舌淡苔白,脉象虚缓。

诊断:窦性心动过缓,气阴两虚证。

治疗:益气养阴,活血养心。方用生脉饮加减:麦冬 10g,炙麻黄 7g,生地 30g,薤白 10g,太子参 15g,五味子 10g,西洋参 10g,细辛 3g,当归 10g,川芎 10g,炒莱菔子 10g,焦三仙各 10g,夏枯草 20g,姜枣引,7 剂,机器煎药打包,分早晚饭后半小时各服 1 包。复诊:心率 50 次/min,守方 7 剂。

第 4 次复诊:连续治疗 1 月,心率可以保持在 60 次/min 左右,体力也有所增加。连续服用半年,病情比较稳定。

[按语] 老太太有高血压,方药中开始没用炙麻黄,心率提高不明显,后来加入炙麻黄 3g,还不尽人意,逐渐加至 7g,疗效明显,心率稳定在 60 次/min 左右,通过此例说明,炙麻黄有良好的提高心率作用,用量应控制在 10g 以内,使用时从小剂量开始,逐渐加大剂量。反佐用药,炙麻黄比麻黄的作用温和,夏枯草可以减少麻黄的升高血压作用。

中气不足与宗气不足的鉴别

我从事的是久坐的专业,脚踝憋胀,静脉回流不畅,青筋暴涨,背部轻驼。

近一年多来,总觉得气短,需要长吸一口气来弥补气的不足,但这一口长呼吸总是半途而止。从中医专业角度来讲,属于中气不足,因为我的饮食习惯比较简单,营养不均衡。

后来,试着展开双臂时做深呼吸,可以顺畅。又试着用双手压紧腹部时,再行深呼吸,可以顺畅。还有一个措施,就是采取平躺位,在背部加上一个软垫子,自觉胸部隆起,这时,再行深呼吸,格外顺畅。

分析:中气不足气短的特点,气短伴有心下空空之感,有人形容好像心下被掏空了一样,属于中气不足,比较合理。由于脾虚下陷,胃气不足,中气不升,所以气短。

宗气不足气短的特点,气短伴有胸闷,有压抑感,挺胸呼吸较为顺畅。展开双臂呼吸、背部加垫呼吸顺畅,属于宗气不足,比较合理。由于心肺不足,宗气下陷,所以气短。

比较:中气不足,发于中焦腹部,主要是脾胃不足,通过调理脾胃功能,改善饮食习惯,可以达到补中益气的目的。

宗气不足,发于上焦胸部,主要是肺心不足,通过调理心肺气血,改善饮食习惯,可以达到补充宗气的目的。

运动:锻炼身体有利于提高健康水平,必须经常锻炼,持之以恒。

干姜治疗心绞痛药用价值

现在的心血管病发病率之高,已经令人生畏,而且有节节攀升、不可阻挡之势。与之相对应的心绞痛、心肌梗死、心律失常成了常见病、多发病。

在临床实践中,有不少心绞痛患者,尤其是老年患者及气虚阳虚患者,大量的活血化瘀药不能阻挡心绞痛的发作,一次次的硝酸甘油片不能阻挡心绞痛的发生。我认为这是由于血管的持续痉挛而引起的心绞痛,硝酸甘油起效快,疗效不持久。所以,难以阻止心绞痛的频发。要解决这一问题,应该寻找一种新的方法,于是我想到了仲景的温通止痛法,我在辨证方药中加入干姜6~10g,心绞痛得到了有效控制。看来传统的温通疗法有一定的疗效,尤其对于频发的心绞痛有其独到的疗效,这个类型的心绞痛相当于冠脉痉挛性患者。在以后的治疗中,每用必效。于是我总结出了一条经验:凡频发的心绞痛,用活血化瘀、化痰散结、益气养血治疗无效者,可能属于冠脉痉挛性心绞痛,这一类型用温通法治疗比较适宜,干姜的疗效有大将军之威德。

我认为:干姜对于心绞痛的疗效应该与硝酸甘油媲美,干姜适于冠脉痉挛型心绞痛。不信您也实践一下,看看有何收获,我们大家进行交流。

第八章　中医家学传真

明朝年间,我家老祖宗携家眷,四个儿子,一辆牛车,由山西洪洞县大槐树东迁至河南邓州地界落户,发展为四个罗营,大罗营、东罗营、西罗营、北罗营。后因温病流行,北罗营无存。

至晚清,太奶病逝于温病,感伤尤甚,爷爷把我姑姑出嫁给行医的姑父,欲求平安。父亲跟随姑父学习了医学基本常识,会针灸、推拿、按摩。二十世纪五十年代,我不满一岁,奶奶突发急病,昏迷三日不醒,死于温病。六十年代,大姐嫁给了行医的大姐夫。大姐夫家世医,湖北中医学院毕业,一生从事医疗工作。大姐、大哥、三姐、四姐和我都成了大姐夫的传承弟子。大姐长于妇产科,大哥长于外科,三姐、四姐长于内科。后来,我和三弟毕业于河南中医学院,我是中医全科,三弟为中医学院妇科门教授徒弟,擅长中医妇科。三舅家的表弟跟我学医,继光明中医函授毕业,独立执业。中医在这里得到了继承和发扬。下面简要介绍我的中医家学状况,开展交流。

(一) 姑父王老先生

中医全科,名噪一方,善治温病,可惜英年早逝。

(二) 父亲罗平山老爷子

民间医学传人,木工匠人,能赤脚耍锛;农家里手,可赤脚割麦,皆因家穷,无鞋可穿。就这样,老爷子生养10个子女,8个成才,7个医生。

落枕案:小罗,25岁,农民,晨起发现落枕,偏着头骑车来诊。针刺悬钟穴治疗,3分钟后,头颈活动自如。举手之劳,没收费。

父亲,享年84岁,幼年读私塾,满口孔孟之道,写一手好字,为人刚正,爱好医学。曾经问我这个主任医师:用药几时起效?持续多久?有何反应?有利一面是啥?不利一面是啥?预防措施是啥?我不能肯定回答,父亲批我,学业浮躁,缺乏真功。至今想起,仍羞愧难当。父亲用针灸、按摩、推拿,为人疗疾,分文不取。父亲发明了"群针治疗法",即用围歼的方法治病。譬如关节炎,先在病痛处,扎 1~3 针,再在周围扎上一圈针,取效甚捷。就像经典的围歼作战,包围敌人,占领制高点,捣其巢穴,拔旗夺地,战而胜之。

（三）岳母张明莲老太太

工人,其弟识中医,受弟影响,学习了基本医疗知识,掌握不少单方验方,帮助朋友治病。敬仰中医,把大女儿嫁给了我这个中医大夫。

疖疮案:大女儿上初中时,腿上长疖疮,高热、疼痛。用罐头瓶拔脓。脓出热退,疼痛立刻减轻,用盐水、艾叶水清洗疮口,1 周愈。

感冒发热案:孩子感冒发热,用刮痧疗法,刮出紫痧,用针在灯火消毒,刺痧出血,热退身凉。1~2 天康复,不吃西药。

（四）大姐夫李挺

中医全科。襄阳市中心医院退休,享年 76 岁。

急性小儿麻痹案:小侄女 6 岁时,患急性小儿麻痹症,高热,双下肢无力,用清燥救肺汤加减:金银花 30g,连翘 10g,天冬 6g,麦冬 10g,桑叶 10g,甘草10g,鸡血藤 10g,白术 6g,羚羊粉 2g,冲服,水煎服,日 1 剂,分早中晚三服。1周后病愈,未留下任何后遗症。

（五）大姐罗大焕

基层中医,善用当归芍药散合少腹逐瘀汤加减治疗妇科疾病。

慢性盆腔炎案:某女士,慢性盆腔炎,腹痛、下坠,半年不愈,舌质淡,舌苔白,脉虚弦,属于肝寒、少腹瘀血证,当归芍药散合少腹逐瘀汤加减:黄芪 30g,党参 15g,白术 15g,茯苓 15g,甘草 10g,当归 15g,白芍 15g,小茴香 10g,乌药15g,艾叶 10g,水煎服,日 1 剂。5 日病减,10 日病愈。

（六）大外甥李红浩

第四军医大学毕业,口腔科大夫,常用清胃散加减治疗口腔疾病。

（七）外甥女李惠言及外甥女婿雷卫东

湖北医学院毕业,内科,善用藿香正气汤加减,治疗消化道疾病。

（八）大哥罗化奇

基层中医,擅长疮疡外科,人参败毒饮加减内服治疗疮疡,外用升丹,有较好疗效。

乳腺瘘疮案:某女士,急性乳腺炎,半年不愈,形成瘘疮,内服人参败毒饮加减:党参 15g,黄芪 30g,白术 15g,茯苓 15g,甘草 10g,枳壳 15g,桔梗 10g,前胡 10g,羌活 10g,天花粉 15g,白芥子 10g,水煎服,日 1 剂。外用二八丹,治疗半月愈合。

（九）三姐罗遂焕

基层全科医生。三姐年届七十,壮心不已,学习不断,治愈不少疑难病例。

妊娠高血压案:一晚孕孕妇,患妊娠高血压,西药治疗无效,转看中医。舌质红,舌苔少,脉滑数,属于血热型高血压。治疗:新鲜小蓟(地方叫刺角芽)100g,煮水,当茶饮,血压降至正常,维持治疗到正常生产,母婴健康。

顽固性鼻衄案:一男士50岁,鼻衄,出血较多,曾经两家市医院治疗,没有彻底治愈,来看中医。舌质红,舌苔少,脉细数。属于阴虚血热型鼻衄。治疗:藕节100g煮水,冲服杜仲炭10g,忌食辛辣食物。3天治愈,未再复发。

尿路结石验方:尿路结石,有膀胱刺激征,血尿。治疗:新鲜柳叶50g,煮水加适量白糖,当茶饮,利尿排石,有较好疗效。

压疮验方:久卧病床者,可以发生压疮,压疮散可以治愈。组方:维生素B$_{12}$片10片、甲基异噁唑片1片、樟脑粉5g,共研细粉备用。腊猪油膏备用。应用:疮面常规清创消毒,先涂腊猪油,均匀涂抹疮面,再稍稍洒药粉于疮面,纱布覆盖,每日换药1次。结果:一般10天左右可以治愈。此药方也可用于治疗烧伤、烫伤,有一定疗效。

先兆流产案:某女士早孕,小腹下坠,腹痛,出血较多,诊断为先兆流产。治疗:肌内注射止血敏针剂、黄体酮针剂;艾叶10g煎水,冲服阿胶5g,3天保胎成功,足月产双胞胎。

急性流行性脑膜炎:发热惊抽、角弓反张、牙关紧闭,属于脑膜刺激征。针刺合谷、太阳、风池、厉兑、百会穴,汗出热退,惊止。磺胺、青霉素治本,病情很快得到控制,比单用抗生素治疗恢复快,一般不留后遗症。

(十) 四姐罗银焕

乡镇中医外科医生。

腹壁瘘案:陈姓老太,64岁,2012年6月5日初诊。该病人于4月8日,因急性胆绞痛,在某市医院确诊为胆石症,实施胆囊全切手术,术后疮口不愈,6月5日来看中医。舌质淡,舌苔白,脉虚,属于气血不足,阳虚阴疮。治疗:氯霉素1片、链霉素1片、云南白药2g,共研细粉备用。疮口常规清疮消毒,洒药粉,辅料包扎。每日换药1次。口服五味消毒饮合阳和汤加减:金银花30g,蒲公英30g,野菊花10g,紫花地丁30g,黄芪30g,党参15g,白术15g,茯苓15g,白芥子10g,当归15g,熟地30g,鹿角胶5g,炙麻黄5g,姜枣引子,水煎服,日1剂。20天后病愈,未见复发。

脚部外伤案:某男,32岁,脚背被摩托车碰伤,皮脱,在市医院治疗26天,不愈,看中医。常规伤口处理,氯霉素液冲洗伤面,链霉素粉加云南白粉混合,洒疮面,纱布包扎。口服磺胺嘧啶片剂、大黄苏打片、中成药十全大补丸。结果:治疗半月后痊愈,未复发。

蜂窝织炎案:1985年7月2日初诊。王姓男士,蜂窝织炎(搭背疮)他医治疗5个月不愈,转看中医。处理:清创,腊猪油纱条,沾拔毒散少许,插入疮内拔毒,外用纱布包扎。青霉素800万单位,加入生理盐水250ml,静脉滴注(青霉素皮试阴性),口服汤药清瘟败毒饮加减方。结果治疗 16 天,彻底治愈无复发。

不孕症案:某女士,结婚 6 年不孕。看中医。腹痛、下坠,经期加重,舌质暗红,舌苔白,脉弦细,属于气滞血瘀证。用少府逐瘀汤口服 10 天,改用安胎饮子,每日 1 剂,水煎服。口服维生素 E 丸,连续治疗 1 月,月经正常。结果:一年后生双胎,一男一女。

(十一) 夫人庹燕和女儿罗晰予

受家庭影响,每人有一个中医验方记录本,随身携带,帮助不少身边朋友,用中医验方治疗疾病,譬如:治疗感冒用上感六合汤;治疗高血压性眩晕,用半夏白术天麻汤;治疗月经不调,用养膜调经汤;等等,都有较好的疗效。

(十二) 三弟罗化成

中医学院毕业,退休,张仲景大药堂坐堂中医师。

小儿高热惊厥治疗体会:临床经常遇到小儿高热惊厥病例,高热、抽搐时,用针灸针快速针刺涌泉穴,旋针 3~5 次后起针,病人多会清醒。这时,进行辨证施治,一般采用抗病毒、退热治疗,疗效肯定。经过此法治疗的病儿,一般不留后遗症。细究,有癫痫病史的成年人,大多数有过小儿高热惊厥病史可查,可以旁证。

食管痉挛症案(癔病):1987 年 3 月 6 日初诊。某女士,72 岁,因生气暴怒,痛哭不止,遂致嘴喎眼斜,医院以急性脑卒中治疗 1 月不愈,带病出院。回家后不能饮食,连续 20 余日,再进医院,诊为食管癌。转看中医。舌质偏暗,舌苔薄白,脉象弦细,属于气滞血瘀,食管郁闭。诊断:食管痉挛症(是食管性癔症),气滞血瘀型。治疗:手掐其合谷穴,告诉她,能吞咽可以活,不能吞咽者,不可救。病人惊叫一声,开始做吞咽动作,遂饮糖水数口,开始进食。继之,以会厌逐瘀汤加减:当归 15g,川芎 15g,水蛭 10g,红花 15g,白芍 30g,甘草 10g,白附子 10g,僵蚕 15g,姜枣饮,水煎服,日 1 剂,连续治疗 7 天,饮食如故,口偏得到纠正,10 余年后去世。按语:此癔病之诈法,也合于医理也。

慢性咽炎:桔梗 15g,甘草 25g,牛蒡子 15g,天花粉 15g,木蝴蝶 15g,水煎服,日 1 剂,1 周见效,2 周可愈。

小儿尿床散:桑螵蛸 3g,芡实 3g,紫河车 5g,乌贼骨 3g,菟丝子 3g,益智仁 2g,按此比例配方,打细粉备用。小儿尿床,每次 1g,每日 2 次口服,1 周见效,1 月可愈。

(十三) 三弟媳周春华

基层医生。

胆道蛔虫症案:2008 年 10 月 15 日初诊。周女士,43 岁,进食两根油条后,上腹部疼痛钻心,恶心、呕吐,舌质红,舌苔白厚,脉弦急。诊断:急性胆道蛔虫症,肝气郁滞,气机不畅。治疗:急饮热醋 100ml,腹痛缓解,再口服颠茄片解痉止痛。大约 20 分钟后,病情完全缓解。继用乌梅丸治疗半月,至今已多年,未再发生胆道蛔虫症。此法屡试屡验。

(十四) 小妹罗胜华

基层医生。

慢性胃炎案:李某,男,15 岁,呕吐、腹泻、腹痛,发热,舌质红,舌苔白,脉滑数。属于湿热证。治疗:清热解毒,化湿和胃。方用藿香正气散加减:藿香 15g,佩兰 10g,陈皮 15g,半夏 10g,茯苓 15g,甘草 10g,滑石 30g,白芍 30g,焦三仙各 15g,2 剂,姜枣引,水煎服,早晚各 1 次。1 剂病减,2 剂病愈。

(十五) 赵全友老师

退休老中医,享年 75 岁。赵老先生初为工人,“文革”期间,慷慨帮助一名老中医解决了燃眉之急,老中医把药方传给了他,手把手教他治病。自此,赵先生成了一名红工医。退休后开诊所直到病逝。赵老先生擅长中医外科,名噪一方。我刚大学毕业在医院上班,不少人给我介绍说,赵老先生的医技很高,引荐我向他拜师学艺。我们谈得投机,立下了师徒字据。利用星期天、节假日跟师学医,得到了不少真传。我帮他整理了验案验方,集结成册,准备出版,了却先生的心愿。下面简单介绍几个验方,以飨读者。

淋巴结核。组方:蜈蚣 2 条,全蝎 3g,土炒穿山甲 15g,火硝 15g。制法:共研细末,分成 8 份,备用。用法:每日口服 1 份,黄酒送下。或将 1 份药放进 1 个鸡蛋内,封口,烧熟吃,每日 1 个。连吃 8 天可愈。

骨髓炎。组方:木香、槟榔、黄连、乳香、轻粉、密陀僧各等份。制法:共研细末备用。用法:细纱条蘸少量药粉,插入疮底,每日换药 1 次,死骨消除干净后,用九一丹纱条换药收口。

瘘管。组方:冰片 1.2g,珍珠粉 1g,麝香 0.6g,炉甘石 9g,红升丹 1.5g。制法:共研细末备用。用法:凡士林纱条蘸药,填至瘘管底部,每天换药 1 次,数次即愈。

(十六) 表弟崔德富

光明中医函授毕业,武汉基层医生,不断学习,积极进取,有不少称道医案,编写《伤寒论》《金匮要略》歌诀,15 次易其稿。

蜂窝织炎案:卢某,男,50 岁,1996 年 6 月 24 日初诊:项背部脓肿反复发作半年,经几家医院治疗不愈。舌质红,舌苔白腻,脉滑数。背痛,高出皮肤一指,如盘子大小,项与肩胛交汇处,恰似蜂窝。诊断:慢性蜂窝织炎。治疗方用四妙勇安汤、仙方活命饮加减:生地 30g,玄参 30g,大黄 30g,金银花 15g,忍冬藤 30g,金钱草 30g,蚤休 12g,蒲公英 30g,紫花地丁 30g,僵蚕 30g,当归 20g,防风 12g,浙贝母 10g,天花粉 10g,丹皮 12g,赤芍 12g,白芷 12g,陈皮 12g,制乳香

5g,制没药 5g。3 剂,水煎服,日 1 剂。疮面处理:创面清洗,陈升药细粉弹洒于疮面,稀薄,鱼石脂膏摊于纱布外敷。当日下午,疮面渗出大量黏液,沾湿衣服,更换衣服 5 次。有瀑布前川之感。第三天换药,疮面腐肉始脱,边缘有米粒状新生肉芽生长。结果:共治疗 18 天,药用量渐渐减少,直至痊愈,不留瘢痕,未复发。

破伤风案:1998 年 7 月 6 日首诊。陈某,男,62 岁,菜农。洪水时节,下地排涝,耳部碰伤,手压止血,未做其他处理。7 日后,突然发病,牙关紧闭,角弓反张,不能言语,在武汉同济医院按照破伤风治疗不愈。病危出院,转看中医。治疗:至宝丹,每支 0.6g,每日 2 次,每次 1 支,灌服。7 月 8 日复诊:面红耳赤,颈项强直,发音不清,口涎下垂如蜘蛛细丝,脉沉细滑兼弦数,舌质红偏暗,舌苔水滑。治疗:至宝丹每次 1 支,每日 2 次冲服。汤药用玉真散、牵正散、止痉散加减:节菖蒲 10g,郁金 10g,丹参 10g,姜半夏 15g,陈皮 12g,茯苓 12g,炙甘草 10g,天南星 6g,枳实 12g,橘络 6g,焦白术 15g,天麻 3g,党参 15g,生黄芪 30g,炒麦芽 10g,炒神曲 10g,砂仁、白豆蔻各 3g(后下),制川乌 6g,生姜大枣引。2 剂,水煎服,日 1 剂。7 月 10 日复诊:病情好转。治疗:至宝丹,每次 1 支,每日 2 次,口服。汤药:姜半夏 15g,胆南星 10g,橘红 9g,枳实 9g,茯苓 9g,节菖蒲 6g,竹茹 9g,党参 6g,炙甘草 3g,葛根 30g,桔梗 6g,浙贝母 6g,丹参 15g,郁金 10g,山药 15g,僵蚕 9g,全蝎 6g,蜈蚣 2 条,珍珠粉 4g(冲服),生姜大枣引,2 剂,水煎服,日 1 剂。7 月 12 日复诊:惊抽止,语言、饮食正常。下肢水肿。维生素 B₁,每次 20mg,每日 3 次口服。1 周后复诊:完全治愈。

臁疮腿案:李某,男,65 岁,2005 年 7 月 23 日初诊。右下肢外侧溃烂流水 2 年余。诊断:臁疮(下肢静脉曲张合并溃疡)。治疗:5% 葡萄糖水 250ml,加青霉素钠针剂 800 万单位(青霉素皮试阴性),静脉滴注,日 1 次。维生素 B₁针 1 支、复方当归注射液 2 支,混合肌内注射,日 2 次。次日复诊:流水减少。脉弦滑数、舌质红,舌苔薄白,属于湿热证。汤药:当归 20g,茵陈 30g(后下),葛根 30g,黄柏 12g,苦参 12g,连翘 12g,猪苓 12g,炒苍术 10g,防风 10g,羌活 10g,升麻 3g,木瓜 25g,知母 10g,姜枣引子,12 剂,水煎服,日 1 剂。复诊:自述,服药 9 剂,溃疡无渗水,但溃疡周围色紫黯疼痛。药服尽,病愈。

(十七)表弟媳王少华

基层医生,治疗妇科疾病见长。

崩漏案:张女,17 岁,2017 年 7 月 3 日初诊。功能失调性子宫出血,治疗 1 周,出血不止,转看中医。白带多、心烦,舌质淡偏暗,舌苔薄白,脉象滑数。诊断:崩漏(功能失调性子宫出血),属于湿热证。方用河南中医药大学门成福教授乌茜断丝散加减:乌贼骨 18g,茜草 15g,益母草 30g,菟丝子 30g,川续断 18g,黑荆芥 10g,制首乌 30g,肉桂 5g,土大黄 15g,代赭石 30g,旋覆花 15g,炒红花

16g,山楂炭 18g,黑栀子 10g,黄柏炭 12g,柴胡 6g,青皮 6g,水煎服,日 1 剂,7 剂。7 月 11 日复诊:病情减轻。去柴胡,加白英 30g,7 剂。再复诊:治愈。

（十八）表侄崔伟帅

基层医生,湖北中医药大学毕业。年轻后生,积极进取,有不少好医案。

胸胁外伤案:2014 年 6 月 27 日初诊。李某,男士,40 岁,饮酒后癫痫发作,倒地,清醒后,伤及胸胁、眼睛,胸痛,影响呼吸,说话也痛,舌质暗红,舌苔薄白,脉弦细,属于气滞血瘀。方用复元活血汤加减:柴胡 15g,天花粉 15g,当归 12g,桃仁 12g,红花 12g,酒制大黄 18g,甘草 10g,枳壳 15g,桔梗 10g,制乳香 15g,制没药 15g,土鳖虫 12g,川芎 15g,片姜黄 15g,郁金 15g,延胡索 15g,香附子 10g,生栀子 10g,虎杖 30g,青皮 10g,川楝子 10g,杏仁 10g,莪术 10g,全瓜蒌 15g,骨碎补 15g,苏木 10g,矮地茶 30g,制马钱子 1 粒(打碎入煎剂),3 剂,水煎服,日 1 剂。复诊:治愈。按语:凡跌打损伤,胸胁疼痛,用此方皆愈。

后记:经过整理中医家学传真,有些震惊。我当过农民,当过赤脚医生,上过卫校,读过大学,当过编辑,当过教师,做过行政,长期临床,主任医师,阅历比较丰富,职称比较高,是我人生的财富。但比起基层医生的承担、创造、艰苦、奉献精神来讲,我自愧不如,譬如破伤风案,是最好的诠释。

1. 基层医生肩负着收尾工作,有些是大医院医生留下的烂尾楼,可在基层医生的手里,变成了别墅式小洋楼。

2. 基层医生有很多继承和创新性经验,继承绝不走样,创新令人称奇。

3. 基层医生的工作方式和正规医院的工作方式有很大差异,各自有其特殊性和规律性。

4. 基层医生所承担的医疗责任更重,但所具有的医疗条件较差。

5. 基层医生在艰苦的条件下,不断学习,积累知识,不乏远见卓识之人。

6. 基层医生往往被一些大医院的医生轻视,就像赵学敏先生在《串雅·序》中所言:“人每贱薄之。”但是高学历、高职称的医生能无庸才乎?《串雅·序》:“为问今之乘华轩、繁徒卫者,胥能识症、知脉、辨药,通元妙者乎? ……是知笑之为笑,而不知非笑之为笑也。”现在的中医院人才济济,但也不乏不用中医药治病,甚至谩骂、诋毁中医之徒。应多体谅基层医生的苦衷,多给予帮助,共同提高为病人服务能力,为实现健康中国 2030,人人享有健康的远大目标而携手前行。

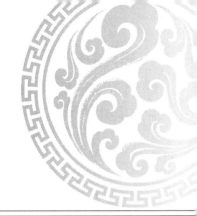

尾　声

中医的魅力与梦想

小时候，
父亲总给我讲中医治病救人的故事；
小时候，
大姑夫为人疗疾名噪一方；
小时候，
我喜欢闻中药房四溢的药香；
小时候，
我更爱听铜药臼当啷当啷的脆响；
小时候，
名医李挺（大姐夫）的门前总是长龙一行。
这些，在我幼小的心灵里，
埋下了神奇，
种下了希望，
播下了梦想。

在大姐夫的指引下，
我读起了《医学三字经》，
《汤头歌诀》《药性歌赋》，
一章又一章。
后来，
我骑在门坎上，
能一口气背完而心中不慌。
卫校给我插上了实现理想的翅膀，

大学又给我装上了腾飞的螺旋桨。
尽管我付出了四十多年的黄金岁月，
尽管我夜读三更，
总有些疲乏，
但我总是痴心不改，
良心不灭，
汗水不干。
"书读万卷嫌知少，
医治千人恨技穷。"
是我由衷的感叹。
四十多年的中医之路，
把我的身心磨炼，
四十多年的经验，
汇集成一篇。
上感六合汤、冠心汤，方方建功；
辨膜调月经，促卵治不孕，婴啼声声。
现在，我的心中充满了阳光，幸福和希望。
每一天，我的眼前总有复诊满意的病人，
每一天，都有期待我为之解除疾苦的患者，
每一天，都有需要我去攻克的疑难病症，
每一天，都有期待我用真心去传授知识的学子。
这就是我为之倾心一生的中医事业，
这就是中医的魅力之所在。
我的生活很充实，也很快乐，
我的诗集，散文集，医方、医案集，
正在与日俱增，
我的梦想正在一步一步实现。
我，
不求闻达于权贵，
不盼流芳于百世，
只想脚踏实地干好余生的中医工作。
可以同妻子一起，
沉醉在我的全集里。
那里有诗词百首，
那里有散文百篇，

那里有验方验案百个，
那里有无数张病愈后展现的笑脸。
我期盼年轻的中医工作者，
能够从辛劳和汗水中，
去领略中医的魅力和甘甜。
愿中医之花，
开遍全世界！

后 记

　　本书完稿之际，有很多感慨：

　　感谢门教授几十年来对我的教育、再教育，把家传验方亲自传授于我。最令人感动的是，老师病重期间，我去看他，几句问候，紧接着老师问，"我的家传经验记住了吗？说出来听听。"我的眼泪夺眶而出，师生如父子，有过之而无不及。门教授不顾九旬，戴着老花镜点评我的作品并予作序，充满了师生情，父子爱。

　　感谢河南省直第三人民医院的领导、老师、同行们对我的培养教育和帮助，这里是我成长的学校和舞台。曹晓强院长、胡进锋书记给予了极大的鼓励和鞭策，使我有足够的精力投身到整理工作中。曹院长不辞笔墨作序，十分荣幸。

　　感谢几十年来信任我的病友们，是他们以己之苦，换来了我的经验，有成功的，也有失败的，在这里向他们表示敬意。

　　三年多来，陪伴我加班熬夜的同事们、学生们，给我的工作增添了活力。有的医话，是我们平时讨论的总结，有的医案是我们一起见证的成败记录。在此，感谢宋丽莎、邱莹莹、郭子燕、于兰兰、耿露源对我的大力帮助，她们是健康的天使，中医的未来。

作者

二〇一九年仲秋